विद्यार्थी हेतु निबन्ध-लेखन पर एक विशिष्ट पुस्तक

निबन्ध-संग्रह

सभी वर्गों के छात्र-छात्राओं एवं सभी प्रतियोगी परीक्षा
के उम्मीदवारों हेतु एक अत्यंत उपयोगी पुस्तक

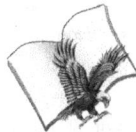

I0099772

वी एण्ड एस पब्लिशर्स

प्रकाशक

वी एण्ड एस पब्लिशर्स

F-2/16, अंसारी रोड, दरियागंज, नई दिल्ली-110002
☎ 23240026, 23240027 • *फैक्स:* 011-23240028
E-mail: info@vspublishers.com • *Website:* www.vspublishers.com

क्षेत्रीय कार्यालय : हैदराबाद
5-1-707/1, ब्रिज भवन (सेन्ट्रल बैंक ऑफ इण्डिया लेन के पास)
बैंक स्ट्रीट, कोटी, हैदराबाद-500 095
☎ 040-24737290
E-mail: vspublishershyd@gmail.com

शाखा : मुम्बई
जयवंत इंडस्ट्रिअल इस्टेट, 1st फ्लोर-108, तारदेव रोड
अपोजिट सोबो सेन्ट्रल, मुम्बई - 400 034
☎ 022-23510736
E-mail: vspublishersmum@gmail.com

फ़ॉलो करें:

© **कॉपीराइट:** वी एण्ड एस पब्लिशर्स

ISBN 978-93-505705-4-8

संस्करण 2018

DISCLAIMER

इस पुस्तक में सटीक समय पर जानकारी उपलब्ध कराने का हर संभव प्रयास किया गया है। पुस्तक में संभावित त्रुटियों के लिए लेखक और प्रकाशक किसी भी प्रकार से जिम्मेदार नहीं होंगे। पुस्तक में प्रदान की गयी पाठ्य सामग्रियों की व्यापकता या सम्पूर्णता के लिए लेखक या प्रकाशक किसी प्रकार की वारंटी नहीं देते हैं।

पुस्तक में प्रदान की गयी सभी सामग्रियों को व्यावसायिक मार्गदर्शन के तहत सरल बनाया गया है। किसी भी प्रकार के उद्धरण या अतिरिक्त जानकारी के स्रोत के रूप में किसी संगठन या वेबसाइट के उल्लेखों का लेखक या प्रकाशक समर्थन नहीं करता है। यह भी संभव है कि पुस्तक के प्रकाशन के दौरान उद्धृत बेवसाइट हटा दी गयी हो।

इस पुस्तक में उल्लिखित विशेषज्ञ के राय का उपयोग करने का परिणाम लेखक और प्रकाशक के नियंत्रण से हटकर पाठक की परिस्थितियों और कारकों पर पूरी तरह निर्भर करेगा।

पुस्तक में दिये गये विचारों को आजमाने से पूर्व किसी विशेषज्ञ से सलाह लेना आवश्यक है। पाठक पुस्तक को पढ़ने से उत्पन्न कारकों के लिए पाठक स्वयं पूर्ण रूप से जिम्मेदार समझा जायेगा।

उचित मार्गदर्शन के लिए पुस्तक को माता-पिता एवं अभिभावक की निगरानी में पढ़ने की सलाह दी जाती है। इस पुस्तक के खरीददार स्वयं इसमें दिये गये सामग्रियों और जानकारी के उपयोग के लिए सम्पूर्ण जिम्मेदारी स्वीकार करते हैं। इस पुस्तक की सम्पूर्ण सामग्री का कॉपीराइट लेखक/प्रकाशक के पास रहेगा। कवर डिजाइन, टेक्स्ट या चित्रों का किसी भी प्रकार का उल्लंघन किसी इकाई द्वारा किसी भी रूप में कानूनी कार्रवाई को आमंत्रित करेगा और इसके परिणामों के लिए जिम्मेदार समझा जायेगा।

मुद्रक: रेप्रो नॉलेजकास्ट लिमीटेड, ठाणे

प्रकाशकीय

निबन्ध हिन्दी गद्य जगत् की एक प्रमुख एवं उल्लेखनीय विधा है परन्तु प्रश्न यह है कि आखिरकार निबन्ध है क्या? "वह विचारपूर्ण लेख जिसमें किसी विषय का सम्यक् विवेचन किया गया हो।"

प्रस्तुत निबन्ध-संग्रह सिविल सर्विस एवं अन्य प्रतियोगी परीक्षा को ध्यान में रखकर तैयार किया गया है। इस पुस्तक में बारह प्रकार के निबन्ध दिये गये हैं जिनमें- समाज, विद्यार्थी जीवन, जीवन मूल्य, आत्मकथा, दृश्यवर्णन, साहित्य, संदेशगर्भित, राजनीति, ज्ञान-विज्ञान,त्योहार, त्रासदी और महान् व्यक्तित्व पर आधारित निबन्ध समाहित हैं। सभी निबन्ध आधुनिकतम जानकारी एवं नई विचारधाराओं से परिपूर्ण हैं। इन निबन्धों में वर्णनात्मक, विवरणात्मक, विचारात्मक और भावात्मक निबन्ध शामिल है।

निबन्ध की कला के निरन्तर अभ्यास से परिपक्वता आती है। इसलिए छात्रों से सलाह है कि वे निबन्ध पढ़कर इसका अभ्यास अवश्य करें। प्रस्तुत पुस्तक में इस बात का खास ध्यान रखा गया है कि निबन्ध की भाषा-शैली सरल एवं बोधगम्य हो।

हमें पूर्ण विश्वास है कि यह पुस्तक सभी वर्गों के छात्र-छात्राओं एवं प्रतियोगी परीक्षा के विद्यार्थियों के लिए अत्यन्त लाभदायी सिद्ध होगी।

विषय-सूची

समाज

1

भारतीय समाज में नारी का स्थान

भारतीय समाज में नारियों को महत्त्वपूर्ण स्थान प्राप्त है। यहाँ वह देवी के रूप में पूज्यनीय हैं। समाज में नारी के विभिन्न स्वरूप हैं, कहीं वह माँ के रूप में पूज्यनीय है, तो कहीं बहन के रूप में ममतामयी है। पत्नी के रूप में 'दायाँ हाथ' हैं और कामिनी के रूप में 'विष की पुड़िया' है। नारी के ये चारों ही रूप आज हमें देखने को मिल रहे हैं।

नारी के सन्दर्भ में मनु ने लिखा है कि 'जहाँ नारी की पूजा होती है, वहाँ देवता निवास करते हैं। भारत सदा स्त्रियों का सम्मान करता रहा है। प्राचीन काल में नारी के बिना कोई भी यज्ञ संपन्न नहीं होता था। परन्तु मध्य युग में नारियों की स्थिति काफी शोचनीय हो गयी थी। वह घर की चहारदीवारी में बन्द हो गयी। मुसलमानों ने उसे बुर्के के पीछे ढक दिया। रसोई में खाना बनाना व घर का काम करना तथा श्रृंगार ही उसकी जिन्दगी का हिस्सा बन गये। उसका शिक्षा से सम्बन्ध टूट गया। वह पुरुष की भोग्या बन कर रह गयी। मध्यकाल में नारी के बहन, माँ, पत्नी के रूप खतरे में पड़ गये। बस 'कामिनी' रूप ही फल-फूल रहा था। अकबर के महल में चार हज़ार सुन्दरियाँ थीं। दूसरे मुगल बादशाह भी सैकड़ों की संख्या में स्त्रियाँ रखते थे।

हालाँकि ब्रिटिश भारत में महिलाओं की स्थिति में काफी सुधार आया। उन्हें शिक्षा ग्रहण करने की छूट मिली तथा बाल-विवाह और सती प्रथा बन्द हो गयी। विधवा-विवाह शुरू हुए। इन सुधारों से समाज में नारी का महत्त्व बढ़ा तथा उसका खोया हुआ सम्मान वापस लौट आया। इससे एक कदम बढ़कर उसने नौकरी और व्यवसाय के क्षेत्र में कदम रखा। फलस्वरूप वह आत्मनिर्भर होने लगी। अब वह पत्नी ही नहीं 'चिरसंगिनी' और पुरुष की 'जीवन-साथी' कहलाने लगी।

पहले की अपेक्षा आज की महिलाएँ स्वतन्त्र एवं सम्मान-पूर्वक अपना जीवन गुजार रहीं हैं। भारतीय संविधान में यह स्पष्ट शब्दों में वर्णित है कि भारत में लिंग-भेद के कारण किसी को कोई विशेष या कम स्थान नहीं होगा। परन्तु समाज की परम्पराएँ धीरे-धीरे ही बदलती हैं। पुरुष आज भी नारी को अपने हाथों की कठपुतली बना कर रखना चाहता है।

हमारे समाज में आज भी स्त्रियों की दशा में व्यापक बदलाव नहीं आया है। नारी पुरुषों के बंधन में जीवन गुजार रही हैं। मुस्लिम समाज तो मानो मध्ययुग में ही जीना

चाहता है। अभी भी मुस्लिम युवक तीन बार तलाक कहकर नारी को सड़क पर खड़ा कर देने से नहीं चूकते। अतः नियमों पर कड़ा प्रतिबन्ध लगाना चाहिए।

विशेष तौर पर पुरुषों की प्रधानता होने के कारण दस्तावेजी अधिकार रहते हुए भी नारी समाज खुद को मजबूर समझती है। पुरुष-समाज पग-पग पर उसके मार्ग में रोड़े अटकाता है। यही सोचकर राजनीति में नारी को आरक्षण देने की बातें उठीं। आज नारी शोषित है। वह आठ घण्टे ऑफिस का काम करने के बावजूद घर का पूरा काम करती है। वह आराम से जीने की बात सोचती भी नहीं। शायद एक दिन वह भी एक सम्मानजनक ढंग से जिंदगी जीने की आकांक्षा पूरा कर सकेगी।

2

फैशन का भूत

फैशन वर्तमान युग का एक अभिन्न अंग बन चुका है। चाहे कॉलेज जाने वाले लड़के-लड़की हों या बाजार जाते स्त्री पुरुष हों, ऑफिस जाती महिलाएँ हों या शाम को मटरगश्ती करने वाले युवक हों सब फैशन की अदाओं के साथ घर से बाहर निकलते हैं। आज के बाजार सौन्दर्य प्रसाधनों से भरे पड़े हैं। आज सौन्दर्य प्रसाधन की दुकान पर जितनी भीड़ देखने को मिलती है इतनी भीड़ किसी अन्य दुकानों पर नहीं होती है।

वर्तमान दौर में लोग सुन्दरता एवं रख-रखाव पर काफी खर्च कर रहे हैं। आज कदम-कदम पर ब्यूटी-पार्लर खुल गये हैं। पहले दुल्हन ही सम्पूर्ण श्रृंगार करती थीं। परन्तु आज की महिलाएँ घर हो या बाहर हर वक्त सजी-सँवरी मिलती हैं।

आज का पुरुष वर्ग भी फैशन वर्ग की प्रतियोगिता में पीछे नहीं है क्योंकि पुरुष वर्ग भी नियमित रूप से बाल रँगवाने लगे हैं। आज पुरुषों के लिए भी विभिन्न प्रकार के सौन्दर्य प्रसाधन बाजार में उपलब्ध हैं।

यहाँ एक महत्त्वपूर्ण सवाल यह उत्पन्न होता है कि फैशन का यह भूत अचानक क्यों हम सभी पर हावी होने लगा है? इनके कई कारण उत्तरदायी हैं जिनमें बहुराष्ट्रीय कंपनियों और बड़े-बड़े उद्योगों में सुन्दर युवक-युवतियों को पदोन्नति मिलना तथा सुन्दर दिखने की बढ़ती प्रतिस्पर्द्धा। टीवी के विज्ञापन, सौन्दर्य प्रतियोगिताओं की बढ़ती संख्या, सौन्दर्य प्रसाधनों की अधिकता तथा देश में धन-समृद्धि का बढ़ना भी इसके प्रमुख कारणों में से एक हैं।

अतः स्पष्ट रूप से यह कहा जा सकता है कि फैशन अथवा श्रृंगार में कोई बुराई नहीं है, लेकिन उसकी अधिकता बुरी होती है। आज फैशन भूत बनकर युवक-युवतियों के सिर पर नाच रहा है। लोग चरित्र पर नहीं, फैशन पर अधिक ध्यान दे रहे हैं। युवकों के सुशील चरित्र का नहीं, उनकी स्मार्टनेस को तथा लड़कियों के शील को नहीं बल्कि उनके सौन्दर्य को अधिक महत्त्व प्रदान किया जा रहा है।

इससे शक्ति नहीं, दिखावा बढ़ता है। अतः फैशन को जीवन में उचित स्थान मिलना चाहिए, प्रमुख नहीं। गांधी के सादगी वाले देश में फैशन का सीमित स्थान ही हो सकता है। ऊपरी दिखावे से कहीं अधिक सुन्दर व्यक्ति का मन होता है जिसे सशक्त बनाने में ज्यादा से ज्यादा मेहनत करना चाहिए।

3

समाचार-पत्र

मानव पृथ्वी पर सबसे अधिक विवेकशील प्राणी है। मानव में आवश्यकताएँ अनेक हैं जिनमें वे समाचार व सूचना भी एक है। मानव सामाजिक प्राणी होने के कारण प्रतिदिन विभिन्न प्रकार की सूचनाओं से अवगत होना चाहता है। इन सूचनाओं के अवगत होने का एक प्रमुख माध्यम समाचार-पत्र हैं। समाचार पत्रों में विभिन्न प्रकार की सूचनाएँ प्रतिदिन प्रकाशित होती रहती हैं। लोग देश-विदेश की विविध खबरों एवं घटनाक्रम के विषय में जानकारी प्राप्त करने हेतु समाचार-पत्रों को पढ़ते हैं। दूसरे शब्दों में यह कहा जा सकता है कि मानव विश्व से जुड़े रहने के लिए समाचार-पत्रों के माध्यम से व्यापक ज्ञान प्राप्त करता है और मनुष्य के जिज्ञासु प्रवृत्ति की वजह से समाचार-पत्र का प्रकाशन प्रारम्भ हुआ।

वास्तव में मानव जीवन में समाचार पत्रों का विशिष्ट योगदान है। 'इंडिया गजट' नामक समाचार-पत्र विश्व का और "उदन्त मार्तण्ड" हिन्दी का पहला प्रकाशित होने वाला समाचार पत्र है।

हिन्दी का सर्वप्रथम समाचार-पत्र 'उदन्त मार्तण्ड' कलकत्ता से प्रकाशित हुआ। आज हिन्दी-अंग्रेजी के सैकड़ों अखबारों में से प्रमुख हैं— हिन्दुस्तान, हिन्दुस्तान टाइम्स, नवभारत टाइम्स, टाइम्स ऑफ इंडिया, दैनिक जागरण, जनसत्ता, पंजाब केसरी, पायोनियर, इंडियन एक्सप्रेस, ट्रिब्यून, स्टेट्समैन आदि।

वर्तमान दौर में समाचार-पत्र एक ऐसा साधन बन चुका है जो मानव को सम्पूर्ण विश्व से जोड़ता है। प्रातः होते ही संसार की महत्त्वपूर्ण जानकारियाँ समाचार-पत्र द्वारा हमारी टेबल पर उपलब्ध हो जाती हैं। अतः 'समाचार-पत्र संसार का दर्पण हैं' कहना गलत नहीं होगा। आधुनिक समय की गति एवं स्वभाव की जानकारी एवं देश के स्थिति जानने के लिए क्षेत्र का दैनिक समाचार-पत्र अवश्य देखना चाहिए। समाचार-पत्रों के माध्यम से लोकतन्त्र की रक्षा होती है।

लोकतन्त्र की सफलता हेतु यह जरूरी है कि जनता सब कुछ जाने और अपनी इच्छा-अनिच्छा को प्रकट करे। ऐसी जनता ही जागरूक और लोकतन्त्र के योग्य कही जाती है। दुनिया के बड़े-बड़े तानाशाह भी समाचार-पत्र से भयभीत रहते हैं।

समाचार-पत्र देश की जनता का पथ-प्रदर्शन करती हैं। समाचार-पत्रों के संपादक, संवाददाता या अन्य अधिकारी जिस समाचार को जिस ढंग से देना चाहें दे सकते हैं। वे किसी भी घटना को जनता के लिए सुखद या दुखद बनाकर पेश कर सकते हैं। समाचार-पत्रों में आम जनता के विचार जानने के लिए कॉलम भी होते हैं। उनके द्वारा जनता अपने विचार सरकार या समाज तक पहुँचाती है। इससे भी जनमत जानने में सहायता मिलती है। विभिन्न समाज-सुधारक चिन्तक, विचारक, आंदोलनकर्ता, क्रान्तिकारी अपने विचारों को समाचार-पत्रों में छापकर जनता को प्रभावित करते हैं।

पाठकों के ज्ञान वृद्धि में भी समाचार-पत्रों की महत्त्वपूर्ण भूमिका होती है। विशेष रूप से रविवारीय पृष्ठों में छपी जानकारियाँ, नित्य आविष्कार, नए साधन, नए पाठ्यक्रमों की जानकारी, अद्भुत संसार की अद्भुत जानकारियाँ पाठकों का ज्ञानवर्धन करते हैं। समाचार-पत्र में विभिन्न रोगों की जानकारी एवं उनके इलाज के उपाय भी प्रकाशित किये जाते हैं। पाठकों के मनोरंजन हेतु रंग बिरंगी सामग्री भी इसके अलावा छापे जाते हैं।

क्रीड़ा-जगत्, फिल्मी संसार, चुटकुले, कहानियाँ, पहेलियाँ, रंग-भरो प्रतियोगिता के माध्यम से बच्चे, किशोर और तरुण भी समाचार-पत्रों का बेसब्री से प्रतीक्षा करते रहते हैं।

समाचार-पत्रों से आम जनता को लाभ मिलता है परन्तु इन पत्रों का सबसे अधिक लाभ उद्योगपतियों, कारखानों और वणिज्यिक संस्थानों को प्राप्त होता है। प्रचार एवं विज्ञापन के द्वारा इनका माल रातों-रात देशव्यापी बन जाता है। यह बेरोजगारों को रोज़गार दिलाता है, वर को वधू और वधू को वर दिलाता है, सूनी गोद वालों को बच्चे गोद दिलाता है। सम्पत्ति खरीदते-बेचने का काम आसान बनाता है। सोना-चाँदी एवं शेयरों के दैनिक भाव बताता है। समाचार-पत्र में पूरे विश्व की खबरें छपी रहती है इसलिए इसे लोकतन्त्र का चौथा स्तम्भ कहा जाता है।

4

भ्रष्टाचार के बढ़ते कदम और उसकी रोकथाम

आधुनिक युग को यदि भ्रष्टाचार का युग कहा जाये तो शायद कोई गलत नहीं होगा क्योंकि आज विश्व के प्रत्येक क्षेत्र में यदि गौर किया जाये तो हर ओर भ्रष्टाचार ही भ्रष्टाचार नजर आ रहा है। आज प्रत्येक मानव धन की लालसा दिन प्रतिदिन विकसित होती जा रही है। प्रत्येक व्यक्ति अधिक धनी बनने की कामना के कारण अनेक प्रकार के अनुचित अथवा भ्रष्ट आचरण करता है। व्यापारी लोग अधिक धन कमाने के लिए खाने-पीने की सामान्य वस्तुओं में मिलावट करते हैं।

दूधिये सिंथेटिक दूध बेचकर लाखों लोगों के स्वास्थ्य के साथ खिलवाड़ करते हैं। इस दूध में यूरिया तथा अन्य हानिकारक पदार्थ मिलाए जाते हैं। कुछ समय पूर्व दूरदर्शन पर तथा समाचार पत्रों में बताया गया था कि कोल्ड ड्रिंक्स में भी कीटनाशक दवाइयों का अधिकतम प्रयोग किया जा रहा है। इसी प्रकार व्यापारी वर्ग ज्यादा मुनाफे के लिए करोड़ो लोगों को धीमा जहर पिला रहे हैं। नकली दवाइयाँ खाकर लाखों लोग अपने जीवन से हाथ धो बैठते हैं। फलों और सब्जियों को भी रासायनिक पदार्थों द्वारा अधिक आकर्षक बनाया जाता है।

भ्रष्टाचार के प्रसार के लिए टीवी को भी जिम्मेदार ठहराया जा सकता है। क्योंकि तमाम चैनलों पर इतने अश्लील कार्यक्रम दिखाए जाते हैं कि किशोर तथा युवा वर्ग के लिए चरित्रहीनता आजकल सम्मान की वस्तु बन गयी है। अवैध सम्बन्धों को अप्रत्यक्ष रूप से समर्थन दिया जा रहा है। फिल्मों में हिंसा और नग्नता का खुलेआम प्रदर्शन भी समाज की व्यवस्था को अपाहिज बनाने में पूरा योगदान दे रहा है।

आज फैशन के दौर में नारी को उत्पाद के रूप में पेश किया जा रहा है। प्रतिदिन हो रहे फैशन शो हमारी भ्रष्ट होती सामाजिक व्यवस्था का ही प्रमाण है। आजकल पारिवारिक सम्बन्धों में भ्रष्टाचार ने विष-बीज बो दिये हैं। तथाकथित 'कजिन' तथा 'अंकल' किस प्रकार शारीरिक शोषण करते हैं इसका प्रमाण देने की आवश्यकता नहीं है। अनेक परिवारों में निकट के रिश्तेदार किशोरियों तथा नवयौवनाओं को अपनी कामपिपासा की पूर्ति का साधन बनाते हुए जरा भी हिचकिचाते नहीं।

विभिन्न नवयुवतियों एवं बालिकाओं का जीवन दहेज प्रथा के कारण ही नरक के समान हो जाता है। कम दहेज वाली अधिकांश युवतियाँ आत्महीनता के बोध से ग्रस्त रहती हैं तथा उनसे मानसिक तथा शारीरिक दुर्व्यवहार किया जाता है। समाज में संभ्रांत लोग कर-चोरी जैसा अपराध धड़ल्ले से करते हैं तथा इसे भ्रष्टाचार का नाम देने से गुरेज करते हैं।

तमाम व्यवसायी विक्रय कर में घोटाला करते है। आयकर की चोरी तो अधिकांश लोग करते हैं। कस्टम विभाग में अनेक अधिकारी कस्टम कम लगाने के बदले रिश्वत की माँग करते हैं। अनेक बड़े व्यापारी तथा सामान्य लोग भी बिजली की चोरी करते हैं। यह सब कुछ सामाजिक भ्रष्टाचार के अन्तर्गत ही आता है।

आधुनिक समाज में लाखों युवतियाँ कालगर्ल जैसे धन्धे से जुड़ी हैं। लाखों स्त्रियाँ वेश्याएँ हैं। धन कमाने के लिए ये स्त्रियाँ समाज की व्यवस्था को विकृत करने का प्रयास कर रही हैं। समाज में मदिरा का प्रचलन बढ़ता जा रहा है।

मदिरा पीकर लोग अनेक प्रकार के अनैतिक कार्य करते हैं। इस प्रकार सामाजिक जीवन में भ्रष्टाचार अपनी विषबेल फैलाता जा रहा है। इसे रोकने के लिए 'संचार माध्यम' (मीडिया) बहुत सहायक हो सकता है तथा कठोर कानून भी इस पर रोक लगाने में प्रमुख भूमिका निभा सकते हैं।

5

युवा-पीढ़ी पर दूरदर्शन का प्रभाव

दूरदर्शन विज्ञान की देन है। यह एक ऐसा दृश्य तथा श्रव्य साधन है जिसके द्वारा हम विश्व में घटित होने वाली विभिन्न घटनाओं को अपनी नंगी आँखों से देख व सुन सकते हैं। अतः दूरदर्शन ने समस्त विश्व को एक मंच पर लाकर खड़ा कर दिया है। दूसरे शब्दों में यह कहा जा सकता है कि दूरदर्शन ने समस्त विश्व के मानव समुदाय को राष्ट्रीय तथा अन्तर्राष्ट्रीय स्तर पर एक-दूसरे को समझने हेतु महत्त्वपूर्ण योगदान दिया है। आज दूरदर्शन की लोकप्रियता खूब बढ़ गयी है। रेडियो की तरह घर-घर दूरदर्शन को स्थान मिला है। दूरदर्शन दर्शकों का मित्र, पथ-प्रदर्शक तथा एकान्त का सार्थक साथी बन जाता है।

दूरदर्शन का पारिवारिक तथा सामाजिक स्तर पर विशिष्ट स्थान है। दूरदर्शन से व्यक्ति को विभिन्न प्रकार के लाभ होते है जैसे—दूरदर्शन एक शिक्षक की भूमिका निभाता है, दूरदर्शन पर प्रसारित किये जाने वाले कार्यक्रम समाज का दिशा-निर्देश करते हैं। घर-परिवार ही नहीं, विभिन्न शिक्षण संस्थाओं में दूरदर्शन एक अध्यापक की भाँति कार्य करता है।

दूरदर्शन मनोरंजन का एक ऐसा साधन है जिनके द्वारा कोई भी व्यक्ति अपने घर बैठे फिल्में, फिल्मी गीत, नाटक, झलकियाँ, कवि-सम्मेलन तथा विचार गोष्ठियाँ ही नहीं, देश-विदेश में हो रहे दैनिक क्रिया-कलापों को देख सकते हैं। दूरदर्शन पर हमें जीवनोपयोगी वस्तुओं के विषय में विज्ञापनों द्वारा जानकारी मिलती है। समय-समय पर महत्त्वपूर्ण समाचार तथा सूचनाएँ मिलने में आसानी हो गयी। गुमशुदा की तलाश तथा सामाजिक बुराइयों को दूर करने वाले कार्यक्रम हमारे ज्ञान, प्रेम तथा सौहार्द को बढ़ाने मे काफी सक्षम होते हैं।

देश-विदेश में हो रहे सांस्कृतिक, राजनीतिक आदि कार्यक्रमों को व्यक्ति घर बैठे अपनी आँखों से दूरदर्शन के माध्यम से देख सकता है। दूरदर्शन की सहायता से हम घर बैठे देश-विदेश में खेले जा रहे किसी भी महत्त्वपूर्ण मंच को देख सकते हैं।

दूरदर्शन के आविष्कार से खेल जगत् को काफी प्रसिद्धि प्राप्त हुई है। दूरदर्शन हमें मौसम सम्बन्धी जानकारी दे कर तरह-तरह से सावधान रहने में भी सहायता करता है। देश-विदेश में हो रही लड़ाइयों के दिनों में दूरदर्शन का महत्त्व और भी अधिक बढ़ जाता है।

अतः स्पष्ट रूप से यह कहा जा सकता है कि दूरदर्शन ने मनोरंजन जगत् में एक लहर पैदा कर दी है। अधिकतर संभ्रान्त वर्ग तथा उच्चमध्य वर्ग के लोग तो अब दूरदर्शन पर ही अपने मनपसंद कार्यक्रम देखते हैं।

दूरदर्शन का युवा वर्ग पर सबसे अधिक प्रभाव पड़ रहा है। इसके अलग-अलग चैनलों पर तमाम सीरियल प्रदर्शित होते रहते हैं। अधिकांश सीरियलों में अवैध प्रेम सम्बन्धों का चित्रण होता है। इसका युवा-पीढ़ी पर काफी बुरा प्रभाव पड़ता है। गाँव में रहने वाले भोले युवकों तथा युवतियों के चरित्र पर इन कार्यक्रम का दुष्प्रभाव देश को विनाश के गर्त की ओर ले जा रहा है।

आज दूरदर्शन पर जो कार्यक्रम दिखाये जा रहे हैं उनमें से अधिकांश कार्यक्रम हिंसा, तथा अश्लीलता पर आधारित होते हैं। फिल्मी कार्यक्रमों का भी दूरदर्शन पर निरन्तर प्रसारण होता है। इन कार्यक्रमों को देखकर देश की युवा-पीढ़ी में फैशन की प्रवृत्ति बढ़ती जा रही है। फैशन के नाम पर नग्नता और अश्लीलता की बाढ़ ने युवा-पीढ़ी को अभिशप्त कर दिया है।

आज का लगभग हर नौजवान रातों-रात धनवान बनने का सपना देखता है और इस सपने को पूरा करने हेतु वह अपराध की दुनिया में प्रवेश करने से भी भयभीत नहीं होता है। वास्तव में दूरदर्शन पर अधिकांश चैनल अधिक-से-अधिक धन का अर्जन करने के लिए ऐसे कार्यक्रम प्रदर्शित करते हैं, जिनका युवा-पीढ़ी पर बुरा प्रभाव पड़ रहा है।

वर्तमान युग में देश की युवा-पीढ़ी विलासिता और नशे की गहरी खाई में डूबती जा रही है। युवक अपने बड़ों का अनादर करने लगे हैं। प्रेम के नाम पर वासना का सागर लहराता दिखायी देता है।

सौन्दर्य एवं फैशन शो के नाम पर देश की युवा-पीढ़ी को नैतिक पतन के गर्त में धकेला जा रहा है। अधिकांश कार्यक्रमों में स्त्री-कलाकार ऐसे वस्त्र पहनती हैं जिन्हें देखकर युवकों के मन में वासना की लहरें आन्दोलित होने लगती हैं। दूरदर्शन को वर्तमान समय में देश के युवा वर्ग के चारित्रिक पतन के लिए सबसे अधिक जिम्मेदार माना जा सकता है।

द्वीप में जीवन-यापन करना किसी के वश की बात नहीं है। समाज में रहते हुए वह सामाजिक वातावरणों से विशेष रूप से प्रोत्साहित होता है। मानव जीवन को आगे बढ़ाने में साहित्य का महत्त्वपूर्ण योगदान होता है। मानव जीवन की गहराइयों में साहित्य की जड़ें दबी हुई हैं। जहाँ साहित्य जीवन से प्रभावित होता है, वहाँ जीवन को प्रभावित भी करता है। वह हमारी भावनाओं को तीव्र भी करता है और उनका परिष्कार भी करता है। हमारा हृदय और बुद्धि दोनों ही इससे प्रभावित होते हैं। साहित्य के इस प्रभाव को अनेक राजनीतिक और सामाजिक क्रान्ति की जड़ में मूल रूप से देखा जा सकता है और यह शक्ति साहित्य के जीवन से ही निकलती है। साहित्य स्वान्तः सुखाय पर हिताय भी हो

सकता है तथा आनन्द-प्राप्ति भी उसका प्रमुख उद्देश्य हो सकता है और जीवन एवं जगत् से परे का साहित्य मानो विलास या कल्पना-विलास मात्र होता है। सच्चा साहित्य हम उसी को कह सकते है जिसकी उत्पत्ति में जीवन का 'सत्यम्', आदर्श का 'शिवम्' और कला का 'सुन्दरम्' विद्यमान हो।

'साहित्य जीवन की आलोचना है।' इस प्रकार साहित्य को जीवन की आलोचना कहने से यह बात अपने आप सिद्ध होती है कि साहित्य हमें यह अवगत कराता है कि जीवन क्या है? और उसे कैसा होना या कैसे जीना चाहिए?

जब हम अपने आपसे या अन्य किसी से यह सवाल करते हैं कि जीवन क्या है? तो इसका अर्थ होता है कि जीवन का यथार्थवादी पक्ष, क्या है 'और उसे कैसा होना चाहिए' में आदर्श की स्थापना है। जबकि वास्तविकता यह है कि साहित्य जीवन से पृथक् नहीं है। साहित्य जीवन के बदलते रूपों को पहचानने की चेष्टा का ही दूसरा नाम है। साहित्य अपने समकालीन वातावरण की अद्भुत और प्रतीक है।

हालाँकि हिन्दी साहित्य के इतिहास को विश्लेषण युगज्ञान के उद्देश्य से यदि किया जाये तो यह पता चलता है कि आदिकाल, भक्तिकाल, रीतिकाल तथा आधुनिककाल के जीवन-बोध में सतत बदलाव हुआ है उसे पृथक्-पृथक् रूपों में साहित्यिक अभिव्यक्ति मिली है। आदिकाल साहित्य में दर्शन तथा शौर्य गाथाओं के साथ-साथ श्रृंगार का चित्रण है जो भक्तिकालीन साहित्य भक्ति के विविध आन्दोलनों का पूरक है। भक्तिकाल में सन्त कवियों ने जीवन के तत्त्वों को खोजकर मानव समाज को जीवन-दिशा प्रदान की है उदाहरण के लिए आज की कविता, कहानी, उपन्यास, नाटक तथा निबन्ध आदि में जीवन की समग्रता का विश्लेषण है। विशेष कर मुंशी प्रेमचन्द के उपन्यास जीवन के प्रतिपादन के लिए प्रतीक के रूप में उल्लेखित किये जा सकते हैं।

हिन्दी साहित्य को मानव जीवन से अलग करना सम्भव नहीं है क्योंकि जीवन के बिना ज्ञान नहीं है और ज्ञान के बिना साहित्य नहीं। अतः ज्ञान और साहित्य दोनों के मध्य गहरा अटूट सम्बन्ध है। साहित्यकार अपने साहित्य को तभी अमर बना सकेगा जब वह उसमें जीवन की व्याख्या पूरी ईमानदारी से करेगा। रवीन्द्रनाथ ठाकुर ने इस संदर्भ में लिखा है कि "हमारा उद्देश्य यह है कि ग्राम-जीवन की तह जो झाड़-झंखाड़ और कूड़े-करकट से भर गयी है, जिसमें प्रवाह नहीं रहा है, वहाँ आनन्द की लहर ला दें।" इस नेक कार्य के लिए सभी साहित्यकारों को मिल कर प्रयत्न करने की आवश्यकता है।

6

बाल विवाह : एक सामाजिक कुप्रथा

उन बालक-बालिकाओं को, जो आठ-दस वर्ष की अल्प आयु के हों, जिनके शरीर का पर्याप्त विकास न हुआ हो और जिन्हें जीवन और उसकी समस्याओं यथेष्ट ज्ञान तक न हो, विवाह के बन्धन में बाँध देना बाल विवाह कहलाता है। अठ्ठारह वर्ष की आयु में लड़का स्वास्थ्य एवं शरीर की दृष्टि से भी पुष्ट होता है और उसमें समझ, विवेक भी आ जाता है।

इस प्रकार लड़की का शरीर सोलह वर्ष की आयु में सन्तान उत्पन्न करने योग्य हो जाता है और उसमें पर्याप्त व्यवहार-ज्ञान भी आ जाता है। अतः उनका विवाह कम से कम इसी आयु में होना चाहिए। इससे कम उम्र में किया गया विवाह बाल-विवाह कहलाता है।

अगर कोई परम्परा, रीति-रिवाज अथवा प्रथा व्यक्ति और समाज दोनों दृष्टिकोणों से कल्याणकारी है तो इसे सुप्रथा कहा जा सकता है। यदि उससे समाज का हित नहीं होता तो उसे कुप्रथा की संज्ञा प्रदान की है। हिन्दू समाज में विवाह को एक संस्कार कहा गया है।

हमारे देश भारत में सौ वर्ष की अवस्था होने तक जीने का आशीर्वाद प्रदान किया जाता है। 'जिवेम् शरदः शतम्'। मनु महाराज ने इसीलिए जीवन को चार आश्रमों-ब्रह्मचर्य, गृहस्थ, वानप्रस्थ और संन्यास में विभक्त किया और प्रत्येक आश्रम की समयावधि पच्चीस वर्ष रखी। स्पष्ट है कि प्राचीन काल में पच्चीस वर्ष के बाद युवक विवाह कर गृहस्थाश्रम में प्रवेश करता था। विवाह की आयु युवकों के लिए पच्चीस वर्ष थी और युवती की आयु थोड़ी-सी कम। स्पष्ट रूप से यह कहा जा सकता है कि प्राचीन युग में बाल-विवाह जैसी कुप्रथा का प्रचलन नहीं था। प्रश्न उठता है कि फिर यह कुप्रथा कब और क्यों आरम्भ हुई। लगता है इसका प्रवेश मुसलमानों के भारत पर आक्रमण करने तथा उनके इस देश पर राज करने के बाद हुआ। मुसलमान शासक, सैनिक और उनकी देखादेखी अन्य मुसलमान नागरिक हिन्दुओं से द्वेष रखते थे, उनके धर्म को बदलना चाहते थे, अपनी ताकत और सत्ता का रोब जमाना चाहते थे। हिन्दी के कवि भूषण ने शिवाजी की प्रशंसा करते हुए लिखा है 'हिन्दुन की बेटी, राखी, चोटी।' स्पष्ट है कि उस युग में इन क्रूर लोगों की कुदृष्टि हिन्दुओं की किशोरावस्था तथा यौवनावस्था की लड़कियों पर पड़ती थी, वे उन्हें अपनी काम-पूर्ति का साधन बनाते थे।

किशोरी या युवती का सतीत्व भंग होने पर उसके साथ समाज कैसा वर्ताव करता है इससे सभी लोग अपरिचित नहीं है। इसी समस्या से बचने हेतु लड़की की शादी किसी योग्य लड़के से हो यह सोचकर ही माता-पिता ने अल्प आयु में ही अपनी बेटियों का विवाह करना आरम्भ किया होगा। उस युग में आठ-दस वर्ष की कन्या का विवाह करना आम बात थी।

कतिपय कर्मकांडी पण्डित और उनके समर्थक रूढ़िवादी, गलत सोचवाले व्यक्ति भी इस कुप्रथा के लिए उत्तरदायी हैं। पण्डितों ने प्राचीन संस्कृत ग्रंथों में से कुछ पंक्तियाँ खोज निकालीं जिनमें अल्पायु की लड़कियों का विवाह करने का परामर्श दिया गया है इस परामर्श के आधार पर यदि दसवें वर्ष तक शादी न करके रजस्वला कन्या को देखने वाले माता-पिता, बड़ा भाई तीनों नरक में गिरते हैं। स्वामी दयानन्द ने इन लोगों की बात का खण्डन और विरोध किया और कहा कि जब तक युवक का वीर्य परिपक्व न हो जाये और स्त्री का गर्भाशय सन्तान धारण करने योग्य न हो जाये तब तक विवाह नहीं करना चाहिए।

बाल-विवाह विभिन्न रूपों से विघटित होता है जैसे—बाल्यावस्था में विवाह करने वाले लड़के-लड़की का शरीर सन्तानोत्पत्ति के योग्य नहीं होता है। यदि गर्भ रह भी जाये तो या तो गर्भ का भ्रूण गर्भाशय में ही नष्ट हो जाता है, या शिशु जन्म भी लेता है तो अल्पायु में मर जाता है, बच भी गया तो दुर्बल, रोगी या मन्दबुद्धि होता है। विवाह की पहली शर्त है दम्पत्ति का सुखमय जीवन। सन्तान की मृत्यु या उसका अस्वस्थ, रोगी, मन्दबुद्धि होना माता-पिता की चिन्ताओं और मानसिक क्लेश का कारण ही बनते हैं। दूसरे, सुखमय जीवन के लिए पर्याप्त धन चाहिए। बाल्यावस्था में विवाह करने वाले पति-पत्नी आत्मनिर्भर नहीं होते। पति धनार्जन नहीं करता, पत्नी घर-गृहस्थ का काम सम्भालने योग्य नहीं होती। अतः परिवार में कलह-क्लेश होता है। बाल-विवाह के समय बालक और कन्या पढ़ रहे होते हैं, शिक्षा उनके उज्ज्वल भविष्य का द्वार है। यदि उस समय वे काम-तृप्ति, वासना-पूर्ति में लगे रहे तो शिक्षा में व्यवधान पड़ेगा, पढ़ाई से विरक्ति होगी और इस प्रकार उनका भविष्य अंधकारमय हो जायेगा।

संस्कृत में उक्ति है कामातुराणां न भयं न लज्जा। बालविवाह करनेवालों पर यह उक्ति चरितार्थ होती है। काम का उन्माद लज्जा को जला कर राख कर देता है, परिवार की मर्यादा को नष्ट कर देता है, जाति-बिरादरी की बदनामी से भी भयभीत नहीं होता। महात्मा गांधी ने अपनी आत्मकथा में स्वयं अपने विषय में बताया है कि नवविवाहिता पत्नी के यौवनाकर्षण के कारण वह अपने रोगी तथा वृद्ध पिता की परिचर्या का कर्तव्य नहीं निबाह सके।

विवाह का प्रमुख उद्देश्य है पितृऋण से मुक्त होना, स्वस्थ एवं दीर्घायु सन्तान को जन्म देना। बाल विवाहित पति-पत्नी यह नहीं कर पाते। प्रसिद्ध चिकित्साशास्त्री धन्वंतरी ने लिखा है-सोलह वर्ष से कम आयुवाली स्त्री तथा पच्चीस वर्ष से कम आयु का पुरुष यदि संभोग करेंगे तो या तो गर्भ में पल रहा भ्रूण नष्ट हो जायेगा और यदि उत्पन्न हुआ भी तो दुर्बल, रोगी और अल्पायु होगा। बाल-विवाह से पति और पत्नी दोनों अस्वस्थ

होते हैं। इसका प्रमुख कारण है कि उनका शरीर संभोग के कारण क्षीण और दुर्बल होता जाता है। बाल-विवाह का दुष्परिणाम व्यक्ति, परिवार को ही नहीं समाज और देश को भी भोगना पड़ता है। जनसंख्या में वृद्धि होती है, जनसंख्या वृद्धि से आर्थिक व्यवस्था पर बुरा प्रभाव पड़ता है, आवश्यक वस्तुओं की कमी होती जाती है और देशवासियों को गरीबी की सीमा-रेखा के नीचे रहना पड़ता है, राष्ट्र के विकास-कार्यों में बाधा पड़ती है, देश की प्रगति रुक जाती है।

वर्तमान भारत में बाल-विवाह का प्रचलन मात्र कुछ ही पिछड़े क्षेत्रों में जारी है। सरकार ने ऐसे कानून बनाये हैं जिनके कारण बाल-विवाह करनेवाले माता-पिता भयभीत रहते हैं। हमारे समाज में शिक्षा और ज्ञान का प्रसार होने से माता-पिता इस अभिशाप के दुष्परिणामों से अवगत होकर बाल-विवाह नहीं करेंगे। आशा है कि जब शिक्षा का प्रसार इस कुप्रथा से पीड़ित प्रदेशों में होगा तो वहाँ भी यह समाप्त हो जायेगी।

7

दहेज की समस्या

भारतीय समाज में विवाह का आठ संस्कारों में सबसे महत्त्वपूर्ण स्थान है। हमारे पूर्वज इसके महत्त्व को भली-भाँति समझते थे। विवाह मानव जाति के अस्तित्व को अक्षुण्ण रखता है क्योंकि पति-पत्नी के संसर्ग से उत्पन्न संतान ही मानव जाति के अस्तित्व को नष्ट होने से बचाती है। वह स्त्री-पुरुष को मर्यादा में रखता है, उनकी काम-वृत्ति पर अंकुश लगाकर उन्हें उच्छृंखल आचरण करने से रोकता है, घर-गृहस्थी में सुख और चैन की वर्षा करता है। हिन्दू विवाह संस्कार-विधि में पाँच क्रियाएँ होती हैं-वाग्दान, कन्यादान, वरण, पाणिपीड़न और सप्तपदी। यहाँ कहीं भी दहेज का उल्लेख नहीं है।

वास्तव में विवाह के शुभ मौके पर वर और कन्या को आशीर्वाद देते समय कन्या के माँ-बाप मित्रगण व सम्बन्धी उन्हें कुछ भेंट स्वरूप उपहार देते हैं। आगे चलकर सम्पन्न लोगों ने अपना ऐश्वर्य दिखाने के लिए पुत्री को विदा करते समय बहुमूल्य आभूषण तथा अन्य सामान दिये हों। पर यह सब स्वेच्छा तथा आर्थिक स्थिति के अनुरूप दिया जाता था। उसके पीछे दबाव, सौदेबाजी का भाव न था। बीसवीं सदी के तीसरे-चौथे दशक तक विवाह के समय दहेज अवश्य दिया जाता था, परन्तु उसमें सामान्य वस्त्राभूषण और नवदंपत्ति के उपयोग के लिए आवश्यक ही होते थे।

भौतिकता तथा उपभोक्तावाद संस्कृति के उदय के साथ इस कुप्रथा ने वृहत् रूप में जन्म लिया है। अर्थप्रधान युग में विवाह भी अर्थार्जन का साधन बन गया। अब कन्या का सौन्दर्य, शील, प्रतिभा, कलाओं में प्रवीण होना, महत्त्वपूर्ण नहीं बल्कि दहेज की मात्रा ही विवाह के लिए कसौटी बन गयी है।

दूसरी ओर दहेज के लोभ में योग्य लड़कों के माता-पिता कुरूप, कुलक्षिणी कन्याओं को ढोल की तरह उनके गले में बाँधने लगे। दहेज न दे पाने की स्थिति में माता-पिता को अपनी सुशील, सुन्दर, यौवन सम्पन्न कन्या का विवाह कुपात्रों, कन्या के पिता की आयु के बराबर वाले रोगी, कुरूप, दुर्बल शरीर वाले, व्यसनी पुरुषों से करना पड़ा। पत्नी का जीवन नारकीय बन जाना क्योंकि पुरुष प्रधान समाज में नर को सब कुछ करने की स्वतन्त्रता है। दहेज देने हेतु लड़की वालों को अपना घर, खेत तथा आभूषण को भी गिरवी या बेचना पड़ता है।

धन के लालची वर, उसके माता-पिता, बहन सब कम दहेज लानेवाली कन्या को सताते हैं। दिन-रात कन्या तथा उसके माता-पिता को गालियाँ दी जाती हैं, व्यंग्य कसे जाते हैं, कटूक्तियों से उसके दिल को छलनी किया जाता है। फिर मारना-पीटना शुरू होता है, शारीरिक और मानसिक कष्ट दिये जाते हैं।

प्रायः सास ननद, जेठानी एवं अन्य परिवार के सदस्यों द्वारा बहुएँ सतायी जाती हैं। महिला की महिला ही दुश्मन होती है। बहुओं को सताने वाली सासें यह भूल जाती हैं कि वह भी किसी समय किसी की बहू और बेटी थी। क्वारी ननद भूल जाती है कि उसका विवाह होना है और उसके साथ भी दुर्व्यवहार हो सकता है। कभी उसे उसके मायके भेज दिया जाता है और अन्त में उसके शरीर पर तेल छिड़क कर उसे जला दिया जाता है। कभी ससुराल में मिलने वाली प्रताड़ना और यातना से नवयुवती, नवविवाहिता, सुकुमार कन्या आत्महत्या कर लेती हैं। कुछ ऐसी भी होती हैं जो घर छोड़कर जीवनयापन करने के लिए वेश्यावृत्ति करने लगती हैं।

पति और पत्नी के मध्य तनाव इसी कुप्रथा के कारण उत्पन्न होती हैं। शिक्षित महिलाएँ विवाह-विच्छेद (तलाक) कर लेती है और अर्थोपार्जन की क्षमता होने के कारण, आत्मनिर्भर होकर सुख से जीवन व्यतीत करती हैं।

बाप अपने बेटों के शादी के दौरान यह भूल जाता है कि एक दिन उसे भी अपनी बेटी का विवाह करना है। कभी-कभी वह दहेज की माँग इसलिए भी करता है कि जो दहेज बेटे के विवाह में आयेगा वह उसे बेटी को दे देगा। इस प्रकार यह दुश्चक्र चलता ही रहता है। खरबूजे को देखकर खरबूजा रंग बदलता है, यह बात दहेज माँगने वालों पर पूरी सटीक बैठती है।

एक को देखकर दूसरा, पहले से भी अधिक दहेज का माँग करता है। जो जितना सम्पन्न होता है वह उतनी ही बड़ी रकम दहेज में माँगता है। मध्यवर्ग के लोगों की माँग सम्पन्न परिवार के लोगों से भी अधिक होती है। ये समाज में प्रतिष्ठा का विषय बना देते है। इससे यह रोग और बढ़ता है।

परिणामस्वरूप यह कहा जा सकता है दहेज प्रथा एक अभिशाप है। मानवजाति के मस्तक पर कलंक है और इसका कारण है उदात्त जीवन-मूल्यों का "लोप, आदर्शवादिता का लोप, धन का लालच, झूठी प्रतिष्ठा की भावना। यदि दहेज रूपी दानव से मुक्ति पाना है तो हमें लड़कियों को शिक्षित करना होगा। समाज के साहसी युवाओं को आगे बढ़कर बिना दहेज के शादी का संकल्प लेना होगा, साथ ही मन में भावना जागृत करनी होगी कि दुल्हन ही दहेज है।

लड़कियाँ आत्म-निर्भर बनें, लोभी वर का पिता यदि दहेज की बात करे तो उसके बेटे से विवाह न करने का ऐलान स्वयं कर दें, विवाह के बाद दहेज की माँग हो तो ससुराल छोड़कर मायके चली आयें, तलाक के लिए अर्जी दें, पुलिस को सूचना दें और इन चांडालों को दण्ड दिलवायें। युवक अपने माता-पिता से स्पष्ट कह दें कि वे दहेज लेकर विवाह नहीं करेंगे। दहेज की प्रथा को मिटाने का एक अन्य उपाय है प्रेम-विवाह। वर के माता-पिता को बिना दहेज लिए पुत्र के निर्णय के सम्मुख झुकना पड़ेगा। अतः युवक-युवतियों में दहेज-विरोधी मानसिकता पैदा कर के ही इस दानव का संहार किया जा सकता है।

8

कमरतोड़ महँगाई, समस्या एवं समाधान

आज किसी भी देश की गरीब एवं मध्यम वर्ग की जनता के लिए महँगाई एक अभिशाप बनती जा रही है क्योंकि जीवन-यापन हेतु अनिवार्य तत्त्वों जिनमें रोटी, कपड़ा और मकान प्रमुख हैं, के बढ़ते हुए मूल्य गरीब के पेट पर बोझ के समान प्रतीत होता हैं। महँगाई मध्यवर्ग की आवश्यकताओं में कटौती करता है, तो धनी वर्ग के लिए आय के साधनों में वृद्धि करता है। बढ़ती हुई महँगाई भारत सरकार की आर्थिक नीतियों की विफलता है। यह प्रकृति के रोष और प्रकोप का फल नहीं, शासकों की बदनीयती और बदइन्तजामी की मुँह बोलती तस्वीर है। मगरमच्छ के आँसू बहाकर गरीब और दलित वर्ग के उद्धार करने की माला जपने वाली सरकार गरीब और दलित जनता को पिसने और तड़प-तड़प कर मरने को विवश कर रही है।

शरीर ढकने हेतु कपड़ा महँगाई के गज पर सिमटा जा रहा है। सब्जी, दालें, अचार आदि वस्तुएँ गृहिणियों को पुकार-पुकार कर कह रहे हैं–'रूखी सूखी खाय के ठण्डा पानी पी।' अगर महँगाई की दर इसी रफ्तार से वृद्धि करती रहीं तो आने वाले दिनों में गरीब जनता महँगे मकान को छोड़कर प्राचीन युग की भाँति जंगलों में निवास करने के लिए मजबूर हो जायेगी। भारत की राजधानी दिल्ली की आज यह स्थिति है कि दो कमरे-रसोई का सेट पाँच या छः हजार रुपये किराये पर भी नहीं मिलता है, कैसे गुजारा होगा मध्यम वर्ग का?

महँगाई वृद्धि का सबसे बड़ा कारण काला धन, तस्करी और जमाखोरी है। इन तीनों से सरकार तथा अन्य पार्टियाँ खूब चन्दा लेती हैं। तस्कर खुलेआम व्यापार करता है। काला धन जीवन का एक अभिन्न अंग बन गया है। रुपये या धन के अभाव में सरकारी दफ्तर की फाइल नहीं सरकती, पुलिस हरकत में नहीं आती, लाइसेंस नहीं मिलता, कोर्ट की तारीख नहीं पड़ती। जमाखोरी पुलिस और अधिकारियों की मिलीभगत का कुफल है। बिना मिली-भगत के भारत में जमाखोरी करना सूई के छिद्र में से मानव के निकलने जैसा है।

भारत की आर्थिक नीति को अन्तर्राष्ट्रीय ऋण तथा उसके सेवा-मूल्य ने डगमग कर दिया है, भारतीय कोष खाली पड़ा हुआ है। एक तरफ अन्तर्राष्ट्रीय ऋण में वृद्धि हो रही है, तो दूसरी ओर व्यापारिक सन्तुलन बिगड़ रहा है। एक तरफ जहाँ अत्यधिक मात्रा में बीमार मिलें हैं वहीं दूसरी तरफ लघु उद्योग नष्ट कर रहे हैं और राष्ट्रीयकृत उद्योग निरन्तर

घटते जा रहे हैं। इनमें प्रतिवर्ष करोड़ों रुपये का घाटा भ्रष्ट राजनेताओं, नौकरशाहों और बेईमान ठेकेदारों के घर में पहुँचकर जन-सामान्य को महँगाई के गर्त में पहुँचा रहे हैं। जहाँ उत्पादन न बढ़ने के लिए अयोग्य अधिकारी दोषी हैं, वहाँ कर्मचारी आन्दोलन, हड़ताल कर रहे हैं, इन सभी कारणों से महँगाई दिन-प्रतिदिन बढ़ती ही जा रही है। देश की निजी और सार्वजनिक क्षेत्र में तालाबन्दी और हड़ताल से 1987 में तीन करोड़ पचपन लाख 'मेन डेज' की हानि हुई इससे कार्यकुशलता गिरी, आर्थिक-संकट में वृद्धि हुई और महँगाई ने सुरसा का-सा मुँह फैलाया।

सरकार के अनावश्यक खर्च, मन्त्रियों की पलटन, आयोगों की भरमार, शाही दौरे, योजनाओं की विकृति, सब मिलकर गरीब करदाता का खून चूस रहे हैं। देश में खपत होने वाले पेट्रोलियम-पदार्थों के कुल खर्च का लगभग 85 प्रतिशत राजकीय कार्यों में खर्च होता है। शेष 15 प्रतिशत भारत की एक अरब जनता उपयोग करती है। 15 प्रतिशत के लिए प्रचार माध्यमों से बचत की शिक्षा दी जाती है- 'तेल की एक-एक बूँद की बचत कीजिए।'

करीबन करोड़ों रुपये खर्च करके उपग्रह बना रहे हैं। वैज्ञानिक प्रगति व विकास में विश्व के महान् राष्ट्रों की गिनती में आना चाहते हैं, किन्तु गरीब भारत का जन भूखा और नंगा है। आर्यभट्ट, रोहिणी उसकी भूख नहीं मिटा पायेंगे, न ही 'इन्सेट' उनकी नग्नता को ढक पायेगा। यदि यही धन ईमानदारी से गरीबी उन्मूलन हेतु खर्च किया जाता तो यह तय था कि भारत कि निर्धनता अवश्य दूर होती।

जब तक अन्तर्राष्ट्रीय तथा राष्ट्रीय घाटे की खाईं भरी नहीं जायेगी, तो मुद्रास्फीति बढ़ती जायेगी। जैसे-जैसे मुद्रास्फीती में वृद्धि होगी, वैसे-वैसे महँगाई में वृद्धि होगी। जनता महँगाई की चक्की में और पिसती जायेगी। खाईं भरने के चार उपाय हैं जो निम्नवत् हैं—

(1) सरकारी योजनाओं के खर्चों में कमी का आह्वान।
(2) माँग के अनुसार उत्पादन का प्रयत्न।
(3) कर-चोरी रोकने का ईमानदारी से प्रयास।
(4) राष्ट्रीयकृत उद्योगों के प्रबन्ध तथा संचालन में तीव्र कुशलता।

वर्तमान सरकार को महँगाई पर रोक लगाने के लिए अतिशीघ्र प्रयास करना चाहिए। अगर महँगाई की वृद्धि इसी प्रकार निरंतर जारी रही तो एक दिन स्थिति काबू के बाहर हो जायेगी।

9

एड्स की जानकारी ही बचाव

'एड्स' एक जानलेवा बीमारी है जो एच.आई.वी. नामक विषाणु से होती है। 'एड्स' ऐसे बहुत से लक्षणों का समूह है जिससे शरीर की रोग प्रतिरोधक क्षमता कम हो जाती है और रोगी निरंतर मृत्यु की ओर बढ़ता चला जाता है। 'एड्स' (AIDS) का पूरा अर्थ है–

A-(Acquired) एक्वायर्ड - प्राप्त किया हुआ।

I-(Immune) इम्युन - शरीर के रोगों से लड़ने की क्षमता

D-(Deficiency) डेफिसिएंसी - कमी।

S-(Syndrome) सिंड्रोम - लक्षणों का समूह।

एड्स एच.आई.वी. (H.I.V) नामक वायरस विषाणु के द्वारा फैलता है। ये वायरस अत्यंत सूक्ष्म और बीमारी उत्पन्न करने वाले जीव हैं। इन जीवों को सूक्ष्मदर्शी यंत्र से ही देखना सम्भव है। एच.आई.वी. वायरस के शरीर में प्रवेश कर जाने के बाद मरीज की रोगों से लड़ने की क्षमता धीरे-धीरे समाप्त होने लगती हैं। ऐसी स्थिति में रोगी साधारण रोगों का भी मुकाबला नहीं कर सकता।

एच.आई.वी. संक्रमण तथा एड्स में क्या अन्तर है, इसके बारे में जानना अनिवार्य है। जब वायरस शरीर में प्रवेश कर जाता है तब उसी व्यक्ति को एच.आई.वी. संक्रमित कहते हैं। वायरस संक्रमण के 7 से 10 वर्षो तक व्यक्ति को एड्स जकड़ लेता है। एक बार वायरस शरीर में प्रवेश कर जाये तो इससे छुटकारा पाना लगभग असम्भव है। आज एच.आई.वी एड्स कोई एक देश की समस्या नहीं बल्कि सम्पूर्ण विश्व की समस्या बन गयी है।

आज इस दानव रूपी रोग से बहुत से भारतीय पीड़ित हैं। विश्व स्वास्थ्य संगठन द्वारा उपलब्ध कराये गये आंकड़ों पर नज़र डालें तो पता चलता है कि दुनिया में 3 करोड़ 61 लाख वयस्क और करीब 14 लाख बच्चे एच.आई.वी. की चपेट में आ चुके हैं। 1991 में यह संख्या इसकी लगभग आधी थी। भारत में एच.आई.वी. संक्रमित लोगों की अनुमानित संख्या लगभग 3.86 मिलियन है।

भारत के कुछ राज्यों में 1% से अधिक व्यक्ति इस रोग से ग्रसित हैं जिनमें महाराष्ट्र, तमिलनाडु, आंध्रप्रदेश, कर्नाटक, मणिपुर तथा नागालैंड प्रमुख हैं। एड्स के जितने भी

मामले आये हैं, उनमें संक्रमण के 75 प्रतिशत मामले पुरुषों में पाये गये हैं और उनमें से 83 प्रतिशत पुरुषों में यह संक्रमण यौन कारणों से हुआ है। इन आँकड़ों पर यकीन करें तो पता चलता है कि पिछले साल एड्स की वजह से विश्व में लगभग तीस लाख लोगों की मृत्यु हो गयी है।

इस रोग से गतवर्ष लगभग 38 लाख व्यक्ति अफ्रीका के सहारा मरुस्थलीय क्षेत्र के दक्षिणी भागों में पीड़ित हो गये। इसी वर्ष के अन्तिम दौर में वहाँ एच.आई.वी. और एड्स से प्रभावित लोगों की संख्या 2 करोड़ 53 लाख तक पहुँच गयी। कुल मिलाकर यह कहा जा सकता है कि आज विश्व का कोई भी देश ऐसा नहीं हैं जहाँ एड्स का प्रभाव न हो। अब समय आ गया है कि हम इस समस्या को गम्भीरता से लें और समुचित उपाय करें।

वास्तव में एड्स एक संक्रमित यौन रोग है। यह रोग मुख्य रूप से पीड़ित व्यक्ति के साथ शारीरिक सम्बन्ध बनाने से, डॉक्टरों द्वारा संक्रमित सूइयों का प्रयोग करने, मादक पदार्थों का सेवन करने वालों द्वारा दूषित सूई का इस्तेमाल करने, शरीर गुदाई करने वालों द्वारा अस्वच्छ औजारों का प्रयोग करने से, 'संक्रमित रक्त' या 'रक्त पदार्थों' को चढ़ाने से फैलता है।

विश्वव्यापी रोग एड्स के लक्षणों के सन्दर्भ में जानना बहुत जरूरी है। इस रोग से पीड़ित व्यक्ति का शारीरिक भार लगातार कम होता जाता है। इसके गर्दन, बगल या जाँघों की ग्रंथियों में सूजन आ जाती है। इसे लगातार बुखार रहने लगता है। मुँह तथा जीभ पर सफेद चकत्ते पड़ जाते हैं, लेकिन इन लक्षणों का यह अर्थ कदापि नहीं है कि उस व्यक्ति को एड्स ही है। ये लक्षण तपेदिक रोग से भी हो सकते हैं। एड्स रोग की जाँच एलिसा (Elisa Test) तथा वेस्टर्न ब्लॉट (Western Blot) नामक रक्त जाँच से की जाती है।

एड्स का अन्तर्राष्ट्रीय प्रतीक लाल रिबन है। सभी लोग इसे पहनकर विश्व एड्स दिवस पर एड्स के खिलाफ मुहिम के प्रति वचनबद्धता जताते हैं। यह दिवस प्रतिवर्ष 1 दिसंबर को मनाया जाता है। यह दुनिया के सभी देशों के बीच पारस्परिक समझ, करुणा, विश्वास और एकजुटता विकसित करने का संदेश देता है। सर्वप्रथम एड्स के विरुद्ध विश्वव्यापी अभियान सन् 1977 में प्रारम्भ हुआ था। ताकि लोगों को समझ आ जाये कि वे इस बीमारी के बारे में गम्भीरतापूर्वक सोचें। 1 दिसम्बर को सयुंक्त राष्ट्र संघ ने 'विश्व एड्स दिवस' के रूप में मनाए जाने की घोषणा की।

सन् 1999 में भारत में राष्ट्रीय एड्स नियंत्रण कार्यक्रम 1425 करोड़ रुपये की राशि से प्रारम्भ किया गया था। इस परियोजना का दूसरा चरण 1999-2004 चल रहा है। इसके कार्यान्वयन की मुख्य जिम्मेदारी राज्य सरकारों की है। इसके तहत गैर-सरकारी संगठनों (N.G.O.) की सहायता भी ली जा सकती है।

इसमें सामुदायिक जागरूकता तथा यौन संचारी रोगों/जननांग संक्रमणों के उपचार हेतु प्रयास किये जाते हैं। चौकसी का दायरा विस्तृत और सुदृढ़ किया गया है। छात्रों के लिए

एक विशेष कार्यक्रम तैयार किया गया है, ताकि वे साथी के दबाव का प्रतिरोध कर सकें। प्राथमिक चरण में इसके दायरे में बीस हजार विद्यालयों को लिया गया है।

हम सभी लोगों का यह दायित्व बनता है कि एड्सग्रस्त व्यक्ति के साथ उपेक्षा का व्यवहार न करें। एड्स सामान्य छूत की बीमारी नहीं है। साधारण सम्पर्क, संक्रमित व्यक्ति को गले लगाने, उनके साथ उठने-बैठने या हाथ मिलाने से यह रोग नहीं फैलता। हम सभी लोगों को एड्स से पीड़ित व्यक्ति के मनोबल में वृद्धि करना चाहिए। यह एक जानलेवा रोग है। इसका अभी तक कोई उपचार नहीं उपलब्ध है। अतः बचाव हेतु इसके बारे में सम्पूर्ण जानकारी रखना आवश्यक है और इसका सबसे बड़ा उपचार है बचाव।

10

विज्ञापनों से घिरा मानवीय जीवन

किसी वस्तु को लोकप्रिय अथवा प्रसिद्धि दिलाने में विज्ञापन का महत्त्वपूर्ण योगदान होता है। इसका प्रमुख उद्देश्य यह है कि किसी सामग्री को व्यावसायिक, राष्ट्रीय, सामाजिक, सांस्कृतिक, कलात्मक, मांगलिक, साहित्यिक एवं ऐतिहासिक दृष्टि से लोकप्रिय बनाने की प्रक्रिया को त्वरित गति प्रदान की जाये अर्थात् इन विज्ञापनों का जनमानस में एक विशिष्ट छवि के रूप में अंकित किया जाये

विज्ञापन यह ज्ञापित करता है कि अमुक वस्तु क्यों ग्रहणीय है और ऐसा कर वह वस्तु विशेष के सम्बन्ध में लोगों में उत्सुकता आकर्षण और अन्ततोगत्वा उसे पाने की लालसा उत्पन्न करता है। अतः विज्ञापन जीवन के सभी क्षेत्रों को प्रभावित करता है। जीवन-मरण के प्रसंग में, राष्ट्रीय, सामाजिक तथा सांस्कृतिक कार्यक्रमों के प्रसंग में, फिल्म जगत् में, परिवार के मांगलिक कार्यक्रमों के शुभ अवसरों में, साहित्यिक कृतियों को लोकप्रिय बनाने के सन्दर्भ में, कलात्मक तथा सौन्दर्यबोधनात्मक परिदृश्यों के प्रस्तुतीकरण के लिए, विवाह के लिए उपयुक्त वरकन्या की तलाश में, प्रसंग में और न जाने कितने अन्य प्रसंगों में विज्ञापन की अर्थवत्त है, विज्ञापन आज की सामयिक आवश्यकता है।

दूरदर्शन वर्तमान जीवन पद्धति का एक अभिन्न अंग है। इसके अस्तित्व को नकारना सम्भव नहीं है, बल्कि इसके सहारे सफलता की सीढ़ियों पर चढ़ते जाना है। व्यावसायिक जगत् में विज्ञापन का हाथ बहुत है। विज्ञापन का व्यापारिक क्षेत्र में अत्यधिक योगदान होता है विज्ञापन के कारण साधारण वस्तु व सामग्री भी व्यक्ति के मस्तिष्क में घर बना लेती है। विज्ञापन के द्वारा ही नवीन वस्तुओं को लोकप्रियता उपलब्ध होती है। जीवन के अन्य क्षेत्रों में भी विज्ञापन की महत्ता को स्वीकारा जा रहा है। हजारों विज्ञापन एजेंसियों के अस्तित्व का राज ही यह है कि विज्ञापन एक सशक्त माध्यम है। सामान्य को भी असमान्य बनाने का। यह भी एक कला है। अतः इसकी महत्ता है।

प्रचारतन्त्र का विज्ञापन एक महत्त्वपूर्ण हिस्सा है जो वस्तु हमारे सामने बार-बार आती है वह हमारे मन में अपनी शक्ल छोड़ जाती है। अतः विज्ञापन उपयोगी हैं, लाभकारी हैं। हमारे जीवन में विज्ञापनों के अनेक लाभ हैं जैसे-नौकरी ढूँढ़ने, विवाह के सम्बन्ध में, सुख-दुःख के प्रसंगों के सम्प्रेषण में, सार्वजनिक कार्यक्रमों की सूचना देने में, व्यवसाय की

दृष्टि से, राष्ट्रीय महत्त्व के विषयों की दृष्टि से विज्ञापन अत्यन्त लाभदायक है।

विज्ञापन की उपयोगिता एवं महत्त्व के सन्दर्भ में सम्पूर्ण रूप से यह स्पष्ट किया जा सकता है कि इन पर पैसा तो खर्च करना पड़ता है किन्तु उसके परिणाम शीघ्र लाभदायक होते हैं। अतः लाखों रुपये विज्ञापनों में खर्च किया जाता है। विज्ञापन आज की सामयिक आवश्यकता है। अत्याधुनिक जीवन प्रणाली का यह अभिन्न अंग है। यह व्यक्ति के जीवन में प्रायः सभी अंगो को प्रभावित करने की क्षमता रखता है।

11

नशाखोरी एक अभिशाप

मादक पदार्थ एक नशीला पदार्थ है जिसका सेवन प्राचीन काल से चला आ रहा है। शोध एवं वस्तु-निर्माण की शक्ति से युक्त मानवों ने सभ्यता के विकास के साथ एक से बढ़कर एक उपयोगी चीजें खोज लीं, उपकरण बना लिये, वस्तुएँ निर्मित कर लीं। इस क्रम में उन्होंने मादक द्रव्य ढूँढ़ निकाले एवं उनका प्रयोग करना सीख लिया। भारत के प्राचीन ग्रंथों में 'सोम' और 'सुरा' की चर्चा इस तथ्य का साक्षी है कि वैदिक-पौराणिक कालीन भारतीय मादक द्रव्य से परिचित थे और विशेष अवसरों पर उसे व्यवहार में लाते थे।

सोमरस एक विशेष प्रकार की लता से बनाया जाता था। इसका सेवन उल्लास एवं उत्साह की वृद्धि करने वाला माना जाता था। यह नहीं कहा जा सकता कि सोमरस के पान को लेकर मुसीबतें नहीं आती थीं। बहुत बार इसको लेकर झगड़े हो जाते थे।

मादक द्रव्यों का सेवन मात्र भारत की ही समस्या नहीं है बल्कि वह वैश्विक समस्या है। किशोर एवं युवा वर्ग के व्यक्ति प्रायः मादक द्रव्य सेवन से दूर रहते थे किन्तु आज पश्चिमी देशों की तरह भारतीय किशोरों एवं युवाओं में भी यह आदत तेजी से फैल रही है। दुःख की बात यह है कि किशोर-किशोरी एवं युवक-युवती विशेष रूप से इसकी चपेट में आ रहे हैं। इस समस्या का सर्वाधिक प्रभाव महानगरों पर पड़ रहा है। मादक द्रव्य किसी विशेष वर्ग के लोग ही ले रहे हों, यह बात नहीं है। अमीर-गरीब, विद्यार्थी-अध्यापक, बेरोजगार-रोजगार, ग्रामीण-शहरी, शिक्षित-अशिक्षित, नर-नारी चिकित्सक आदि किसी भी वर्ग का व्यक्ति इसका शिकार हो सकता है।

आज 'ड्रग्स' शब्द का व्यवहार या प्रयोग सामान्य रूप से स्वापक, संवेदना मंदक मादक द्रव्य के अर्थ में ही किया जाता है। ऐसा कोई भी पदार्थ 'ड्रग' कहला सकता है, जो आहार की सीमा न होते हुए भी अपनी रासायनिक प्रकृति के कारण जीवों की क्रिया-प्रणाली की संरचना पर प्रभाव डालता है। वैज्ञानिक रूप से यह परिभाषा सही होते हुए भी व्यापक है, क्योंकि मादक द्रव्यों के अतिरिक्त ऐसे अनेक पदार्थ हैं जो आहार की सीमा में नहीं आते हैं तथापि उनका सेवन जैविक क्रिया प्रणाली की संरचना पर प्रभाव डाल सकता है।

मादक पदार्थ के विभिन्न रूप होते हैं जिसमें—स्वापक, उद्दीपक, शामक, विभ्रक उत्पादक प्रमुख है।

उक्त चारों मादक पदार्थों को प्रमुख दो वर्गों में वर्गीकृत किया जा सकता है जिसमें पहला सामान्य स्वापक शामक, उद्दीपन या संवेदना मंदक द्रव्य एवं गम्भीर समस्या उत्पन्न करने वाले मादक द्रव्य।

पहले वर्ग के अन्तर्गत 'निकोटिन', 'कैफीन' आदि को सम्मिलित कर सकते हैं। सिगरेट के 'निकोटिन' एवं कॉफी के 'कैफीन' भी हानिकारक हैं किन्तु इनका हानिकर प्रभाव असंयमित मात्रा में दीर्घकाल तक प्रयोग करने पर पड़ता है। सामान्य शराब 'अल्कोहल' के साथ भी किसी सीमा तक यही बात है, किन्तु यह सिगरेट के 'निकोटिन' एवं 'कॉफी' के 'कैफीन' से तुलनीय नहीं है क्योंकि इसमें व्यसनी बना देने एवं हानि पहुँचाने की क्षमता कहीं अधिक है। शराब का बार-बार उपयोग करने से मानव इसका अभ्यस्त होने लगता है। इसका अर्थ यह है कि साधारण रूप से ज्यादा खतरनाक न दिखलाई देने वाला पेय भी असंयमित अथवा दीर्घकाल तक सेवन करने से एक गम्भीर समस्या बन सकता है।

संवेदना मंदक मादक द्रव्य-के तहत मुख्यतः वे मादक द्रव्य आते हैं जो पोस्ते के पौधे से बनाये जाते हैं। अफीम, मॉरफीन, हेरोइन, स्मैक आदि इसका प्रमुख उदाहरण है। सामान्य तौर पर ये द्रव्य दर्द कम करने, निद्रालुता उत्पन्न करने, सुखबोध देने का काम करते हैं।

यदि प्रत्येक संवेदना मंदक पदार्थ एवं द्रव्य व्यक्ति को आदी बना देते हैं, परन्तु इनमें हेरोइन एवं स्मैक व्यसनी बना देने की अत्यधिक क्षमता रखते हैं। हेरोइन अफीम का अत्यधिक परिष्कृत रूप है। इसको लेने पर व्यक्ति एक विशिष्ट प्रकार के सुखबोध की स्थिति में चला जाता है और सामान्य होने पर बहुत अधिक कष्ट अनुभव करता है। किसी-किसी को भयंकर पीड़ा की अनुभूति होती है। इसके बाद भी व्यक्ति फिर इसे लेना चाहता है ताकि उसकी बेचैनी और पीड़ा दूर हो सकें। हेरोइन की आदत के शिकार लोगों की संख्या काफी अधिक है।

मादक द्रव्यों का सेवन व उपयोग की समस्या एक जानलेवा समस्या है जो दिनोंदिन बढ़ती ही जा रही है। सभी प्रकार के मादक द्रव्यों का प्रयोग छिपे तौर पर चलने लगा है। हेरोइन, मारफीन, कोकीन, गाँजा, हशीश आदि मादक द्रव्यों का प्रयोग तेजी से बढ़ रहा है। इनकी लत लग जाने पर व्यक्ति को कई प्रकार की परेशानियों का शिकार हो जाता है। जो लोग इनके व्यसनी हो जाते हैं उनके व्यवहार में आये परिवर्तन को देखकर आसानी से पहचाना जा सकता है। झूठ बोलने लगना, चोरी करना, व्यवहार में अनियमितता, किसी भी काम के लिए समय की पाबन्दी न रखना, शारीरिक स्वास्थ्य में क्रमशः गिरावट आना, चिड़चिड़ापन, अवसाद, लोगों से मुँह छिपाना आदि इसके प्रमुख लक्षण व पहचान हैं।

मादक द्रव्य सेवन की आदत विकसित हो जाने पर यह मानव के अस्तित्व की अनिवार्यता-सी बन जाती है। मादक द्रव्य-सेवन को केवल एक सामाजिक विकृति या रोग मानना उचित नहीं है क्योंकि जिस तरह की सामाजिक व्यवस्था में हम रह रहे हैं वह बुरी तरह से विषमता से ग्रस्त है। समाज में सबको समान रूप से सुख-सुविधा, स्वतन्त्रता, शिक्षा, स्वास्थ्य आदि का अधिकार प्राप्त नहीं है। परिणामतः सर्वत्र असंतोष ही असंतोष है। मादक द्रव्य सेवन की प्रवृत्ति को बढ़ने से बचाने के लिए जागरूकता का अपना महत्त्व है। जो लोग मादक द्रव्य सेवन नहीं कर रहे हैं, उन तक यह बात पहुँचाने की आवश्यकता है कि इसके सेवन से क्या समस्याएँ उत्पन्न होंगी एवं यह कितना खतरनाक है। इस सन्दर्भ में शीघ्र ही आवाज उठाने की आवश्यकता है।

12

मेरा गाँव या ग्राम्य जीवन

भारत को गाँवों का देश कहा जाता है। भारत में लगभग 60% लोग ग्रामीण जीवन व्यतीत करते हैं। ऐसे ही अनेक गाँवों में से एक मेरा गाँव भी है। यह शहर से 2 किलोमीटर दूर पावर हाउस के किनारे स्थित है। नगर की हलचल एवं कोलाहल से दूर मेरा गाँव स्वच्छ और सुन्दर वातावरण में उन्नति की ओर अग्रसर हो रहा है। गाँव में न तो ऊँची-ऊँची चिमनियों का धुआँ है और न ही लाउडस्पीकरों का शोर। खेतों की हरियाली, प्राकृतिक सौन्दर्य, गाँव के मन्दिर के अनोखे आकर्षण को देखकर लगभग हर ग्रामवासी मंत्रमुग्ध हो जाता है।

गाँवों में हमें कुछ वस्तुएँ ऐसी मिल जाती हैं जिनका शहर में मिलना सम्भव नहीं होता है। यदि मिलती भी हैं तो साफ सुथरी नहीं होती हैं। यहाँ साफ और बिना दवा लगा हुआ गेहूँ, गाय का शुद्ध दूध और घी, कुएँ का शुद्ध पानी इत्यादि ग्रामीण जीवन की ही देन है। गाँवों में शान्ति का वातावरण होता है जो अध्ययन के लिए वरदान है। गाँवों में बेईमानी, चोरी, लूट, कूटनीतिज्ञता, अनैतिकता, भ्रष्टाचार और हिंसा जैसी बुराइयाँ नहीं पायी जाती है। यहाँ के लोग शान्ति और भाई-चारे की भावना में पलते हैं। ग्रामीण जीवन पर भौतिकवाद का प्रभाव बिल्कुल नहीं पड़ता है।

ग्रामीण क्षेत्रों में प्राकृतिक वातावरण काफी आकर्षक होता है। फरवरी, मार्च में खेतों में सरसों के पीले-पीले फूल ऐसे लगते हैं जैसे सोने की परत बिछी हो। तालाब में चन्द्रमा का प्रतिबिम्ब ऐसा प्रतीत होता है जैसे किसी ने चाँदी बिखेर दी हो। हँसते-खेलते बादलों की छटा से कौन मोहित नहीं होता। बागों में कोयल की कूक इस मशीनी संगीत से लाखों गुना अच्छी है। लहलहाती हुई फसलों के खेत दिल को छू लेते हैं। गाय के गोबर से लिपे-पुते हुए मकानों पर तोरई और लौकी की बेलें हृदय को चुरा लेती हैं। ग्रामीण क्षेत्रों में अनेक संस्थाएँ चल रही हैं। गाँवों में गांधी आश्रम की शाखाएँ भी चल रही हैं जिसके अन्तर्गत अनेक महिलाओं को चर्खा चलाने का काम मिल गया है। इसके अलावा गाँवों में एक सहकारी बैंक की शाखा भी है। जो किसानों को खाद-बीज उपलब्ध कराती है। प्रत्येक ग्राम सभा में यहाँ एक पंचायतघर भी है जो स्थानीय झगड़ों को सुलझाने में महत्त्वपूर्ण योगदान देता है।

वर्तमान मशीनी युग में प्रत्येक गाँवों में ट्रैक्टर हैं जिसके द्वारा कृषि से सम्बन्धित विभिन्न कार्य का संचालन बड़ी सुगमतापूर्वक किया जा रहा है। पहले तो दो बैंलों को खेत में जोता जाता था, परन्तु नई सदी में यह नहीं है। हमारे पुराने गाँवों में ही पुराने युग की तरह इस नये युग में भी पंचायत बैठती है जो कि पूरे गाँव के फैसलों का निपटारा करती है। लगभग सभी ग्रामों का विद्युतीकरण हो चुका है जिससे सम्पूर्ण कार्य विद्युत् द्वारा ही सम्पन्न किया जा रहा है।

आज सभी गाँवों में एक प्राथमिक विद्यालय है जो गाँव के बच्चों को शिक्षा प्रदान करता है, परन्तु पिछले दो-तीन सालों में इस विद्यालय की स्थिति बहुत खराब हो गयी है। गाँव के बच्चे नगरों के स्कूलों में शिक्षा हेतु जाने लगे हैं। यहाँ के अध्यापक अपने कर्तव्यों को भूल गये हैं। वे निरन्तर गप-शप में अपना समय गँवाते हैं और शिक्षा देने के सम्बन्ध में शून्य हो गये हैं। मेरे जिले के उच्च अधिकारी भ्रष्ट हो गये हैं जो इस विद्यालय के निरीक्षण हेतु भी दर्शन नहीं देते हैं। गाँवों में अनेक कुरीतियाँ आज भी विद्यमान हैं। अंधविश्वास ने तो हमारे गाँव की प्रगति की टाँग ही पकड़ रखी है। पंचायत व्यवस्था में पक्षपात और भेदभाव अनेक साम्प्रदायिक दंगों को जन्म देते हैं। इस पक्षपात की नीति से गरीब मर रहा है और अमीर उनका खून चूस रहा है। सरकारी कर्मचारी भी गाँव के भोले-भाले किसानों को ठगने लगे हैं। हमारे किसान अभी भी निरक्षर हैं जो कृषि में वैज्ञानिक साधनों का प्रयोग नहीं कर सकते। पशुओं की चिकित्सा के लिए जो सरकारी कर्मचारी नियुक्त किये गये हैं, रिश्वत और भ्रष्टाचार के आदी हो गये हैं। चिकित्सा की कोई खास व्यवस्था नहीं है।

सरकार द्वारा ग्रामीणों का जीवन स्तर सुधारने के लिए अनेक कार्यक्रम चलाये जा रहे हैं। नवीं पंचवर्षीय योजना का मुख्य लक्ष्य गरीबी उन्मूलन है जो हमारे गाँवों में ही सबसे अधिक है। कृषि उत्पादन की वृद्धि हेतु भी अनेक योजनाएँ चलाई जा रही हैं। किसानों की शिक्षा हेतु प्रौढ़ शिक्षा योजनाएँ भी चलाई जा रही हैं। हम यह आशा करते हैं कि लगभग सभी ग्रामीणों का भविष्य उज्ज्वल होगा।

13

जनसंख्या और परिवार कल्याण

जनसंख्या वृद्धि कुछ देशों की एक विकट समस्या बन गयी है, जिसमें भारत भी शामिल है। जनसंख्या वृद्धि की दर पर नजर डालें तो भारत का विश्व में दूसरा स्थान है। आधुनिक भारत में जनसंख्या की समस्या का प्रश्न बड़ी तीव्रता से अनुभव किया जा रहा हैं। भारत में तैंतीस करोड़ देवताओं के बसने की बात बहुत पुरानी है, परन्तु देश की स्वतन्त्रता और विभाजन के पश्चात् भी जनसंख्या 42 करोड़ के लगभग मानी जाती थी। अब वह सन् 2000 में सौ करोड़ की संख्या को पार कर चुकी है। इस जनसंख्या में प्रतिवर्ष करोड़ों की गिनती में वृद्धि होने पर देश में कर्णधारों का चिन्तित होना स्वाभाविक हैं। जनसंख्या पर नियन्त्रण प्राप्त करने के लिए सरकार ने कई अभियान चलाये और कई योजनायें बनायी परन्तु इसमें पूर्ण सफलता नहीं मिल पायी है।

भारत नैसर्गिक सम्पत्ति से समृद्ध है। पर्वतीय स्थल भी बहुत हैं। मैदानी क्षेत्रों में जनसंख्या अधिक है और पर्वतीय क्षेत्रों में जनसंख्या थोड़ी है। फिर भी देश को कभी-कभी खाद्य संकट का सामना करना पड़ता है। इसीलिए जनसंख्या की वृद्धि खटकती है।

जनसंख्या वृद्धि के कारण सबसे विकट समस्या बेरोजगारी की है। लाखों पढ़े-लिखे लोग प्रतिवर्ष रोजगार के लिए बाजार में आ जाते हैं। इससे भी बढ़ती जनसंख्या राष्ट्र में शासन के नये उत्तरदायित्व के क्षेत्र पैदा कर देती है, जो कि उसके लिए अधिक कष्टकारक है।

इस समय देश में जनसंख्या वृद्धि को लेकर काफी चिन्तन-मनन करने की आवश्यकता है। यह एक विचारणीय तथ्य है कि देश में जनसंख्या किस प्रकार से बढ़ रही है। सरकार उसमें कितने भेद-भाव से काम लेती है। अल्पसंख्यक कहे जाने वाले लोगों में वहुविवाह की प्रथा प्रचलित हैं। सरकार ने मुसलमानों के अनेक विवाहों पर प्रतिबन्ध नहीं लगाए हैं। इसे मुस्लिम जाति का विशेषाधिकार कहकर छूट दी गयी है। परन्तु जनसंख्या तो बढ़ती ही है। उनकी जनसंख्या तिगुनी मात्रा में बढ़ रही है। अल्पसंख्यकों की बढ़ती जनसंख्या से देश में अनेक प्रकार की समस्याएं उत्पन्न हो रही हैं। बेरोजगारी जातिगत भेद-भाव आदि की समस्याएँ भी सामने आती हैं। इस समय आरक्षण के कारण कुछ वर्गों के लोग नौकरियों की समस्या से जूझ रहे हैं।

जनसंख्या में वृद्धि को रोकने के लिए अनेक प्रकार की योजनायें चलाई गयी हैं। इस क्रम में परिवार नियोजन का प्रचार किया जा रहा है। इसे सफल बनाने के लिए कई महत्त्वपूर्ण कार्य किये गये। देश के नगर-नगर और ग्राम-ग्राम में परिवार नियोजन केन्द्र स्थापित कर दिये गये हैं, जिनमें प्रशिक्षित डॉक्टरों एवं नर्सों को भी रखा गया है, ताकि वे महिलाओं को प्रशिक्षण दे सकें। दो या तीन बच्चे पैदा करने और सुखी परिवार का जीवन व्यतीत करने के लिए सरकारी स्तर पर प्रचार किया जा रहा हैं। सभी जगह विज्ञापन पट लगवा दिये गये हैं। वैज्ञानिक साधन अपनाने के लिए स्त्रियों को प्रेरित किया गया है। वैज्ञानिक उपकरणों का प्रयोग करने के लिए देश में प्रचार किया जा रहा है। ये विज्ञापन देश के स्वास्थ्य को नष्ट करने वाले प्रमाणित हुए हैं। युवकों और युवतियों के आचरण भी इनसे बिगड़ते हैं। अब देश में गर्भपात के लिए भी सरकारी कानून बना दिया गया है। लेकिन जनसंख्या वृद्धि को रोकने के बजाय इस कानून से भ्रष्टाचार को बढ़ावा मिला है।

जनसंख्या वृद्धि को रोकने का एक प्रमुख तरीका यह है कि लोगों में आर्थिक विषमता पर ध्यान देने की प्रवृत्ति पैदा की जाये और साथ ही यह बताया जाये कि छोटे परिवार से जीवन सुखी रहता है, और संयम करने से स्वास्थ्य ठीक रहता है। आयु भी बढ़ती है। इसलिए जीवन में संयम व ब्रह्मचर्य को अपनाना बहुत जरूरी है। परिवार नियोजन के आर्थिक, पारिवारिक एवं सामाजिक पक्षों पर अनेक विद्वानों ने विचार किया है और जनसंख्या वृद्धि का विरोध करते हुए छोटे परिवारों की आवश्यकता पर बल दिया है। यदि यह वृद्धि इसी तरह होती रही तो पाँच सौ वर्ष पश्चात् विश्व की जनसंख्या इतनी अधिक हो जायेगी कि पृथ्वी पर खड़े होने को भी स्थान नहीं मिलेगा। डॉ. चार्ल्स ने परिवार नियोजन की आवश्यकता पर बल देते हुए कहा कि एक हजार पौंड प्रतिवर्ष आय वाले एक ऐसे चार बच्चों वाले व्यक्ति का जीवन स्तर एक समान आमदनी वाले कुँवारे व्यक्ति के जीवन स्तर के पाँचवे भाग के समान होगा। इसलिए जीवन का सुख परिवार नियोजन में ही निहित है।

जनसंख्या वृद्धि को रोकने के लिए पंचवर्षीय योजनाओं में भी कई कार्यक्रमों को शामिल किया गया। नौवीं पंचवर्षीय योजना में परिवार नियोजन पर 2 अरब रुपये व्यय का लक्ष्य रखा गया जिसमें कुछ धन नसबन्दी करवाने वाले पुरुषों को भी बाँटा गया था। स्वास्थ्य कर्मचारियों को भी शिक्षित किया गया। संतति निरोध के सस्ते एवं हानिरहित साधन अपनाए गये। विज्ञापनों, पत्रिकाओं एवं लघु पत्रों से भी प्रचार किया गया था। पिछली तीन योजनाओं में करोड़ों रुपये व्यय हुए हैं। लाल तिकोन का चिह्न परिवार नियोजन पर एक अन्तर्राष्ट्रीय सम्मेलन का उद्घाटन नई दिल्ली में किया था। तब से अनेक बार देश के विभिन्न भागों में सम्मेलन हो चुके हैं। अंधविश्वास के कारण जहाँ जनता से अंधविश्वास तो दूर किया जा सकता है, परन्तु मुसलमान लोग तो संतान वृद्धि करना अपना धार्मिक कर्तव्य समझते हैं उनकी रोक-थाम के लिए सरकार को कानून बनाना होगा। उनमें बहु-विवाह की प्रथा को रोकना होगा। भारत सरकार मुसलमानों के व्यक्तिगत स्वतंत्रता

को हटाना नहीं चाहती है। इससे परिवार नियोजन की स्थिति बिगड़ रही है। इसलिए सभी वर्गों हेतु समान कानून बनाने की आवश्यकता है और इसकी अवहेलना करने पर सभी को समान दण्ड की व्यवस्था होनी चाहिए।

अवैज्ञानिक उपायों से शरीर का स्वास्थ्य तो बिगड़ेगा, साथ ही देश में अस्वस्थ एवं बीमार सन्तानें पैदा होंगी। अतः जनसंख्या की समस्या का समाधान व्यक्ति की बौद्धिक चेतना और संयम पर ही निर्भर है। इन्हीं उपायों के साथ आर्थिक, सामाजिक स्थिति का प्रचार कर जनसंख्या में कमी लायी जा सकती है।

14

आधुनिक युग में खेलों का महत्त्व

आधुनिक युग में खेल प्रतियोगिता के प्रति लोगों के रुझान में वृद्धि होना राष्ट्र के स्वास्थ्य का स्वरूप तथा देशवासियों की समृद्धि का प्रतीक है। किन्तु आज तो हम खेलों के पीछे दीवाने बने हुए हैं। क्या यह भी स्वस्थ परंपरा का प्रतीक हैं, यह विचारणीय है। यह सत्य है कि बिना उत्तम भोजन के मनुष्य स्वस्थ और बलवान नहीं रह सकता। यह भी सत्य है कि उत्तम भोजन के साथ यदि मनुष्य खेलों में दिलचस्पी न ले तो वह स्वस्थ नहीं रह सकता। इसलिए खेलों का नियमित अभ्यास करना उतना ही आवश्यक है, जितना कि संतुलित भोजन का। भारत में व्यायाम एवं खेलों की परंपरा बहुत प्राचीन है और उस परंपरा की रक्षा आज भी किसी न किसी रूप में की जा रही है।

भारत आज भी किसी हॉकी, क्रिकेट, कुश्ती, फुटबाल, बैडमिन्टन, टेनिस आदि खेलों में काफी रुचि ले रहा है। यों तो जीवन की सफलता के लिए शारीरिक, मानसिक और आत्मिक शक्तियों में से कोई भी एक शक्ति किसी से कम महत्त्वपूर्ण नहीं हैं, लेकिन शारीरिक शक्ति के विकास के लिए हम कोई न कोई शारीरिक काम किया करते हैं। शरीर को पूर्ण रूप से स्वस्थ, प्रसन्न और चुस्त बनाने के लिए कई प्रकार के शारीरिक कार्य करते हैं।

दिन में कार्य करना भी दैनिक शक्ति के विकास के मुख्य रूप हैं। शरीर को पूर्ण रूप से स्वस्थ और नीरोग रखने के लिए खेलकूद का महत्त्व बहुत अधिक है। बिना खेलकूद के जीवन अधूरा रह जाता है। कहा भी गया है कि सारे दिन काम करना खेलना स्वास्थ्य के लिए आवश्यक है होशियार को मूर्ख बना देता है। भावात्मक एकता राष्ट्र के सांस्कृतिक मानस को ही पल्लवित करने में लगी हुई है।

भारत जैसे महान देश की परम्पराएँ, आस्थाएँ जीवन मूल्य सभी कुछ हमारी राष्ट्रीयता के ही पोषक हैं। पर्व, तिथि, त्योहार की मान्यताएँ यद्यपि अलग-अलग हैं फिर भी सबसे एकता और सर्वसमन्वय का ही भाव प्रकट होता है। यही कारण है कि एक जाति के लोग दूसरी जाति के तिथि, पर्व, त्योहारों में शरीक होकर आत्मीयता की भावना को दर्शाते हैं।

भारत एक बहुधर्मी देश है अर्थात् यहाँ पर विभिन्न धर्मों के प्रति आस्था एवं विश्वास की भावना हमारी जातीय वर्ग को व्यक्त करते हैं। अतएव धर्मों के मूल में कोई भेद नहीं है। यही कारण है कि हमारे देश में न केवल राष्ट्रीयता के पोषक, विभिन्न प्रकार के धर्मों को अपनाने की पूरी छूट हमारे संविधान ने दे दी हैं, अपितु संविधान की इस छूट के कारण ही भारत के धर्मनिरपेक्ष राष्ट्र की संज्ञा दे दी। इसका यह भी अर्थ है कि यहाँ का कोई धर्म किसी दूसरे धर्म में हस्तक्षेप नहीं कर सकता।

भारत की एकता की सबसे बड़ी बाधा थी-ऊँचे-ऊँचे पर्वत, बड़ी-बड़ी नदियाँ, देश का विशाल क्षेत्रफल आदि। जनता इन्हें पार करने में असफल रहती थी। इससे वे एक दूसरे से सम्पर्क नहीं कर पाते थे। आज की वैज्ञानिक सुविधाओं के कारण अब वह बाधा समाप्त हो गयी है। देश के सभी भाग एक दूसरे से जुड़े हुए हैं। इस प्रकार हमारी एकता बनी हुई है। प्रशासनिक संबद्धता राष्ट्रीय एकता व अखण्डता का आधार-स्तम्भ है। हमारे देश का प्रशासन एक है। हमारा संविधान एक है और हम दिल्ली में बैठे-बैठे ही पूरे देश पर शासन एक समान करने में समर्थ हैं।

15

भारतीय किसान

भारत कृषि प्रधान देश है। यहाँ की अर्थव्यवस्था कृषि पर निर्भर है। भारत वर्ष का हृदय गाँवों में रहता है और यहाँ के किसान उसकी जान हैं। अर्थात् भारत का हृदय गाँव है और भारतीय किसान इसमें बसने वाले प्राण। यदि किसी शरीर से प्राण निकाल दिया जाये तो शायद किसी भी शरीर का अस्तित्व सम्भव नहीं है। किसान की भूमिका प्रत्येक देश की आर्थिक और राजनैतिक क्षेत्र में बहुत ही महत्त्वपूर्ण होती है। भारतीय किसान अधिक परिश्रमशील और प्रयत्नशील है। भारतीय किसान अपने तन की चिन्ता न करते हुए सर्दी-गर्मी सभी ऋतुओं में कठोर मेहनत करके अन्न पैदा करता है और दूसरों को अनाज देकर उनकी भूख शान्त करता है।

भारतीय किसान काफी मेहनती होता है। वह सुबह 4 बजे उठ जाता है और तभी से अपने जानवरों को चारा-पानी कराने लगता है। इसके बाद वह खेतों में हल ले जाता है। दोपहर में वह किसी वृक्ष की छाँव में ही सो जाता है। शाम को वह घर आकर रूखी-सूखी खाकर अपने टूटे-फूटे मकान व झोपड़े में सो जाता है।

भारतीय किसान आर्थिक एवं राजनीतिक क्षेत्रों में महत्त्वपूर्ण योगदान देते हैं तथापि भारतीय किसान की स्थिति दयनीय है। भारतीय किसानों की आर्थिक स्थिति अत्यन्त शोचनीय है। वह आज भी महाजनों की मुट्ठी में जकड़ा हुआ है। भारतीय किसान ऋण में पैदा होता है, जिन्दगी भर कर्ज की भरपाई करता रहता है और अन्त में ऋण में ही मर जाता है। धन के अभाव में भारतीय किसान अच्छे बीज, खाद और कृषि-यन्त्र प्रयोग नहीं कर पाता है। प्राकृतिक प्रकोपों से भारतीय किसानों की स्थिति और खराब हो जाती है। भारतीय किसानों के पास न तो अच्छे वस्त्र हैं, न भोजन, और न ही मकान।

किसान शिक्षित नहीं है जिसके कारण भारतीय किसान अच्छे और वैज्ञानिक खाद-बीज एवं कृषि-यन्त्र के प्रयोग से वंचित रह जाते हैं। अन्धविश्वास, धर्मान्धता उन्हें बचपन से ही घेर लेते हैं। वे भूत-प्रेत के चक्कर में अनेक बार भयंकर बीमारियों से ग्रस्त होकर मौत के शिकार हो जाते हैं।

भारतीय किसानों की स्थिति सुधारने हेतु भारत सरकार ने कई महत्त्वपूर्ण कार्य किये हैं। प्रौढ़-शिक्षा के अनेक केन्द्र खोले गये हैं। अनेक रोजगार के कार्यक्रम चलाये गये हैं जिससे बेरोजगारी की समस्या भी हल हो रही है। अनेक राष्ट्रीयकृत बैंकों द्वारा भारतीय किसानों को कम ब्याज पर ऋण दिये जा रहे हैं। पशुओं की चिकित्सा हेतु अस्पताल भी खोले जा रहे हैं और उनकी फसल का अच्छा मूल्य देने के लिए गाँवों में सड़कों का निर्माण भी कराया गया है। संक्षेप में, हमारी सरकार इस ओर सक्रिय योगदान दे रही है। सम्भावना है कि आने वाले दिनों में यहाँ के कृषकों की स्थिति और अच्छी हो जायेगी।

विद्यार्थी जीवन

1

सहशिक्षा

छात्र-छात्राओं को एक साथ पढ़ने को सहशिक्षा के नाम से जाना जाता है। भारत में सहशिक्षा का विचार पश्चिम से आया। पहले भारत में लड़के-लड़कियों के लिए अलग शिक्षा व्यवस्था होती थी। दोनों के लिए या तो अलग विद्यालय अथवा एक ही विद्यालय में अलग-अलग समय होते थे।

स्वामी दयानंद ने भी दोनों की शिक्षा संस्थाएँ अलग-अलग बनाने का विचार दिया था। सहशिक्षा में कई दोष हैं जैसे कच्ची उम्र में साथ-साथ पढ़ने से लड़के-लड़कियों में आपसी आकर्षण पढ़ाई में बाधा ला सकता है या उन्हें गलत मार्ग पर डाल सकता है। पढ़ाई की बजाय आपसी सम्बन्धों में रुचि ज़्यादा बढ़ जाती है। पढ़ाई से मन भटकने लगता है तथा इन्हीं बेतुकी बातों में ध्यान लगने लगता है जो कई बार गलत कदम उठाने को भी मजबूर कर देता है।

शैक्षिक संस्थानों में छात्र-छात्राओं से छेड़-छाड़ की घटनाओं में वृद्धि हो रही है। वातावरण दूषित हो जाता है। आजकल दूरदर्शन ने भी पारिवारिक एवं स्त्री-पुरुष सम्बन्धों को खुल कर उजागर किया है। चुम्बन दृश्य, नग्न दृश्य भी खुलेआम बच्चों को देखने को मिलते हैं पर शायद सेंसरबोर्ड को यह सब नज़र नहीं आते। कंडोम आदि के विज्ञापन भी बच्चों के दिमाग पर विपरीत प्रभाव छोड़ते हैं जिसका सीधा प्रभाव लड़के-लड़कियों पर होता है।

लेकिन हम कह सकते हैं कि जिस तरह एक सिक्के के दो पहलू होते हैं उसी तरह हानि के साथ-साथ लाभ भी होते हैं। सहशिक्षा से लड़के-लड़कियों के बीच की समानता का भाव बढ़ता है। साथ पढ़ने से आपसी स्पर्धा होती है जो एक स्वस्थ प्रगति की देन है। सब एक-दूसरे नज़रों में ऊँचा उठने के लिए परिश्रम करते हैं।

माता-पिता के दो बच्चों को यानी लड़का-लड़की को पृथक्-पृथक् पढ़ाने में धन के खर्च में बढ़ोत्तरी होती है तथा सह शिक्षा से धन की भी बचत होती है। अलग-अलग विद्यालय होने से लड़के-लड़कियों में आपसी आकर्षण बढ़ जाता है। दूरी में सदैव आकर्षण होता है तथा निकटता में आकर्षण कम हो जाता है।

एक-दूसरे से बातचीत करने की, साथ बैठने की इच्छा बलवती होती है क्योंकि लड़के-लड़कियों के बीच आकर्षण एक प्राकृतिक सत्य है। सहशिक्षा से स्वच्छ चरित्र का विकास होता है। दोनों का संतुलित विकास होता है। अतः अनुशासन एवं सावधानीपूर्वक सहशिक्षा को ही अपनाना चाहिए। वर्तमान खुले माहौल में हमें अपने बच्चों की समझ को जागृत करना चाहिए उन्हें इस रिश्ते से अनभिज्ञ नहीं रखना चाहिए तथा उम्र के साथ-साथ आवश्यक बातें ज़रूर बतानी चाहिए। दूरी रखने से समस्या का निराकरण नहीं होता है।

2

पुस्तकों का महत्त्व

आज ही नहीं प्राचीन काल से ही उत्तम पुस्तकों का एक विशिष्ट स्थान रहा है। पुस्तकों के अध्ययन से हमें ज्ञान मिलता है उत्तम पुस्तकों के सन्दर्भ में लोकमान्य तिलक जी ने लिखा है कि ''मैं नरक में भी उत्तम पुस्तकों का स्वागत करूँगा, क्योंकि इनमें वह शक्ति है कि ये जहाँ होंगी वहाँ स्वयं ही स्वर्ग बन जायेगा। पुस्तकें सचमुच हमारी मित्र हैं। वे अपना अमृत-कोश सदा हम पर न्योछावर करने को तैयार रहती हैं। उनमें छिपी अनुभव की बातें हमारा मार्गदर्शन करती हैं।'' उत्तम पुस्तकें हमें मनोरंजन के साथ ही उचित मार्गदर्शन करती हैं। बदले में वे हमसे कुछ भी नहीं लेतीं। इससे अच्छा साथी और कौन हो सकता है जो केवल कुछ देने का हकदार हो, लेने का नहीं।

पुस्तक मानवीय जीवन में प्रेरणा एवं बुद्धि का सागर हैं। उन्हें पढ़कर जीवन में कुछ महान कर्म करने की भावना जागती है। जवाहरलाल नेहरू लिखते हैं कि, ''उन्हें रॉबर्ट फ्रॉस्ट की काव्य पंक्तियों ने निरंतर कर्म करने की प्रेरणा प्रदान की। भारत की आज़ादी का संग्राम लड़ने में भी पुस्तकों की महत्त्वपूर्ण भूमिका थी। रूस की क्रान्ति में मार्क्स के विचारों का प्रमुख स्थान रहा।''

आज के दौर में मानव सभ्यता एवं संस्कृति के केन्द्र में पुस्तकों की भूमिका सराहनीय है। पुस्तकों के द्वारा एक पीढ़ी का ज्ञान दूसरी पीढ़ी तक पहुँचते-पहुँचते सारे युग में फैल जाता है। यदि हज़ारों वर्ष पूर्व के ज्ञान को पुस्तकें अगले युग तक न पहुँचातीं तो शायद इस वैज्ञानिक सभ्यता का जन्म न होता। इन पुस्तकों के माध्यम से ही हम अपने पूर्वजों के ज्ञान और अनुभव के बारे में भलीभाँति परिचित हैं।

मानव जीवन में ग्रन्थ किसी भी संस्कार, विचार या भावना के प्रचार का सबसे शक्तिशाली साधन हैं। तुलसी के 'रामचरितमानस' ने तथा व्यास-रचित 'महाभारत' ने अपने युग को तथा आने वाली शताब्दियों को पूरी तरह प्रभावित किया। वर्तमान भारत रामायण तथा महाभारत के संस्कारों से बना है। वर्तमान समय में सभी प्रकार की विचारधाराएँ एवं सामाजिक आंदोलन अपने विचारों के प्रचार-प्रसार हेतु पुस्तकों को विशिष्ट अस्त्र के रूप में व्यवहार करती हैं।

मानव जीवन में मनोरंजन की दृष्टि से भी पुस्तकें काफी लाभदायक हैं। मानव अपने एकांत क्षण पुस्तकों के साथ गुज़ार सकता है। पुस्तकों के मनोरंजन में हम अकेले होते हैं। आज विद्वान लोग इस बात को एकमत से स्वीकार करते हैं कि पुस्तकों का प्रभाव दूरदर्शन या रेडियो से अधिक गहरा होता है। कारण स्पष्ट है कि पुस्तक अध्ययन करते समय मनुष्य पूरी तरह से पुस्तक के विचारों में खोया रहता है। इसीलिए किसी ने लिखा है कि "पुस्तकें जागृत देवता हैं उनकी सेवा करके तत्काल वरदान प्राप्त किया जा सकता है।"

3

छात्र एवं अनुशासन

छात्र राष्ट्र के कर्णधार हैं। छात्र ही भविष्य में देश के उत्तम नागरिक, नेता, वैज्ञानिक, वकील आदि बनते हैं। राष्ट्र का सम्पूर्ण विकास छात्र पर आधारित है। यदि छात्र जाति, समुदाय तथा राष्ट्र का निर्माणकर्ता है। तो इनका चरित्र विशिष्ट होना अति आवश्यक है। उत्तम चरित्र अनुशासन से बनता है। अनु+शासन, इन शब्दों के मेल से अनुशासन शब्द बना है। इसमें से 'अनु' उपसर्ग का अर्थ है पीछे या बाद में, शासन का अर्थ नियम, कानून आदि। इस प्रकार अनुशासन का नियमित अर्थ शासन करना और नियम पालन करना।

विद्यालय के द्वारा बनाये गये सम्पूर्ण नियमों का पालन जब छात्र अपनी इच्छा से करता है तो तब उसे उत्तम अनुशासित विद्यार्थी कहा जाता है। विद्यार्थियों के लिए अनुशासन को पालन करना प्रत्येक स्थान पर आवश्यक है। जैसे-विद्यालय, खेल का मैदान, बाजार, घर, सड़कें इत्यादि। संक्षेप में हम कह सकते हैं कि विद्यार्थी के लिए अनुशासन का पालन करना आवश्यक है। अनुशासनहीन विद्यार्थी व्यवस्थित नहीं रह सकता और न उत्तम शिक्षा ग्रहण कर सकता है। अनुशासन थोपा नहीं जा सकता, अनुशासन मन से होता है।

विज्ञापन मानवीय जीवन में प्रायः सम्पूर्ण हिस्सों को प्रभाव में लाने की शक्ति रखता है। प्रकृति भी अनुशासित रहती है। सूर्य, चन्द्रमा, तारे भी नियमित रूप से उदय और अस्त होते हैं। प्रकृति जब नियम के प्रतिकूल हो जाती है तभी दैविक आपदायें, बाढ़, भूकम्प, महामारी जैसी स्थितियाँ उत्पन्न होती है। फिर अनुशासनहीन मानव का तो कहना ही क्या! अतः व्यवस्थित जीवन बिताने के लिए विद्यार्थी ही नहीं प्रत्येक मनुष्य के लिए अनुशासन अतिमहत्त्वपूर्ण है। अनुशासन के बिना विद्यार्थी कुछ नहीं कर सकता। अनुशासन विद्यार्थी की आधारशिला है। अनुशासनहीनता उत्पन्न हो जाने पर अध्ययन-अध्यापन सुव्यवस्थित ढंग से नहीं हो सकता। विद्यालय में अनुशासन का अर्थ है–विद्यार्थियों व अध्यापकों द्वारा विद्यालय के नियमों का भली-भाँति पालन करना। जिस विद्यालय में अनुशासनहीनता के कारण आये दिन विद्यार्थियों के झगड़ें तथा हड़तालें होती रहती हैं, उस विद्यालय की प्रगति कभी नहीं हो सकती। विद्यार्थी विद्यालय में आकर अच्छे बनने के स्थान पर अपराधी हो जाते हैं। वर्तमान समय में विद्यालय ही नहीं सर्वत्र अनुशासनहीनता फैली हुई है। इसके प्रमुख कारण विद्यार्थी

और विद्यालय ही हैं। छात्र जिस प्रकार की शिक्षा ग्रहण करेगा, वयस्क होने और देश का नागरिक बनने पर वह उसी प्रकार व्यवहार करेगा। आजकल का विद्यार्थी अपने गुरुजनों का आदर नहीं करता, इसमें केवल दोष विद्यार्थी का ही नहीं, अपितु दोष भी है उन अध्यापकों का उसे जिन्होंने शिक्षा दी है।

अनुशासनहीनता के विभिन्न कारण हैं। बालक विद्यालय जाने से पूर्व उसका सम्पूर्ण समय अपने माता-पिता एवं संरक्षकों के साथ बिताता है। बालक का प्रथम शिक्षालय उसका घर होता है और प्रथम शिक्षक और शिक्षिका उसके माता-पिता होते हैं। प्रारम्भिक, व्यावहारिक शिक्षा बालक माता-पिता से ग्रहण करता है। माता-पिता के पास आज के युग में बालक को देखने का समय ही कहाँ है। जब घर में बालक की उपेक्षा की जाती है तो बालक का रुख घर के प्रति अच्छा नहीं रहता। अधिकांशतया यह देखने में आता है कि या तो बालक को अधिक प्यार दिया जाता है अथवा उपेक्षित रहता है, जिससे प्रारम्भ से ही उसका सन्तुलन बिगड़ जाता है। इसी प्रकार तीन वर्ष की आयु के पश्चात् अभिभावक अपने बच्चों का विद्यालय में प्रवेश कराकर ऐसे छोड़ देते हैं, जैसे अपना एक बोझ उतार दिया हो। केवल विद्यालय ही विद्यार्थी को अनुशासित नहीं रख सकता। विद्यार्थी को अनुशासित बनाने के लिए अभिभावक द्वारा बच्चे के विकास का समुचित देखरेख आवश्यक है। अभिभावक की अनदेखी करने के कारण विद्यार्थी अनुशासनहीन हो जाते हैं।

स्वतन्त्रता के पश्चात् समाज में बहुत परिवर्तन आया है। समाज में भ्रष्टाचार, बेईमानी, विलासिता, अश्लीलता, स्वार्थपरता दिन-प्रतिदिन बढ़ती जा रही है। विद्यालय के पश्चात् विद्यार्थी समाज में रहता है। इन दोषों से विद्यार्थी प्रभावित होता है, और अनुशासनहीनता की ओर अग्रसर होता है। जो विद्यार्थी जीवन में अनुशासन का पालन करते हैं, वे अच्छे माने जाते हैं और वे सम्मान के अधिकारी होते हैं।

आज के दौर में सम्पूर्ण वर्ग अपनी शक्ति को विकसित करने के लिए छात्र का ही मदद ले रहे हैं। विशेषकर राजनैतिक दल के नेता अपनी स्वार्थपूर्ति के लिए विद्यार्थी को ही लक्ष्य बनाते हैं। उन्हें नकली-छात्रवृत्तियों एवं नौकरी के झूठे लालच देकर राजनीति में फँसा लेते हैं, इससे विद्यार्थी अनुशासनहीन ही नहीं होते, बड़े-से-बड़े अपराधी बनकर दलों के लिए कार्य करते हैं। इन प्रलोभनों के कारण विद्यार्थी अपने मार्ग से भटक जाते हैं और छात्र यूनियन के नाम पर माता-पिता के धन का दुरुपयोग करते हैं।

वर्तमान शिक्षा जगत् में राजनीतिज्ञों का बोलबाला होने से ही शिक्षा में भ्रष्टाचार, भाई-भतीजावाद, जातिवाद, सम्प्रदायवाद आदि प्रवेश कर गये हैं। दलगत राजनीति विद्यालय में शिक्षण सुचारु रूप से नहीं होने देता। अनुशासनहीनता को प्रमुख कारण सुविधाओं का अभाव, अध्ययन सामग्री की अपूर्णता और घूसखोरी है। विद्यालयों में इन्हीं कारणों से अच्छे शिक्षकों की जगह अयोग्य शिक्षकों की भर्ती होती है। ऐसे अध्यापक धन देकर अथवा आरक्षण के कारण स्थान तो पा जाते हैं, किन्तु विद्यार्थियों का शोषण करते

हैं। कक्षा में न पढ़ाना, ट्यूशन के लिए प्रेरित करना साधारण-सी बात है। ऐसे अध्यापक से विद्यार्थियों का रुख भी ठीक नहीं रहता। इसीलिए छात्रों में अनुशासनहीनता पनपती है।

अनुशासन की उपयोगिता व महत्त्व सिर्फ विद्यार्थियों के लिए ही नहीं बल्कि सम्पूर्ण मानव समुदाय के लिए है। छात्रों हेतु विशेषकर इसका महत्त्व इसलिए भी है कि आज का विद्यार्थी कल का नागरिक है। देश का भविष्य सदैव विद्यार्थियों पर ही निर्भर रहता है। अनुशासन के अभाव में विद्यार्थियों का जीवन तो व्यर्थ हो जाता ही है, बल्कि सम्पूर्ण जीवन की रूपरेखा ही बिगड़ जाती है। अनुशासहीन विद्यार्थियों को तभी छुटकारा मिल सकता है, जब उनको सही मार्गदर्शन और नेतृत्व मिले और फिर उन्हें शिक्षा से जोड़कर उसे उद्देश्यों और अनुशासन का ज्ञान कराया जाये, और उनके आस-पास अनुशासन और उद्देश्यों का पूरा वातावरण रखा जायें तभी छात्रों का हित हो सकता है।

4

विद्यार्थी जीवन

विद्यार्थी दो शब्दों विद्या + अर्थी से मिलकर बना है। अतः विद्यार्थी का अर्थ है विद्या की तीव्र इच्छा रखना। ज्ञान मनुष्य के जीवन में महत्त्वपूर्ण भूमिका निभाता है। बिना विद्याज्ञान के मनुष्य पशु के समान जीवन व्यतीत करता है। ज्ञान ही वह जादू की छड़ी है जिससे वह मनुष्य बन जाता है। जब ज्ञान इतना ही महत्त्वपूर्ण है तो उसे प्राप्त करने का समय भी उतना ही महत्त्वपूर्ण है। ऐसे ही समय को जिसमें जीवन को सार्थक बनाने हेतु विद्या ली जाती है, विद्यार्थी जीवन कहा जाता है। मनु महाराज जी ने भी मनुष्य के जीवन को चार भागों में विभाजित किया है जिसमें से एक भाग विद्यार्थी जीवन का है मनु ने इस जीवन को सबसे अधिक महत्त्वपूर्ण माना है।

मानव जीवन का एक विशिष्ट हिस्सा विद्यार्थी जीवन है। हमारा भविष्य विद्यार्थी जीवन की उपलब्धियों के ही सहारे टिका है। ऐसे महत्त्वपूर्ण समय का सदुपयोग करना ही बुद्धिमानी है। ऐसे समय में व्यक्ति सांसारिक विवादों से बहुत दूर होता है। उसे भोजन, वस्त्र एवं मकान किसी प्रकार की चिन्ता नहीं होती है। यह समय समस्त इन्द्रियों के विकास का समय होता है। इसलिए व्यक्ति को बड़ी सावधानी से अपने ज्ञान की पूजा में समय अर्पण करना चाहिए।

विद्यार्थी जीवन का सभी व्यक्तियों के जीवन में एक विशेष महत्त्व है। इसलिए इसमें अनेक उद्देश्य होना स्वाभाविक है। कुछ लोग विद्यार्थी जीवन का उद्देश्य मात्र ज्ञान प्राप्त करना समझते हैं। परन्तु ऐसा नहीं है। इस जीवन में चरित्र निर्माण, शारीरिक और मानसिक उन्नति, सद्गुणों का विकास इत्यादि उद्देश्य है। जबकि विद्यार्थी का मुख्य उद्देश्य, पुस्तकीय ज्ञान प्राप्त करना, सोचने-समझने और सही निर्णय लेने की शक्ति का करना। राष्ट्रपिता महात्मा गांधी ने इस बात पर भी जोर दिया था कि विद्यार्थियों को ज्ञान प्राप्त कर लेने के पश्चात् गाँवों में जाकर ऐसे व्यक्तियों को जो अज्ञानी हैं, शिक्षा प्रदान करनी चाहिए।

विद्यार्थी जीवन में ही व्यक्ति के चरित्र का निर्माण होता है। चरित्र व्यक्ति के जीवन में एक अमूल्य वस्तु है। इसके अभाव में व्यक्ति मान-सम्मान खो देता है। अच्छे चरित्र से सद्गुणों का विकास होता है जैसे—दया, विनय, सदाचार, बड़ों के लिए आदर इत्यादि,

चरित्र निर्माण के लिए विद्यार्थियों को आत्मसंयमी होना चाहिए तथा मादक पदार्थों से सदैव दूर रहना चाहिए। अच्छी संगति से भी चरित्र निर्माण होता है। इसके चरित्र के निर्माण में गुरुओं का मुख्य हाथ होता है। इसके लिए आवश्यक है कि शिक्षा-दीक्षा अच्छे और स्वच्छ वातावरण में होनी चाहिए। विद्यार्थी जीवन में यदि विद्यार्थी समय के अनुसार सारे कार्य करता है तो वह एक कसौटी पर खरा उतर सकता है। यदि वह समय पर उठना, समय पर खाना, समय पर सोना, समय पर खेलना आदि सभी कार्य समय से पूरा कर लेता है तो उसको जीवन के प्रत्येक कार्य में सफलता मिलेगी।

वैदिक बौद्धिक विकास विद्यार्थी जीवन में होता है। स्वस्थ शरीर व मन में स्वस्थ मस्तिष्क का विकास होता है। ऐसे समय में अभिभावकों को बालकों के शरीर के शारीरिक एवं मानसिक विकास की प्रवृत्तियों का ध्यान रखना आवश्यक है।

विद्यार्थी जीवन, जीवन को सार्थक बना सकता है। यदि किसी विद्यार्थी ने परिश्रम और लगन से सरस्वती माँ की सेवा की तो निश्चय ही उसका जीवन सुखी और आनन्दमयी होगा।

5

परीक्षा की तैयारी

परीक्षा किसी भी व्यक्ति के ज्ञान का परिचय देती है। परीक्षा से ही हम किसी व्यक्ति के विवेक व गुणों को पता लगा पाते हैं। प्रत्येक शिक्षा का नये परीक्षण द्वारा ही परीक्षा की जाती है। परीक्षण के बिना कोई वस्तु प्रयोग में नहीं लायी जाती, अन्यथा वस्तु का महत्त्व नहीं जाना जा सकता और न ही उसका परिणाम जाना जा सकता है। बिना परिणाम के उसके लाभ और हानि का विश्लेषण नहीं किनाला जा सकता। इसलिए वस्तु को प्रयोग में लाने से पूर्व परीक्षण किया जाता हैं। यही बात प्रत्येक परीक्षा पर लागू होती है। बिना परीक्षा के किसी भी शिक्षा का मूल्यांकन नहीं किया जा सकता और न उसका स्तर ज्ञात किया जा सकता है। परीक्षा के द्वारा ही शिक्षा का वास्तविक मूल्यांकन होता है।

लगभग सभी छात्र परीक्षा को अत्यधिक कठिन मानकर डरते हैं और वह मन ही मन में यह विचार करते है कि परीक्षा नज़दीक आ रही है अब क्या होगा? विद्यार्थी परीक्षा के लिए ही अध्ययन करता है।

परिश्रम करने के बाद भी छात्र परेशान रहते हैं पर यह बात प्रत्येक छात्र पर लागू नहीं होती। जो छात्र नियमित रूप से अध्ययन करते हैं, उनके सामने यह समस्या नहीं होती। सत्र के प्रारम्भ से ही वे समय निकालकर अध्ययन करते हैं, उन्हें परीक्षा भयभीत नहीं करती है और वे परीक्षा अच्छे अंकों के साथ उत्तीर्ण करते हैं।

कुछ छात्र ऐसे भी होते हैं जो सिर्फ पुस्तक लेकर बैठे रहते हैं। उनका मन कहीं और विचरण करता है। केवल पुस्तकें खोलकर पाठ पढ़ने का बहाना बनाने से परीक्षा उत्तीर्ण नहीं की जा सकती। इस प्रकार के छात्र अपने को धोखा देते हैं। केवल स्कूली परीक्षा में ही नहीं, ऐसे छात्र किसी भी प्रकार की परीक्षा में सफल नहीं हो सकते। जो तैयारी नहीं कर पाते वे या तो परीक्षा ही नहीं देते, यदि देते भी हैं तो असफल हो जाते हैं। परीक्षा भय की वस्तु नहीं है। परीक्षा से हमें बिल्कुल डरना नहीं चाहिए बल्कि हमें उसके लिए खूब मेहनत करना चाहिए। यदि हम ऐसा करते हैं तो परीक्षा में हम अवश्य ही सफल होंगे।

परीक्षा की तैयारी एक महत्त्वपूर्ण प्रश्न है। प्रत्येक कक्षा का पाठ्यक्रम कक्षा के स्तर के अनुसार ही बोर्ड अथवा विश्वविद्यालय बनाता है। प्रवेश कक्षा से ही परीक्षा प्रारम्भ हो जाती है। शिक्षक प्रारम्भ से ही छात्र को परीक्षा हेतु शिक्षा देता है। छात्र को चाहिए कि

निबन्ध-संग्रह

नित्य पढ़ाये गये पाठ को याद करता जाये । ज्यों-ज्यों पाठ्यक्रम पढ़ाया जाये अगला पाठ याद करने के साथ-साथ पिछला पाठ भी समय-समय पर दोहराता जाये, जिससे कि पिछला पाठ भूलने न पाये । कक्षा में पाठ को ध्यानपूर्वक सुने, घर पर इसका अध्ययन कर स्मरण करे । विद्यार्थी के समय का ज्यादा हिस्सा घर या छात्रावास में बीतता है । छात्र को चाहिए कि नित्य प्रातःकाल उठकर शौच आदि करके विद्यालय जाने से पूर्व तक पढ़ाया गया पाठ स्मरण करे और पढ़ाये जाने वाला पाठ पढ़कर जाये । इस प्रकार के अध्ययन करने वाले छात्र को पढ़ाया गया पाठ शीघ्र समझ आता है और निरन्तर पाठ याद करते रहने से बोझ नहीं होता । जो छात्र ऐसा नहीं करते वे सुचारु रूप से अध्ययन नहीं करते और धीरे-धीरे बहुत प्रश्न स्मरण करने को एकत्र हो जाते हैं, ऐसा छात्र सोचता है, अब कैसे याद करें, बस वह परीक्षा का समय आने तक घबराने लगता है । जिससे वह परीक्षा में भाग नहीं लेता है यदि लेता भी है तो उसके पेपर अच्छे नहीं होते ।

अतः सभी छात्रों को प्रारम्भ से ही समय सारणी बनाकर पढ़ना चाहिए । परीक्षा आने से पूर्व प्रत्येक विषय को क्रमशः दोहराता जाये जिससे कि विषय भली-भाँति याद हो जाये । इसके पश्चात् समय-समय पर लिखकर देखता जाये । जहाँ भूल जाये उसे पुनः स्मरण कर अभ्यास करता जाये । इस प्रकार के अभ्यास से परीक्षा में लिखने की तैयारी भी हो जाती है, और पाठ भी याद हो जाता है । लिखते समय प्रश्न सन्तुलन का भी ध्यान रखना चाहिए जिससे समय से सभी प्रश्नों का समुचित उत्तर दिया जा सके । अधिकांश छात्र यह करते हैं कि प्रश्नों का उत्तर सन्तुलित नहीं दे पाते, कुछ प्रश्नों का उत्तर इतना बड़ा कर देते हैं कि बचे हुए प्रश्नों हेतु समय ही नहीं रह पाता है ।

अतः सभी छात्रों को परीक्षा से सम्बन्धित उक्त सभी तथ्यों का ध्यान रखना चाहिए इन सभी बातों से परीक्षा बहुत सरल हो जाती है । जो छात्र तैयारी प्रारम्भ से करते हैं, वे परीक्षा देने के लिए प्रतीक्षा करते हैं कि परीक्षा का समय चक्र जल्दी आ जाये । जैसे ही परीक्षा का समय आता है, वे मन में फूले नही समाते कि अब मैं परीक्षा दूँगा, उत्तीर्ण होकर अग्रिम कक्षा में प्रवेश लूँगा । इसके विपरीत जो छात्र अध्ययन नहीं करते उन्हें परीक्षा से भय लगता है, असफल हो जाते हैं और अपना जीवन कष्ट में डाल देते हैं । अतः ऊपर बताये गये नियमों के अनुसार परीक्षा की तैयारी करनी चाहिए । परीक्षा चाहे पाठ्यक्रम सम्बन्धी हो अथवा प्रतियोगी परीक्षा हो, सभी की तैयारी एक समान की जाती है । परीक्षा से भयभीत नहीं होना चाहिए ।

6

विद्यालय और नैतिक शिक्षा

समाज में रहते हुए मनुष्य को कई मर्यादाओं का पालन करना पड़ता है। व्यक्ति को सदाचार की शिक्षा समाज के माध्यम से ही मिलती है। सत्य बोलना, अहिंसा का पालन करना, दूसरों की भलाई करना, विनम्रता से बोलना सदाचार के प्रमुख लक्षण हैं। इन विशेषताओं से युक्त व्यक्ति अपनी इन्द्रियों को जीत लेता है। इसी से समाज में व्यवस्था बनी रह सकती है।

चरित्र मनुष्य की सबसे बड़ी सम्पति है। धन तो आता-जाता है, किन्तु चरित्र व्यक्ति की स्थायी सम्पत्ति है। उत्तम चरित्र आचरण से बनता है। आचरण में सत्य का पालन करना बहुत जरूरी है। उत्तम आचरण के सामने किसी वस्तु का मूल्य नहीं। सदाचार अथवा उत्तम आचरण में सुख समाहित है। आशा और विश्वास जीवन की दो प्रमुख सीढ़ियाँ हैं। इस प्रकार के व्यक्ति के लिए कोई वस्तु प्राप्त करना कठिन नहीं है। इसके बिना जीवन मूल्यहीन है।

चरित्रवान व्यक्ति हर काम कर सकता है आचरणहीन व्यक्ति के लिए छोटा कार्य करना भी कठिन हो जाता है। दुराचरण वाले व्यक्ति को सर्वत्र नीचा देखना पड़ता है। उसका मन सदैव गलत कार्यों में ही लगा रहता है। उसे किसी काम में सुख नहीं मिलता।

प्रश्न उठता है नैतिक शिक्षा कैसे प्राप्त करें? सभी जानते हैं कि बालक नैतिक शिक्षा का पाठ सर्वप्रथम घर में सीखता है। घर प्रथम पाठशाला है। अच्छे माता-पिता बालकों पर दुराचरण, झूठ की छाप प्रारम्भ से ही नहीं पड़ने देते। इसके पश्चात् बालक विद्यालय में जाता है। विद्यालय में बालक के चरित्र का निर्माण प्रारम्भ होता है। विद्यालय के वातावरण का प्रभाव बालकों पर सीधा पड़ता है। अतः विद्यालय में उत्तम शिक्षा का प्रबन्ध होना चाहिए। विद्यालय में नैतिक शिक्षा का पाठ अवश्य पढ़ाना चाहिए— सदा सच बोलो, परोपकारी बनो, विश्वासपात्र बनो, वफादारी सीखो, साहसी बनो आदि बातें तो गुरुजन सामान्य रूप से सिखाते ही हैं साथ में अन्य अच्छे आचरण की बातें सिखाई जाती हैं। पाठ्यक्रम में निर्धारित आत्म-कथायें, महापुरुषों के चरित्र, रामायण, गीता, कुरान की आयतें, बाइबिल, त्रिपटिक आदि में चरित्र बनाने के कई उदाहरण मिलते हैं।

विद्यालय में अध्यापकों से प्रेरित होकर छात्र अच्छे कार्य करता है। जैसे कहते हो वैसा विश्वासपूर्वक करो तो कभी असफल नहीं होंगे। छल, प्रपंच, द्वेष, घृणा क्रोध, भय, कामुकता, अहंकार, कुसंगति आदि से व्यक्ति को दूर रहना चाहिए। जो व्यक्ति सदा सच बोलता है, परोपकार करता है, दान-पुण्य करता है, नियम से चलता है, इन्द्रिय निग्रह करता है उसका आचरण गलत हो ही नहीं सकता। अथवा हम कह सकते हैं कि सदाचारी के सामने गलत व्यक्ति खड़ा नहीं हो सकता। व्यक्ति चाहे कितना भी ज्ञानवान हो और आचरण अच्छा नहीं हो तो वह सफल नहीं हो सकता। उदाहरण के लिए हम रावण को लेते हैं। रावण महान् विद्वान था किन्तु आचरण अच्छा न होने के कारण अपना ही नहीं सम्पूर्ण राक्षस जाति को ही नष्ट कर दिया। अतः चरित्रहीन व्यक्ति की कोई कीमत नहीं है।

नैतिक छात्र ही सफल होकर देश का अच्छा नागरिक बनता है। अतः नैतिकता अति महत्त्वपूर्ण है। आज मनुष्य का स्तर गिर रहा है। इसका प्रमुख कारण नैतिक मूल्यों का ह्रास ही है। सम्पूर्ण विश्व में भ्रष्टाचार, वर्ग संघर्ष, अलगाव, आतंकवाद बढ़ रहा है। मनुष्य अविश्वासी होता जा रहा हैं इसका प्रमुख कारण बढ़ती चरित्रहीनता है। विद्यालयों को इस ओर ध्यान देना चाहिए। समाज एवं देश के लिए नैतिक मूल्यों का ध्यान रखना आवश्यक है। नैतिकता के बिना देश की उन्नति सम्भव नही है।

7

विद्यार्थी और राजनीति

राजनीति समाज की मुख्य प्रेरक शक्ति है कोई व्यक्ति इससे मुक्त नहीं है। विद्यार्थियों के क्रिया-कलाप भी इससे प्रेरित है। वर्तमान राजनीति का रूप पूर्ण रूप से परिवर्तित हैं। राजनीति को भ्रष्टाचार, स्वार्थपरता, जातिवाद एवं भाई-भतीजावाद ने दूषित कर दिया है। देश के भावी नागरिक विद्यार्थी को इस प्रकार की राजनीति से दूर रहना चाहिए अथवा नहीं, यह एक विचारणीय प्रश्न है।

विद्यार्थी विद्यालय में अध्ययन कर देश का एक जागरूक नागरिक बनता है। विद्यार्थी को चाहिए कि अपने सम्पूर्ण अध्ययन काल में राजनीति के दलदल से दूर रहकर तन्मयतापूर्वक विद्या प्राप्त कर आदर्श नागरिक बनने का प्रयास करे। आज का विद्यार्थी कल का नागरिक है। देश का भावी कर्णधार विद्यार्थी ही है। अतः विद्यार्थी को चाहिए कि राजनीति को समझकर उसकी जानकारी विद्यार्थी जीवन में ही प्राप्त करने का प्रयास करे, किन्तु विद्याध्ययन में बाधा न आने दे। उसका दृष्टिकोण मात्र राजनीति को समझना होना चाहिए, न कि उसे उसका शिकार बनना चाहिए।

अधिकतर राजनीतिक पार्टियाँ अपने हितों की पूर्ति हेतु विद्यार्थियों का इस्तेमाल करती हैं। कोई भी नेता उनके हित की नहीं सोचता। उनमें फूट डालकर उनसे हड़ताल, तोड़-फोड़ भीड़ एकत्रित करने का ही काम लेते हैं। इससे प्रत्येक विद्यार्थी की पढ़ाई में बाधा पड़ती है। विद्यार्थियों में एक प्रकार की उमंग होती है। अपरिपक्व आयु होने के कारण वे जिधर चाहे मोड़ दिये जाते है। परिणामतः वे नहीं अध्ययन ही कर पाते हैं और न राजनीति से उनका भविष्य बन पाता है। विद्यालयों में अधिकतर अध्यापक भी दलगत राजनीति से प्रेरित होते हैं। वे भी छात्रों को शिक्षा देने के स्थान पर अपनी शक्ति बढ़ाने के लिए विद्यार्थियों को अपने काम में लाते हैं। इस कारण विद्यार्थी भी विभिन्न गुटों में बँट जाते हैं। वर्तमान समय में राजनीति कुत्सित रूप में परिवर्तित हो गया है। इसमें धन का विशेष महत्त्व है। कुशल नेता बनने के लिए पैसे के साथ-साथ योग्य राजनीतिक कार्यकर्ताओं की जरूरत होती हैं। इस प्रकार की राजनीति में दूसरे का हित सम्भव नहीं है। विद्यार्थी इस बात को समझ नहीं पाता और आवेश में आकर हड़ताल, नारेबाजी आदि में शामिल होना प्रारम्भ कर देता है। उसका मन विद्याध्ययन में नहीं लगता और अनुचित कार्य करने की

ओर आकर्षित होने लगता है। विश्वविद्यालय एवं महाविद्यालयों में इसी कारण नित्य प्रति हड़तालें हुआ करती हैं।

राजनीतिक पार्टियों के उकसावे में आकर विद्यार्थी अपनी अनुचित माँगों के लिए हड़ताल करते हैं। इस कारण दल बन जाते हैं और आपस में लड़ते-झगड़ते हुए कार्य करते हैं। इसका लाभ बीच में आकर विभिन्न राजनैतिक दल एवं उनके नेता उठाते हैं। छात्र संगठन एक शक्ति है, अतः प्रत्येक दल का नेता विद्यार्थियों का ही सहारा लेता है। इसका विद्यार्थी जीवन पर गलत प्रभाव पड़ता है। राजनीति में भाग लेने से विद्यार्थी को लाभ और हानि दोनों होती है। विद्यार्थी अपने जीवन का एक सुयोग्य मार्ग चुन लेता है। वह राष्ट्र की आर्थिक, औद्योगिक और सामाजिक प्रगति में सहायक सिद्ध होता है। राजनीति का ज्ञान होने से एक सफल नेता भी बन सकता है। इसमें कुछ हानि भी है, इससे विद्यार्थी का जीवन क्रम बिगड़ जाता है और वह पढ़ाई की तरफ विशेष ध्यान नहीं दे पाता है।

इस प्रकार छात्रों को बहुत सोच-समझकर राजनीति में हिस्सा लेना चाहिए। विद्यार्थी जीवन में उसमें एक उत्साह होता है। उसके उत्साह की समानता किसी से नहीं की जा सकती। विद्यार्थी जीवन मनुष्य का महत्त्वपूर्ण हिस्सा है। इसे जीवन की आधारशिला कहें तो अनुचित नहीं होगा। विद्यार्थी को चाहिए कि सर्वप्रथम कुशल विद्यार्थी बनने का प्रयास करें जिससे उसमें कुशल नागरिक के लक्षण आ सकें, इसके पश्चात् राजनीति में प्रवेश स्वार्थ एवं राजनीति से दूर रहकर राजनीति का अध्ययन करें। विद्यार्थी जीवन में अधिक से अधिक सीखा जा सकता हैं। विद्यार्थी को राजनीतिक अवधारणाओं को समझकर ही राजनीति में सक्रिय होना चाहिए। इस प्रकार के विद्यार्थी ही दूषित राजनीति को दूर कर सकते हैं। विद्यार्थी का पहला लक्ष्य शिक्षा ग्रहण होना चाहिए। ऐसे ही विद्यार्थी परम्परागत दूषित राजनीति से देश को बचा सकते हैं। निष्कर्ष के रूप में हम यह कह सकते हैं कि विद्यार्थी को परिपक्व हो जाने पर ही राजनीति में सक्रिय रूप से भाग लेना चाहिए, ताकि देश को कुशल राजनीतिज्ञ के साथ-साथ श्रेष्ठ व जागरूक नागरिक भी मिल सकें।

8

नारी शिक्षा

भारत में नारी देवी के रूप में पूजनीया मानी गयी है लेकिन मध्ययुग में नारी की हालत कुछ खराब हो गयी थी। अंग्रेजों का शासन भारत में प्रारम्भ होने पर नारी की हालत में काफी बदलाव आया। उन्हें शिक्षा दी जाने लगी और भारत में शिक्षा हर मानव का जन्मसिद्ध अधिकार है। यहाँ मानव का अर्थ पुरुष और नारी दोनों से है। शिक्षा के अभाव में मानव का जीवन अपूर्ण है। अशिक्षित व्यक्ति पशु के समान है। शिक्षित व्यक्ति और अशिक्षित व्यक्ति के जीवन में बहुत अन्तर है। अच्छाई-बुराई का सही निर्णय शिक्षित ही ले पाता है। अशिक्षित व्यक्ति सही निर्णय लेने में असमर्थ होता है, वह केवल श्रम करके अपना पेट तो भर सकता है किन्तु स्तरीय जीवन व्यतीत नहीं कर सकता विशेषकर नारी। यह बात प्राचीन काल से ही देखी जा रही है।

द्वापर युग में भी नारी शोषण के उदाहरण मिलते हैं क्योंकि इस समय में भी लगभग सभी नारियाँ अशिक्षित ही रहती थीं। घर की चारदीवारी में उसे बन्द कर मात्र सेविका अथवा मनोरंजन का साधन समझा जाता रहा है। विशेषकर ग्रामीण क्षेत्रों में नारीवर्ग की शिक्षा का प्रतिबन्ध रहा है। आज से 20 वर्ष पूर्व तो स्थिति यह थी कि बालिकाओं के अध्ययन के लिए तो स्कूल ही नहीं होते थे और दूर के स्कूलों में बालिकाओं के शिक्षा के लिए भेजा नहीं जा सकता था। परिणामतः नारी अशिक्षित ही रह जाती थी। विवाह के पश्चात् तो मानो उसकी स्वतन्त्रता ससुराल में बन्द हो जाती थी। पुरुषवर्ग बाल्यकाल से ही स्वतन्त्र है, वह चाहे कहीं आ-जा सकता है परन्तु महिलाओं को यह स्वतन्त्रता प्राप्त नहीं थी।

स्त्री हो या पुरुष सभी को जन्म देने वाली नारी ही है। माता-पिता, भाई-बहन, पति-पत्नी सबकी उद्गम नारी है, और उस पर ही सब प्रकार के प्रतिबन्ध। उसका काम मात्र सन्तान को जन्म देना, पालन-पोषण करना और परिवारजनों की सेवा करना है। जबकि बालक पर नारी के संस्कार का प्रभाव प्रत्यक्ष रूप से पड़ता है। अतः नारी के लिए शिक्षा अतिआवश्यक है। नारी के गुण का समावेश किसी न किसी रूप में बालक में अवश्य होता है। परिवार का पूर्ण विकास नारी पर निर्भर होता है। इस प्रकार नारी के लिए शिक्षा बहुत आवश्यक है।

वैदिक युग में महिलाओं को शिक्षा दी जाने लगी। इसके कुछ उदाहरण मिलते है। प्रत्येक धार्मिक ग्रन्थ में पुरुषवर्ग के साथ-साथ महिला वर्ग की शिक्षा-व्यवस्था दर्शायी गयी है। वेदों और पुराणों में स्पष्ट दर्शाया गया है कि बिना महिला के पुरुष कोई धार्मिक कृत्य नहीं कर सकता। इसी कारण पुरुषों के साथ-साथ महिलाओं को शिक्षा दी जाती थी। धीरे-धीरे महिलाओं की शिक्षा कम होती गयी और नारी-रसोई घर तक ही सीमित रह गयी है।

इस युग में जब-जब पुरुषों के ऊपर विपत्ति के बादल छाये हैं तब तब महिलाओं ने उनकी सहायता की है। यहाँ तक कि 'रामचरितमानस', 'महाभारत', 'श्रीमद्भागवत', में महिलाओं ने ही विजय प्राप्त कर धर्म की स्थापना करने में सहयोग दिया है। परम्परागत रीति से देश को स्वतन्त्र कराने में महिलाएँ पुरुषों के साथ कन्धे से कन्धा मिलाकर चलीं और सत्याग्रह में भाग लिया। अकेला पुरुष कुछ नहीं कर सकता। आज नारी पूर्ण रूप से जागृत है और शिक्षा के प्रति सजग है। नारी जाति में एक क्रान्ति देखकर ही पुरुष विवश होकर उसको शिक्षा हेतु अनुमति प्रदान कर रहे हैं। सरकार द्वारा भी नारी-जागरूकता में प्रयास किये जा रहे हैं।

सरकार नारी की शिक्षा के लिए अलग से शिक्षण संस्थाओं का निर्माण कर रही है।

महिलाओं को शिक्षित करने का एक प्रमुख लाभ यह मिला कि इन्होंने जीवन के कई महत्त्वपूर्ण क्षेत्र में खुद को स्थापित कर लिया है। वे उत्तम कार्य कर अपनी कार्य-कुशलता का परिचय दे रही हैं। लड़की पढ़-लिखकर माता-पिता का बोझ कम कर रही हैं। पढ़ी-लिखी शिक्षित लड़की को शिक्षित नवयुवक स्वेच्छा से अपना जीवनसाथी चुन लेते हैं। दहेज समस्या में भी इससे सहयोग मिला है। आज तो नारी शिक्षा के कारण ही पुरुष एवं महिला साथ-साथ शिक्षा प्राप्त कर रहे हैं। हमारी सरकार के प्रयास से नारी प्रत्येक क्षेत्र में प्रवेश ले रही है। पर्दा-प्रथा में भी कमी हुई है। नारी शिक्षा को प्रोत्साहित करने के लिये विभिन्न प्रकार के कदम उठाये जा रहे हैं।

थोड़े में हम यह कह सकते हैं कि आज नारी शिक्षा एक मौलिक आवश्यकता बन गयी है। नारी को साथ में लिए बिना देश की प्रगति सम्भव नहीं है। आज नारी शिक्षा के कारण स्वावलम्बी बनती जा रही है। पति का आर्थिक सहयोग कर परिवार की उन्नति में सहायक सिद्ध हो रही हैं। उसमें आत्मबल बढ़ा है। शिक्षा के कारण आज नारी समाज में अपना स्थान बनाती जा रही हैं। अतः नारी शिक्षा का महत्त्व किसी से छिपा नहीं है।

आज भारत में लोगों में नारी शिक्षा के प्रति अत्यधिक जागरूकता आयी है फिर भी अन्य देशों की अपेक्षा यहाँ अभी इसकी हालत शोचनीय है। हमारा देश ग्राम-प्रधान देश है। अधिकांश जनता गाँव में रहती है। शहरों की अपेक्षा गाँव की महिलाएँ शिक्षा में पीछे है। नगरों के साथ-साथ ग्रामीण महिलाओं की शिक्षा पर विशेष रूप से ध्यान देने की जरूरत है।

9

साक्षरता

सामान्य रूप से साक्षरता का अर्थ अक्षर-ज्ञान प्राप्त करने से लगाया जाता है। वर्तमान दौर में शिक्षा को काफी अहमियत दिया जा रहा है। साक्षर व्यक्ति कई आवश्यकताओं का अधिकारी सहज ही बन जाया करता है। साक्षरता पद ''निरक्षरता'' का विलोम भी है। निरक्षता का सामान्य अर्थ है-अक्षर ज्ञान न होना यानी अनपढ़ एवं अनभिज्ञ होना। ''पढ़ेंगे-पढ़ायेंगे, भारत नया बनायेंगे, पढ़ो और आगे बढ़ो'' ये वाक्य साक्षरता की ओर संकेत कर रहे हैं। स्वतन्त्रता से पूर्व हमारे देश में शिक्षा का अभाव था। विदेशाी शासन में कुछ गिने-चुने लोग ही शिक्षा प्राप्त कर पाते थे। स्वतन्त्रता के पश्चात् शिक्षा की ओर विशेष ध्यान दिया गया। इस क्षेत्र में हमारे देश का विकास भी निरन्तर हो रहा है। दिन-प्रतिदिन नये प्राथमिक एवं उच्च शिक्षा के विद्यालय खोले जा रहे हैं। सरकार उन्हें साक्षरता प्रदान कर रही है। इतने प्रयासों के पश्चात् भी हमारे देश की साक्षरता कम है। इसी कारण साक्षरता मिशन की स्थापना की गयी जिससे कि अशिक्षित बालक बालिकायें एवं प्रौढ़ शिक्षा प्राप्त कर सकें। अधिक नहीं तो कम से कम हमारे देश का प्रत्येक व्यक्ति हस्ताक्षर करना तो सीख ही जाये। आज भी हमारे देश के ग्रामीण क्षेत्र की अधि ाकतर जनता तार एवं पत्र को नहीं पढ़ सकती है। उसे दूसरों पर ही निर्भर रहना पड़ता है। सरकारी सूचनाओं एवं पत्रों का पढ़ना तो दूर रहा, अपना निजी समाचार दूसरों तक लिखकर नहीं भेज सकते। सारे सर्वेक्षण के द्वारा यह बात देखी गयी है कि ज्यादा निरक्षरता गाँवों में पायी जाती है। गाँव में व्यक्ति ज्यादा अनपढ़ होते हैं। वह अपनी शिक्षा पर ज्यादा जोर नहीं देते और इसका फायदा वहाँ के जमींदार लोग उठाते हैं। वह उनको ज्यादा ब्याज पर कम रकम देते हैं और उनसे अनपढ़ होने के कारण कहीं भी अँगूठा लगवाकर उनकी जमीन पर कब्जा कर लेते हैं। सरकार निरन्तर इस प्रयास में लगी रही है कि इन लोगों को साक्षर बनाया जाये। इसके लिए अनेक महत्त्वपूर्ण कदम उठाये गये हैं।

वर्तमान समय में शिक्षा के अभाव में मानव किसी भी क्षेत्र में सफलता हासिल नहीं कर सकता है। अनपढ़ व्यक्ति पशु के समान जीवनयापन करता है। व्यक्ति में अच्छे संस्कार शिक्षा के माध्यम से ही आते हैं। शिक्षा के माध्यम से व्यक्ति सामाजिक, आर्थिक, राजनैतिक, धार्मिक ज्ञान प्राप्त कर स्वयं तो अपना मार्ग बनाता ही है, साथ ही दूसरों का भी मार्गदर्शन करता है। शिक्षा प्राप्त करना प्रत्येक व्यक्ति का जन्मसिद्ध अधिकार है। नवीन पीढ़ी अथवा बालक एवं नवयुवक तो शिक्षा प्राप्त कर आगे बढ़ते रहे हैं। आवश्यकता है प्रौढ़ों को शिक्षा प्रदान करने की अथवा 14 वर्ष की आयु से अधिक वाले वे सभी व्यक्ति जो अशिक्षित हैं

अथवा हम कह सकते हैं कि वे सभी व्यक्ति जो समय से शिक्षा प्राप्त नहीं कर सकते और न कर पा रहे हैं। शिक्षा के इतने प्रचार व प्रसार हो जाने पर भी व्यक्ति अपने धन का सही उपयोग नहीं कर पाता और न ही भोला-भाला किसान अपनी उपज का उचित मूल्य प्राप्त कर सकता है। आज भी हमारे देश में कुछ ऐसे क्षेत्र हैं जहाँ लोग काफी संख्या में अशिक्षित हैं। ऐसे लोग अनायास ही साहूकारों के मक्कारी का शिकार हो जाते हैं।

सन् 1947 में भारत को स्वतन्त्रता प्राप्त हुई। इसके पूर्व भारत पर विदेशियों का शासन था जिसके दौरान शिक्षा निरन्तर उपेक्षित ही रही। स्वतन्त्रता के पश्चात् इस ओर विशेष ध्यान दिया गया। नियमित रूप से तो बालक-बालिकाओं एवं वयस्कों के लिए उचित शिक्षा का प्रबन्ध तो हो ही रहा है, इसके साथ-साथ हमारी सरकार प्रौढ़ शिक्षा पर विशेष ध्यान दे रही है। गाँव-गाँव में प्रौढ़ शिक्षा केन्द्र, आँगनवाड़ी तथा अन्य संस्थाएँ खोलकर काम-काजी पुरुष एवं महिलाओं को साक्षर बनाने का प्रयास किया जा रहा है। महात्मा गांधी एवं रामकृष्ण मिशन का अनुकरण कर इस समस्या को हल करने का प्रयास निरन्तर किया जा रहा है। गांधी जी के शब्दों में, यदि भारत का प्रत्येक शिक्षित व्यक्ति अनपढ़ को साक्षर बनाने का निश्चय कर लें तो, भारत से निरक्षरता बहुत जल्दी समाप्त हो सकती है। गांधी जी के इस विचार पर हमारी सरकार निरन्तर ध्यान दे रही है। प्रत्येक शिक्षण संस्था में इस प्रकार के अभियान चलाये जा रहे हैं। इस समय विद्यालयों में चल रहे सेवा योजना शिविरों, बालचरों द्वारा कुछ ऐसे कार्यक्रम चलाये जा रहे हैं, जो लोगों को काफी आकर्षित कर रहे हैं। निःशुल्क होने के कारण लोग और भी उत्सुकता से भाग लेते हैं।

इनके प्रयासों को राज्य व केन्द्र सरकार द्वारा और भी प्रोत्साहन मिल रहा है। दूरदर्शन एवं आकाशवाणी के माध्यम से जनता को साक्षरता हेतु प्रेरित किया जा रहा है। गाँवों में सायंकाल विद्यालय खोले गये हैं, जहाँ दिन भर के कार्य को करने के पश्चात् प्रौढ़, युवक, युवतियाँ शिक्षा प्राप्त करने पहुँच जाते हैं। इन्हें शिक्षा देने के लिए नये-नये उपाय अपनाये जा रहे हैं। सम्पूर्ण शिक्षण सामग्री, पुस्तकें, कापियाँ, पेन, स्लेट एवं खाद्य-सामग्री निःशुल्क उपलब्ध कराई जाती हैं। यूनेस्को की विशेष सहायता से ग्रामीण जनता के लिए 'कार्यकारी साक्षर परियोजना' को प्रारम्भ किया गया है। इसके माध्यम से औद्योगिक शिक्षा का विशेष प्रबन्ध किया गया है।

भारत में साक्षरता अभियान चलाया जा रहा है जो सतत प्रगति के पथ पर हैं साक्षरता कार्यक्रम का विशेष महत्त्व है। इसके माध्यम से देश की बहुत-सी समस्याओं को हल करने में सहयोग मिलेगा। निरक्षरता जैसा भयंकर कलंक दूर हो जायेगा। जनता स्वावलम्बी होगी, अपना विकास करेंगी तो देश के विकास को गति मिलेगी। अतः साक्षरता का विशेष महत्त्व है। सभी शिक्षित युवक, युवतियों को चाहिए कि समय निकालकर साक्षरता में सहयोग प्रदान करें। विद्या देने से बढ़कर कोई दान नहीं हैं इसमें धन की अवश्यकता नहीं होती। मात्र समय निकालकर इस महादान को वितरित कर अपना मार्ग सुगम बनाया जा सकता है। इस प्रकार की सेवा भारत के कुछ प्रमुख संगठनों द्वारा निःशुल्क किया जा रहा है अतः केन्द्र एवं राज्य सरकारों को इस ओर विशेष ध्यान देना चाहिए। तभी देश के सभी लोगों को साक्षर कहलाने का अधिकार मिल पायेंगे।

जीवन मूल्य

1

भाग्य और पुरुषार्थ

पुरुषार्थी पुरुष ही लक्ष्मी को अर्जित करने में सफल होते है। ईश्वर के भरोसे कायर पुरुष बैठते हैं। लक्ष्मी भी उद्योगी पुरुष का ही वरण करती है। संसार में व्यक्तियों की दो श्रेणी हैं कर्मवीर और कर्मभीरु।

कर्मवार या पुरुषार्थी मनुष्य अनेक प्रकार की बाधाओं, संघर्षों तथा असफलताओं का साहस एवं दृढ़ता से मुकाबला करता हुआ अपने गंतव्य को प्राप्त करने में सफल होता है परन्तु कर्मभीरु न केवल परिश्रम से दूर भागता है, अपितु कायर की भाँति वक्त के थपेड़े को खाता हुआ निराशा के गर्त में गिर जाता है। ऐसा व्यक्ति भाग्यवादी कहलाता है।

भिन्न-भिन्न विद्वानों की 'भाग्य' के बारे में भिन्न-भिन्न परिभाषाएँ हैं। कुछ लोगों के अनुसार अदृश्य की लिपि ही भाग्य है क्योंकि भाग्य को पहले से जाना नहीं जा सकता। प्रायः हर मनुष्य को अपने भाग्य के बारे में जानने की जिज्ञासा रहती है। भाग्यवादी व्यक्ति आलसी तथा निकम्मा हो जाता है। पुरुषार्थ के बिना भाग्य भी बेकार है। कोई भी कार्य केवल मनोरथ करने से नहीं अपितु उद्यम से पूर्ण होता है। आलस्य तो शरीर का सबसे बड़ा शत्रु है। ऐसा व्यक्ति देश के लिए कलंक है जो निकम्मा और परावलम्बी हो। इसके विपरीत पुरुषार्थ करने वाले व्यक्ति का सफलता सदैव वरण करती है।

यदि अब्राहम लिंकन भाग्य के भरोसे बैठे रहते तो अपने पिता के साथ जीवन भर लकड़ियाँ काट-काटकर गुज़ारा करने को विवश हो जाता, नेपोलियन कभी विश्वविजेता न बनता। शिवाजी एक सिपहसालार ही बना रहता। ऐसे व्यक्तियों की उन्नति में निश्चय ही उनके भाग्य का नहीं, पुरुषार्थ का हाथ होता है।

यहाँ भाग्यवादियों के मतानुसार मानव को जो कुछ प्राप्त होता है उसके कर्म के अनुसार ही मिलता है। भाग्य के अनुसार ही सत्यवादी हरिश्चन्द्र को नीच के हाथ बिकना पड़ा और श्मशान में नीच काम करना पड़ा। भाग्य के कारण ही श्री राम जैसे प्रतापी को जंगलों की खाक छाननी पड़ी तथा पांडवों को कई वर्षों तक अपमान और कष्टपूर्ण जीवन बिताना पड़ा।

इसलिए यहाँ कुछ लोगों का अटूट विश्वास है कि भाग्य में वर्णित व्यवस्था को कोई परिवर्तित नहीं कर सकता। लेकिन पुरुषार्थ के पक्षधर मानते हैं कि व्यक्ति अपने परिश्रम और दृढ़ संकल्प से भाग्य को बदल सकता है। पुरुषार्थ के बल पर ही आज मानव ने प्रकृति को अपने वश में कर लिया है, सागर की गहराइयों का दोहन किया है, पर्वतों को चीरकर सड़कें बना ली हैं और दूसरों ग्रहों पर पहुँचकर विजय की पताका फहराई।

अगर वह भाग्य के ऊपर निर्भर होता तो आज तक पाषाण युग में घूमता रहता। गीता में भी स्पष्ट लिखा है कि पुरुषार्थ किये बिना भाग्य का निर्माण नहीं होता। कर्म का मार्ग ही पुरुषार्थ का मार्ग है। पुरुषार्थ के बिना भाग्य भी किसी को कुछ नहीं दे सकता।

2

परोपकार

परोपकार के सन्दर्भ में गोस्वामी तुलसीदास ने लिखा है कि ''परहित सरिस धरम नहिं भाई''। वास्तव में वह मानव नहीं जो दूसरों के लिए काम न आये। परमपिता परमेश्वर ने इस जगत् में अनेक प्रकार के जीवधारियों को जन्म दिया। अपना पेट तो पशु-पक्षी भी भरते हैं, परन्तु भगवान ने मनुष्य को सबसे उच्चकोटि का जीवधारी बनाया है क्योंकि परोपकार की भावना मनुष्य में ही पायी जाती है। यह सत्य है कि जिस व्यक्ति में दूसरों की भलाई या उपकार के लिए इच्छा या भावना नहीं है, वह व्यक्ति पशुओं से बेहतर नहीं है।

परोपकार शब्द पर+उपकार इन दो शब्दों से मिलकर बना है। पर का अर्थ दूसरे और उपकार का अर्थ भलाई से है। इस प्रकार परोपकार का अर्थ हुआ दूसरे की भलाई करना। वे सभी कार्य जो अपने स्वार्थ, हित, सम्मान और प्रशंसा की भावना को छोड़कर दूसरों के हित या अच्छाई के लिए किये जाते हैं, परोपकारी कार्य कहे जाते हैं। परोपकारी मनुष्य सामान्य श्रेणी के मनुष्य के स्तर से ज्यादा अपने हृदय में दया और प्रेम रखता है। परोपकार मनुष्य के विशाल हृदय में दया और प्रेम के संयोग से होता है। परोपकारी मनुष्य विशाल हृदय वाले तथा दयावान होते हैं। वे लोग जो स्वार्थ के रंग में रंगे हैं परोपकार के महत्त्व तथा गुण नहीं समझ सकते हैं। परन्तु कभी-कभी लोग 'बदले' को परोपकार समझते हैं, परन्तु ऐसा नहीं है। गांधी जी के अनुसार, ''यदि कोई तुम्हें पानी पिलाये और तुमने भी बदले में उसको पानी पिलाया तो उसका कोई महत्त्व नहीं''।

परोपकार में संक्षिप्त दोनों व्यक्ति लाभ प्राप्त करते हैं। एक वह व्यक्ति जो परोपकार करता है और दूसरा वह जो परोपकार का पात्र होता है। परोपकार करने से व्यक्ति को वह आत्मिक सुख और शान्ति प्राप्त होती है जो स्वार्थी व्यक्ति से कोसों दूर रहती है। पर उपकार करने से व्यक्ति अपने कर्तव्य के प्रति जागृत होता है। इसके अलावा दूसरों के लिए काम करने से व्यक्ति जनप्रिय हो जाता है और जनता में वह सम्मान पाता है, जो लाखों रुपयों से नहीं खरीदा जा सकता या प्राप्त नहीं किया जा सकता।

परोपकार बहुत विस्तृत संकल्पना है। यह किसी व्यक्ति, समाज, राष्ट्र और राज्य तक सीमित नहीं है। सारा विश्व इसका क्षेत्र है। सारे प्राणी इसके पात्र हैं। परोपकार केवल मानव के हित के लिए ही नहीं किया जाता बल्कि यह पशु-पक्षियों पर भी किया जाता

है। परोपकार करने के विभिन्न साधन हैं। शिक्षित और विद्वान् व्यक्ति दूसरों को शिक्षा देकर, हृष्ट-पुष्ट पुरुष अपनी शक्ति से, अमीर व्यक्ति गरीबों को धन देकर, वैभव वाले व्यक्ति शोषित व्यक्तियों को सहारा देकर परोपकार करते हैं। किसी जरूरतमन्द व्यक्ति की सहायता करना, वे सभी कार्य जो दूसरो के हित के लिए किये जाते हैं, परोपकार की श्रेणी में आते हैं।

परोपकार छोटे-बड़े सभी राज्यों का उत्थान करता है। यहाँ तक कि यह विश्व का भी उत्थान कर सकता है। आजकल अनेक क्लब, संस्थायें इस दिशा में अनेक प्रोग्राम चला रहे हैं। अनेक जगहों पर पानी पीने की व्यवस्था ऐसी ही संस्थाओं द्वारा की गयी है। अनेक बार ऐसी ही संस्थाएँ गरीबों को सहायता देना, वृक्ष लगाना, चिकित्सा शिविर लगाना आदि अनेक ऐसे कार्य करती हैं जिनसे मानव समाज की सेवा की जा रही है, और साथ-साथ राष्ट्र की उन्नति भी हो रही है।

सम्प्रति परोपकारी व्यक्ति कम होते जा रहे हैं, यह दुख की बात है। प्रत्येक व्यक्ति स्वार्थी हो गया है। प्रत्येक कार्य स्वार्थ के लिए किया जाता है। व्यक्ति-व्यक्ति को, भाई-भाई को, बाप-बेटे को स्वार्थ की बीमारी ने पकड़ लिया है है। आवश्यकता इस बात की है—परोपकार की भावना को बढ़ावा दिया जाये, इसी में समाज का कल्याण सम्भव है।

3

राष्ट्रीय एकता

एकता में काफी बल व शक्ति होती है। हालाँकि एकता से शक्ति का बिखराव कम होता है तथा एकता से राष्ट्र समृद्ध एवं शक्तिशाली बनता है। इस प्रकार यह कहा जा सकता है कि विश्व के किसी भी देश को एकता के सूत्र में बाँधकर उस देश को आत्मनिर्भर एवं समृद्धशाली बनाया जा सकता है। अतः किसी भी राष्ट्र में एकता का होना जरूरी है। एकता के अभाव में कोई भी देश विनाश के गर्त में जा सकता है। भारत जैसे विविधताओं भरे देश में राष्ट्रीय एकता सीमेंट का काम करती है। राष्ट्रीय एकता के बिना कोई भी हमारे देश को, समाज को खण्ड-खण्ड कर सकता है। अंग्रेजों ने हिन्दू और मुसलमान का भेद खड़ा करके भारत पर सैकड़ों वर्ष तक राज किया। परन्तु जब भारत की भोली जनता ने भेदभाव भुलाकर 'भारतीयता' का परिचय दिया, तो विश्वविजयी अंग्रेजों को भारत छोड़कर वापस अपने देश जाना पड़ा।

भारत विविधताओं का देश है क्योंकि इस देश में भाषा, धर्म, रूप, जलवायु, प्रान्त, रहन-सहन, आचार-विचार एवं खान-पान में अधिक भिन्नता है, इतनी भिन्नता के कारण ही इसमें राष्ट्रीय एकता होना कठिन काम है। कहीं प्रान्तवाद के नाम पर कश्मीर, पंजाब, नागालैंड, गोरखालैंड आदि अलग होने की बात करते हैं। कहीं हिन्दी और अहिन्दी प्रदेश का झगड़ा है। कहीं उत्तर-दक्षिण का भेद है। कहीं मन्दिर-मस्जिद का विवाद है। जातिवाद ने भारत के एक-एक व्यक्ति को मानो अन्दर ही अन्दर अलग खड़ा कर दिया है। आज देश में हर कोई स्वार्थी हो चुका है जो एक खतरनाक स्थिति है। राजनीतिक नेतृत्व ही देश की एकता और अखंडता तोड़ने पर आमादा है। वे अपने वोट-बैंक बनाने के लिए किसी को जाति के नाम पर तोड़ते हैं, किसी को धर्म, भाषा, प्रान्त के नाम पर। आज भारत के लिए सबसे दुःख की बात यह है कि यहाँ पर एकता और सामंजस्य बनाने वाले लोग कम हैं।

आज सम्पूर्ण भारत में एक जैसी संस्कृति देखने को मिलती है। राम-कृष्ण के नाम पर जहाँ सारे हिन्दू एक हैं, मुहम्मद के नाम पर मुसलमान एक हैं, वहाँ गांधी, सुभाष के नाम पर पूरा हिन्दुस्तान एक है। संविधान और जन्मभूमि के नाम पर समूचा भारत एक है। आज जब कश्मीर पर संकट घिरता है तो केरलवासी भी व्यथित होता है। पहाड़ों में भूकम्प आता है तो समूचा भारत उसकी सहायता करने को उमड़ पड़ता है। राष्ट्रीय एकता

का सबसे बड़ा तत्त्व है-भावात्मक एकता। इस दृष्टि से समूचा हिन्दुस्तान आज एक है।

राष्ट्र की एकता को मजबूत आधार प्रदान करने के लिए जरूरी है कि भेदभाव को समाप्त किया जाये। सर्वप्रथम सारे देश में एक ही कानून हो। द्वितीय अन्तर्जातीय विवाहों को प्रोत्साहन दिया जाये। तीसरे, सरकारी नौकरियों में अधिक से अधिक दूसरे प्रान्तों में स्थानान्तरण हो ताकि समूचा देश सबका साँझा बन सके। सब एक दूसरे का दुख-दर्द जान सकें। चौथे, शिक्षा संस्थानों में अन्य प्रान्तों के छात्रों की कुछ सीटें जरूर रखी जायें। पाँचवें, राष्ट्रीय एकता को प्रोत्साहन देने वाले लोगों और कार्यों का आदर किया जाये। छठे, कलाकारों और साहित्यकारों को साहित्य लिखना चाहिए। इस पुनीत कार्य में समाचार-पत्र, दूरदर्शन, चलचित्र बहुत कुछ कार्य कर सकते हैं। भारतीय एकता के लिए सबका समान योगदान ही कुछ कर सकता है तथा भारतीयों को परस्पर जोड़ सकता है।

आत्मकथा

1

यदि मैं अध्यापक बनूँ!

मैं मध्यमवर्गीय सुशिक्षित एवं सुसंस्कृत परिवार में पैदा हुआ हूँ। मेरे पिताजी तथा मामाजी दोनों अध्यापक हैं। पिताजी एक सेठ द्वारा दिये गये दान से निर्मित विशाल भवन में चल रहे विद्यालय में नियुक्त हैं जहाँ हर तीन वर्ष बाद स्थानान्तरण होता रहता है। दोनों अपने-अपने व्यवसाय से संतुष्ट है और न कोई झगड़ा, न कोई टंटा, न कोई झमेला। इन दोनों की जीवन-चर्या और सुखी जीवन को देख जब मैं दसवीं कक्षा में पढ़ता था, मेरे मन में भी पढ़-लिख कर अध्यापक बनने की कामना अंकुरित हुई।

उन्हीं दिनों महर्षि अरविन्द का निधन हुआ था और समाचार पत्रों में उनके महान व्यक्तित्व और उनके दार्शनिक विचारों के सम्बन्ध में अनेक लेख लिखे गये थे। जब मैंने वे लेख पढ़े तो उनके विषय में अधिक जानने की उत्सुकता जगी, मै विद्यालय के पुस्तकालय में गया और 'महर्षि अरविन्द के विचार' नामक पुस्तक घर लाकर पढ़ने लगा। पुस्तक पढ़ते-पढ़ते मेरी दृष्टि उस स्थल पर पड़ी जिसमें अध्यापक के सम्बन्ध में उन्होंने लिखा था, अध्यापक राष्ट्र की संस्कृति के चतुर माली होते हैं।

वे संस्कारों की जड़ों में खाद देते हैं और अपने श्रम सीकरों से उन्हें सींच-सींच कर महाप्राण शक्तियाँ बनाते हैं।

एक भाषण में मैंने यह सुना था कि शिक्षक देश के भावी नागरिकों का निर्माता होता है। जब भाषण के बाद मैंने वक्ता महोदय के पास जाकर प्रश्न किया कि वह राष्ट्र निर्माता कैसे होता है तो उन्होंने बताया कि छात्र ही आगे चलकर देश के नागरिक बनते हैं।

फलस्वरूप मैंने निश्चय कर लिया कि मैं भी अध्यापक बनूँगा, आदर्श अध्यापक और उन बुराइयों से दूर रहूँगा जो मैंने नवीं कक्षा में अंग्रेजी पढ़ाने वाले अध्यापक में देखी थीं। वह परीक्षा में उत्तीर्ण होना ही विद्यार्थी की सफलता मानते थे, शिक्षा को व्यवसाय समझते थे, अतः अपने छात्रों को बाजार में बिकनेवाली सस्ती कुंजियों, गाइडों को पढ़ने या ट्यूशन करने का परामर्श देते थे। उनके लिए शिक्षा का अर्थ मात्र साक्षरता, परीक्षा में उत्तीर्ण होकर डिग्री प्राप्त करना और उस डिग्री के बल पर नौकरी पाना मात्र था।

अपने निश्चय को पूरा करने के लिए पहले मैंने एम. ए. किया फिर बी. एड.। अध्यापक बनने की रुचि और पूर्ण योग्यता के बाद मैंने विज्ञापन देखकर अध्यापक पद पाने के लिए प्रार्थना-पत्र भेज रखा है और आशा है शीघ्र ही नियुक्ति-पत्र प्राप्त हो जायेगा। यदि मेरा सपना पूरा हो गया और मैं अध्यापक बन गया तो मैं क्या करूँगा, उसकी एक झलक मात्र यहाँ प्रस्तुत कर रहा हूँ।

शिक्षा पर जब मैंने अपनी शंका महेश से व्यक्त की तो उसने मुझे अपने घर चलने और कुछ दिन रहने का निमंत्रण दिया। मेरी शंका निर्मूल सिद्ध हुई, परन्तु मैं मन ही मन महेश के साहस और उसकी उत्सर्ग भावना की सराहना करता रहा जिसने अपनी नौकरी, अपने घर-परिवार के दुःख की चिन्ता न कर मेरे घोर संकट के समय सहायता की थी।

सच्चे मित्र को भाई से भी अधिक सहारा देनेवाली दूसरी भुजा कहा गया है। मेरा मित्र महेश वस्तुतः मेरी दूसरी भुजा था। उसके प्रति अपने भावों को व्यक्त करने के लिए मैंने अपने शयन-कक्ष में उसका चित्र लगाया है।

2

यदि मैं भारत का प्रधानमंत्री होता!

मानव एक कल्पनाशील प्राणी है और कल्पना करना उसका स्वभाव है। किसी भी भारतीय का यहाँ पर प्रधानमंत्री बनने की कल्पना काफी सुख देने वाली कल्पना है। प्रधानमंत्री होने की कल्पना मात्र से मैं स्वयं को प्रधानमंत्री जैसे गौरवपूर्ण पद पर आसीन पाता हूँ। ऐसी परिस्थितियों में मैं समस्याओं का सामना करते हुए देश की उन्नति का मार्ग प्रशस्त करता। जनसंख्या को नियंत्रित करता। आज हमारे संसाधन कम होते जा रहे हैं। मैं ऐसी नीतियाँ लागू करता जिन पर अमल करने से इस समस्या पर काबू पाया जा सकता है।

भारत में दिनोंदिन बेरोजगारी बढ़ रही है। प्रत्येक वर्ष बेरोजगार युवकों की फौज बढ़ती जा रही है। भारतीय शिक्षा प्रणाली में बदलाव करके रोजगारपरक बनाने का प्रयास करता। तकनीकी शिक्षा को महत्त्व देता, जिससे स्वयं रोजगार द्वारा युवक आत्मनिर्भर बनते।

विद्यालयों और महाविद्यालयों में नैतिक चरित्र के वृद्धि हेतु पाठ्यक्रम अनिवार्य करता। पड़ोसी देशों से मैत्रीपूर्ण सम्बन्धों की दिशा में प्रयास करता। सुव्यवस्थित विदेश नीति द्वारा सीमा पर तनाव कम करता। देश की सुरक्षा व्यवस्था को चुस्त-दुरुस्त करता। जल, थल तथा वायु सेना को सुदृढ़ता प्रदान करता, जिससे किसी भी आकस्मिक स्थिति का मुकाबला सफलतापूर्वक किया जा सकता।

राष्ट्र की एकता व अखंडता बनाये रखने के लिए तथा उसकी रक्षा के लिए किसी प्रकार का शर्त न मानना। जातिवाद, भाषावाद, सम्प्रदायवाद आदि बुराइयों को मिटाने के लिए नये कानूनों का निर्माण करवाता। आतंकवाद की समाप्ति हेतु कठोर निर्णय लेता। भ्रष्टाचार के अन्त की भरसक कोशिश करता।

भारतीय प्रशासनिक व्यवस्था में परिवर्तन करके पारदर्शी शासन की नींव डालता, जिससे आम नागरिक स्वयं को देश से कटा-कटा सा महसूस न करे। राजनीति में बढ़ते जा रहे भाई-भतीजावाद तथा अनेक बुरी आदतों को खत्म करने का प्रयास करता। जनता के प्रति जवाबदेही का प्रयास करता। आम जनता की कठिनाइयों की समाप्ति के लिए प्रयास करता। नागरिकों की सुविधाओं का ध्यान रखते हुए अनेक कल्याणकारी योजनाओं की शुरुआत करता तथा निरीक्षण करवाता कि योजनाएँ कहाँ तक सफल रहीं तथा आम आदमी की दिनचर्या को सुखद बनाता। साथ ही साथ सुरसा के मुँह की तरह बढ़ती महँगाई को भी काबू करने की कोशिश करता तथा हर साधन को आम आदमी के लिए सरल एवं सुलभ बनाता।

3

मेरा जीवन लक्ष्य

मेरा जीवन असल में एक प्रयोगशाला के रूप में होगा। जीवन की सार्थकता अनुभव में है। सामंजस्य और सहयोग जीवन के नियम हैं। जीवन एक कोमल भावना भी है। हमारा जीवन अपने आप में विकास का सिद्धान्त है, स्थिर रहने का नहीं। जीवन को नियम के अधीन कर देना आलस्य पर विजय पा लेना है।

जीवन की सार्थकता अत्याचार के विरुद्ध लड़ने में है। इसलिए हर व्यक्ति के जीवन का कोई-न-कोई लक्ष्य अवश्य होना चाहिए। निरुद्देश्य जीवन 'अकाल मृत्यु' है।

अधिकतर लोग अपने जीवन का उद्देश्य तय करने के लिए अपने समाज के महापुरुषों को आदर्श बनाते हैं। उनका ऐसा करना अथवा सोचना एक सीमा तक ठीक भी है, पर वास्तविकता यह है कि हम जिनको अपने जीवन के लक्ष्य का आधार या प्रेरक बना रहे हैं, उनकी जीवनगत तथा समाजगत परिस्थितियाँ वैसी नहीं हैं जैसी कि हमारे सामने आज के युग में हैं। यह बात दूसरी है कि इन महापुरुषों के आदर्श जीवन का आकर्षण हमें उनके पद-चिह्नों पर चलने के लिए प्रेरित करता है।

मेरा जीवन आदर्श जीवन के अनुरूप बने। उसके लिए 'सत्यनिष्ठा, लोक-सेवा, परोपकार, ..., प्रेम तथा सदाचार के गुण होना आवश्यक है। साथ ही ऐसे लक्ष्य की पूर्ति के लिए, हमारी लगन में नशा होना चाहिए। हमें उस लक्ष्य से सम्बन्धित सभी संघर्षों तथा तनावों को झेलने के लिए हमेशा तैयार रहना चाहिए। सच्चा आदर्श जीवन वही है, जो दूसरों के लिए हो।

अध्यापकीय जीवन बिताना मेरे जीवन का दृढ़ तथा सार्थक लक्ष्य है। कारण यह वह महत्त्वपूर्ण कार्य है, जो देश के निर्माण में नींव के पत्थर का काम करता है। किसी भी छात्र-छात्रा के जीवन की नींव को मजबूत बनाने में शिक्षक का बहुत बड़ा दायित्व तथा योगदान होता है।

यह अध्यापक की कार्यक्षमता का फल है कि संसार की नवीन प्रतिभाओं को उजागर करने में वह प्राथमिक भूमिका निभाता है। यदि माता-पिता जन्म देते हैं, तो शिक्षक पुनर्जन्म देता है। संसार की दो ही इकाइयाँ ऐसी हैं जो अपनी संतति की प्रगति को देखकर फूली नहीं समाती हैं - माता-पिता तथा शिक्षक। दोनों को अपनी इन संतानों को देख-देख करके

आत्मसंतोष मिलता है। यह आत्मसंतोष शब्दातीत है। विद्या-दान सर्वोपरि है। अन्नदान से क्षणिक तृप्ति होती है, पर विद्यादान आजीवन तुष्ट करता है और विद्याविहीन व्यक्ति पशु के समान होता है।

वर्तमान समय में समाज जीवन मूल्यों के विघटन के कगार पर अग्रसर हो रहा हैं। समाज-विरोधी तत्त्व सिर ऊपर उठा रहे हैं। राजनीति में असामाजिक तत्त्व स्वार्थसिद्धि के भाव से प्रवेश कर गये हैं। इसमें सुधार का आधार मात्र शिक्षा है और ऐसा तभी सम्भव है, जब शिक्षक नैतिक क्रान्ति की भावना सार्वभौमिक स्तर पर पैदा करें। इसी तरह देश की युवा-पीढ़ी का मार्गदर्शन हो सकता है। मेरे जीवन का यही लक्ष्य है, यही आदर्श है, यही मुझे समाज की आधारशिला प्रतीत होती है।

दृश्य वर्णन

1

बस दुर्घटना का करुण दृश्य

हमारे देश की जनसंख्या में बहुत ही तेजी से वृद्धि हो रही है। गाँव कस्बों में, कस्बे नगरों में और नगर महानगरों में बदल गये हैं। जनसंख्या वृद्धि के साथ यातायात के साधनों-बसों, कारों, तिपहिया और दुपहिया स्कूटरों, साइकिलों और मोटर साइकिलों की संख्या भी पहले से दस गुनी अधिक हो गयी है। सड़कों पर चलना खतरों से खाली नहीं रहा है।

दिल्ली में प्रतिदिन दो चार बड़ी दुर्घटनाएँ घटती रहती हैं। इनमें कुछ लोग भगवान को प्यारे हो जाते हैं, कुछ विकलांग और अपाहिज तथा कुछ को महीनों अस्पताल की बेड पर दिन गुजारना पड़ता है। दुर्घटना मनुष्य का व्यक्तित्व, सामाजिक या राष्ट्रीय महत्त्व, उसका पांडित्य, कला-दक्षता किसी का लिहाज नहीं करती। उसके लिए सब समान है और वह सबको अपने विकराल जबड़ों में लेकर उन्हें चकनाचूर कर देती है।

एक दिन मुझे दिल्ली से नोएडा जाना था। इस यात्रा के दौरान मैंने जो हृदय-विदारक दुर्घटना देखी थी, उसका वर्णन यहाँ पर करूँगा। इस यात्रा के लिए रेलगाड़ी की अपेक्षा बस में यात्रा करना अधिक सुविधाजनक होता है। अतः मैं अन्तर्राज्यीय बस अड्डा पहुँचा जो कश्मीरी गेट के निकट है और जहाँ से केवल निकटस्थ स्थानों को ही नहीं दूरवर्ती नगरों, तीर्थ-स्थानों और पर्यटन-स्थलों को भी बसें जाती रहती हैं।

बस अड्डा पहुँचकर मैंने यू.पी. रोडवेज की एक खिड़की से नोएडा के लिए टिकट खरीदा और बस में जा बैठा। थोड़ी देर में ही बस यात्रियों से खचाखच भर गयी। कुछ लोगों ने बैठने के लिए सीट की परवाह न कर खड़े-खड़े यात्रा करने का ही निश्चय किया क्योंकि उन्हें अपने गन्तव्य पर पहुँचने की बड़ी जल्दी थी।

अस्तु, दिल्ली से नोएडा जाने वाली यू.पी. रोडवेज की बस अपने निर्धारित समय पर चल पड़ी। बस अपनी सामान्य गति से चल रही थी और यात्री आराम से परस्पर बातें करते, गप्पें मारते या कुछ पत्र-पत्रिकाएँ पढ़ने में व्यस्त थे। दो घण्टे की यात्रा पूरी हुई। दिल्ली से नोएडा जाते समय बस को दो-एक रेलवे-क्रासिंग से गुजरना पड़ता है।

प्रायः इन रेलवे-क्रासिंग पर लोहे का फाटक लगा होता है और नियुक्त रेलवे-कर्मचारी रेलगाड़ी के आते-जाते समय उस फाटक को बन्द कर देते हैं ताकि सड़क पर चलने वाले वाहन-बसें, ताँगे, बैलगाड़ियाँ, स्कूटर आदि फाटक के बाहर रुके रहें और रेलगाड़ी के गुजर

जाने के बाद जब फाटक खुले तभी क्रासिंग को पार करें।

जिस दिन मैं नोएडा जा रहा था, वह बस के अनेक यात्रियों के लिए अशुभ था और बस यमराज के विकराल काल-दंड का एक उपकरण। अतः यमराज की प्रेरणा से यह शराब के नशे में धुत्त लापरवाह रेलवे कर्मचारी अपने कर्तव्य से मुँह मोड़ गाजियाबाद से दिल्ली आने वाली रेलगाड़ी के उस स्थान से गुजरने के समय फाटक बन्द नहीं किया। परिणाम था भयंकर दुर्घटना। एक ओर दिल्ली से गाजियाबाद जाने वाले रेलगाड़ी अपनी तीव्रगति से दिल्ली की ओर बढ़ रही थी। रेल के इंजन में बैठे बेचारे ड्राइवर को क्या पता था कि आज फाटक बन्द नहीं किया गया है। परिणाम यह हुआ कि तूफानी गति से बढ़ते रेल के इंजन की चपेट में न केवल हमारी बस ही आयी अपितु कुछ अन्य वाहन भी उसके जाल में वैसे ही फँस गये जैसे मकड़ी के जाले में मक्खी, भुनगे, कीड़े फँस जाते हैं और दम तोड़ देते हैं।

ज्योंही बस रेल के इंजन से टकराई एक जबर्दस्त धक्के के साथ गेंद की तरह उछलती हुई क्रासिंग से चालीस गज दूर जा पड़ी। बस में बैठे यात्री चीखने-चिल्लाने लगे, जिनकों गहरी चोटें आयी थीं वे मूर्च्छित हो गये थे, कुछ बस की सीटों के बीच दबकर साँस रुकने के कारण या सिर में गहरी चोट लगने के फलस्वरूप भगवान को प्यारे हो गये थे। बस के ड्राइवर का लहू-लुहान सिर कटा शव एक ओर लुढ़क गया था। भाग्यवश मैं बस के पिछले भाग में बैठा था अतः मुझे गहरी चोटें तो नहीं आयी थीं पर लगता था मेरे दायें हाथ की हड्डी टूट गयी है क्योंकि मैं हाथ हिला तक नहीं सकता था और दर्द से बेहाल था। फिर भी किसी तरह बस से बाहर आया। देखा एक ताँगा और उसमें बैठे चार यात्री भी इंजन की चपेट में

आ गये थे और ताँगे वाला समेत सभी यात्रियों के शरीर मांस के लौंदे बनकर रह गये थे, उनके चेहरे और शरीर इतने विकृत हो गये थे कि यह पहचानना भी कठिन था कि वे स्त्री हैं या पुरुष, आदमी हैं या जानवर, घोड़ा भी मरा पड़ा था। तिपहिये स्कूटर में बैठे पाँच यात्री कुछ अधिक सौभाग्यशाली थे। उनकी जीवन-लीला तो समाप्त नहीं हुई थी, पर वे गम्भीर रूप से घायल हो गये थे। कुछ देर में जब इस दुर्घटना का समाचार अधिकारियों को मिला तो पुलिस की जीप, एक एम्बुलेंस गाड़ी वहाँ आ पहुँची। शवों को शव-परीक्षा के लिए पास के अस्पताल में ले जाया गया, कुछ की प्राथमिक चिकित्सा की गयी और जो गम्भीर रूप से घायल हो गये थे उन्हें अस्पताल में दाखिल कर लिया गया। जो बच गये थे वे रेलवे-व्यवस्था को कोसते नजर आ रहे थे।

2

दिल्ली मेट्रो रेल

भारत की राजधानी दिल्ली में बढ़ती बाहरी जनसंख्या की वजह से दिल्ली की आवागमन की समस्या विकट होती देखकर दिल्ली सरकार ने यहाँ की यातायात व आवागमन की समस्या को हल करने का एक सराहनीय कार्य मेट्रो रेल चलाकर किया। इसके लिए भारत सरकार ने मेट्रो रेल कारपोरेशन का गठन किया है और एक विदेशी कम्पनी से अनुबंध किया है। लगभग 6000 करोड़ की परियोजना के अर्न्तगत मेट्रो रेल चलाने हेतु युद्ध स्तर पर कार्य प्रारम्भ हुआ। फलस्वरूप 24 दिसम्बर 2003 को पहले चरण में शाहदरा से कश्मीरी गेट तक की लाइन का शुभारम्भ हुआ। इस अवसर पर दिल्ली की मुख्यमंत्री शीला दीक्षित और पूर्व मुख्यमंत्री मदन लाल खुराना के साथ-साथ कई केन्द्रीय और दिल्ली सरकार के मंत्री और अधिकारी भी मौजूद थे।

मेट्रो रेल ने दिल्ली यातायात की समस्या को काफी सीमा तक सुलझा दिया है और दिल्ली के यात्रियों के लिए मेट्रो रेल का चलाया जाना प्रमुख और सुविधाजनक कहा गया है। मेट्रो रेल के लिए पथ बनाने में अनेक प्रकार के व्यवधान भी आये, तथा कुछ मजदूरों की निर्माण काल में मृत्यु भी हुई, इन सभी कठिनाइयों को पार करते हुए सरकार ने दिल्लीवासियों को मेट्रो की सुविधा प्रदान की। दूसरे चरण में 31 मार्च 2004 को शाहदरा से रिठाला तक लगभग 21 किलोमीटर की दूरी के लिए मेट्रो रेल को चलाया गया। शाहदरा से रिठाला के लिए मेट्रो के 18 स्टेशन बनाये गये जिनमें शाहदरा, वेलकम, सीलमपुर, शास्त्री पार्क, कश्मीरी गेट, तीस हजारी, पुल बंगश, प्रताप नगर, शास्त्री नगर, इन्द्रलोक, कन्हैया नगर, केशवपुरम, नेताजी सुभाष प्लेस, कोहाट एंक्लेव, पीतमपुरा, रोहिणी पूर्वी, रोहिणी पश्चिमी और रिठाला के निवासियों को मेट्रो रेल के उपयोग का मौका मिला।

मेट्रो के प्रबन्ध निदेशक ने बताया कि मेट्रों में अब तक एक लाख तीस हजार यात्री प्रतिदिन के हिसाब से यात्रा करते हैं। कभी-कभी छुट्टियों के दिनों में यात्रियों की संख्या एक लाख पचास हजार तक हो जाती है। मेट्रो रेल से अब तक निगम को 12 से 13 लाख रुपये की यात्रियों से आय हो जाती है। साथ में प्रतिदिन 3 लाख रुपये के लगभग अन्य स्रोतो से मेट्रो को आय हो जाती है, जिनमें पार्किंग, विज्ञापन, स्टेशनों पर लगे स्टाल प्रमुख बताये जाते हैं। दिल्ली मेट्रो रेल कारपोरेशन निगम ने मेट्रो रेल परिचालन के लिए लगभग

600 व्यक्तियों को हांगकांग में तकनीकी शिक्षा दिलाई। सरकार ने दिल्ली में मेट्रो रेल का शुभारम्भ कर दिल्लीवासियों को मेट्रो रेल का एक अनुपम उपहार दिया है। दिल्ली के मुख्य भागों पर सीमेन्ट कंक्रीट के खम्बे बनाकर मेट्रो रेल का दिल्ली में शुभारम्भ करने वाला दक्षिण एशिया क्षेत्र में दिल्ली पहला शहर है।

आज मेट्रो का तीसरा और चौथा चरण भी पूरा हो गया है। जिसमें ऊपर गामी मार्ग बाराखम्बा से पटेलनगर, मोतीनगर, तिलकनगर, उत्तम नगर, ओम विहार होती द्वारका तक है, जिसमें 22 स्टेशन बनाये गये हैं, इसकी दूरी लगभग 23 किलोमीटर है। भूमिगत मेट्रो रेल जो केन्द्रीय टर्मिनल से कनाट प्लेस, चावड़ी बाजार, नई-पुरानी दिल्ली होती हुई विश्वविद्यालय तक चलायी गयी है। जिसके मार्ग में 10 स्टेशन बनाये गये है और इसकी दूरी लगभग 11 किलोमीटर है। दिल्ली में जिन मार्गों पर मेट्रो रेल चल रही है उस क्षेत्र के निवासी बस, आटो को छोड़कर मेट्रो रेल से ही यात्रा करना सुविधाजनक मानते हैं। मेट्रो के प्रयोग स्टेशन पर पार्किंग के स्थान, पीने का पानी, जन सुविधाएँ बनायी गयी हैं।

मेट्रो रेल के दोनों चरण पूरा करने के बाद निकटवर्ती जिलों में यह कार्य किया गया है। दिल्ली के निकटवर्ती राज्यों के जिलों को भी मेट्रो रेल द्वारा दिल्ली से गौतम बुद्धनगर जाने का प्रावधान बनाया गया है। जिसमें उत्तर प्रदेश का जिला गाजियाबाद, गौतम बुद्धनगर तथा हरियाणा के जिले फरीदाबाद, गुड़गाँव व बहादुरगढ़ का नाम शामिल है।

प्रत्येक मेट्रो स्टेशनों पर लिफ्ट की व्यवस्था की गयी है तथा स्वचालित सीढ़ियाँ भी लगायी गयी हैं। मेट्रो रेल में यात्रा करने के लिए स्टेशन पर लिफ्ट भी लगायी गयी हैं। मेट्रो रेल में यात्रा करने के लिए स्टेशन पर टिकट के रूप में एक गोल टोकन दिया जाता है। दूरी और दर के अनुरूप टोकन के रंग अलग है। स्टेशन से टोकन लेकर यात्री को रेल तक पहुँचने के लिए रास्ते में गली बाधा पर टोकन दिखाने पर ही रास्ता मिलता है। यात्रा पूर्ण होने पर स्टेशन पर लगी बाधा के भीतर लिया गया टोकन डालने से बाधा दूर होने पर यात्री स्टेशन से बाहर आ जाता है।

आगामी मेट्रो स्टेशन की सूचना मेट्रो रेल के प्रत्येक डिब्बे में होती है। साथ ही कम्प्यूटर द्वारा स्वचलित सन्देशों का भी प्रसारण होता है, जिसमें आने वाले स्टेशन की जानकारी मिलती है। वातानुकूलित मेट्रो रेल में यात्रा का आनंद आता है, साथ ही सड़क पर यातायात के दौरान विकट जाम समस्या नहीं मिलती और यात्री अपने गंतव्य तक कम समय में पहुँचने में सफल होता है।

3

वर्षा का एक दिन

वर्षा की ऋतु काफी मनमोहक होती है परन्तु प्रत्येक के लिए इसका रूप एक जैसा नहीं होता है। अर्थात् वर्षा का स्वरूप अलग-अलग होता है। वर्षा किसी के लिए मनमोहक, किसी को लाभकारी, किसी के लिए मुसीबत तो किसी के लिए खेल, किसी के लिए जीवन तो किसी के लिए मौत के समान है। भीषण गर्मी के बाद बारिश की ठण्डी फुहार मनमोहक लगती है। गर्मी शान्त हो जाती है, धूल उड़नी बन्द हो जाती है तथा ठण्डी हवा का झोंका मन को शीतलता प्रदान करता है।

भू-मण्डल पर पेड़-पौधे व वनस्पतियाँ धुली हुई और हरी-भरी परिलक्षित होती हैं। सभी स्थानों पर खुशी का वातावरण हो जाता है। कृषकों हेतु यह अत्यधिक खुशी का दिन होता है क्योंकि प्यासी धरती भर पेट पानी पीकर स्वस्थ अनाज को जन्म देती है। बच्चों की तो जैसे लॉटरी लग जाती है। वह जगह-जगह भरे हुए पानी में कागज़ की नाव तैरा कर प्रसन्न होते हैं। लेकिन निर्धनों के लिए वर्षा समस्या उत्पन्न करती है, उनकी झुग्गी-झोंपड़ियाँ खतरे में पड़ जाती हैं। उनका सब सामान खराब हो जाता है। खुली हुई दुकानें बन्द हो जाती हैं, बाजार से ग्राहक गायब हो जाते हैं। मजदूरों का काम बन्द हो जाता है तथा रोजी-रोटी के लाले पड़ जाते हैं। पर हाँ चाय-पकौड़े वालों की दुकान खूब चल निकलती हैं। साथ ही साथ गर्म-गर्म जलेबी का स्वाद भी बढ़ जाता है। इन दुकानों पर ग्राहकों की भरमार हो जाती है।

लेकिन इसके साथ ही सड़कों पर पानी एकत्र हो जाता है। सब वाहन पानी में फँस जाते हैं। लोगों को आने-जाने में असुविधा होती है। बच्चों को स्कूल से भीगते हुए पैदल घर जाना पड़ता है जो कई बार उन्हें बीमार भी कर जाता है। सड़कों पर कीचड़ के कारण चलना तक दूभर हो जाता है। तेज़ी से चलते हुए वाहन सब पर कीचड़ उछालतें हुए चलते हैं। डाकिया, दूध वाला, सब्ज़ी वाला सबके कामों पर मुसीबत आ जाती है। उन्हें या तो भीगते हुए काम पर जाना पड़ता है या फिर छुट्टी मारनी पड़ती है। सड़क पर भी रंग-बिरंगा दृश्य उपस्थित हो जाता है। रेहड़ियों पर, चलते फिरते लोगों के हाथ में रंग-बिरंगी छतरी तथा शरीर पर रंगीन बरसाती नजर आती है। पर कुल मिला कर वर्षा का दिन बहुत मनमोहक होता है तथा एक भीनी-सी याद सबके दिल पर छोड़ जाता है।

साहित्य

1

साहित्य का उद्देश्य

साहित्य का मुख्य उद्देश्य समझने के लिए इसके तात्पर्य को समझना बहुत जरूरी है। साहित्य शब्द का अर्थ है—साथ अथवा सहित होने का भाव। यह साथ रहना, होना अथवा मिलना। वे सभी वस्तुएँ जिनका किसी कार्य के सम्पादन के लिए उपयोग होता है आवश्यक सामग्री, साहित्य ज्ञानराशि के विशिष्ट अंश हैं। जो मनुष्य को ऐसी अन्तर्दृष्टि देता है जिससे कलाकार किसी प्रकार की कलाकृति करके आत्मोपलब्धि करता है और रसिक लोग उस कला का आस्वादन करके लोकोत्तर आनन्द का अनुभव करते हैं।

साहित्य उन सभी ग्रंथों और लेखों से सम्बन्धित है, जिनका सौन्दर्य, गुण, रूप अथवा भावुकतापूर्व प्रभावों के कारण समाज में आदर होता है किसी विषय अथवा वस्तु से सम्बन्ध रखने वाली सभी बातों का विस्तृत विवरण जो प्रायः उसके विज्ञापन के रूप में बँटता है। अंग्रेजी में साहित्य को 'लिटरेचर' शब्द से अभिहित किया है। डॉ. श्यामसुन्दर के शब्दों में साहित्य वे हैं जो हृदय में अलौकिक आनन्द की या चमत्कार की सृष्टि करें। आचार्य महावीर प्रसाद द्विवेदी ने विचारों से संचितकोश को साहित्य माना है। उपर्युक्त विवरण से साहित्य शब्द का अर्थ एवं परिभाषा स्पष्ट हो जाती है। साहित्य बहुत ही व्यापक है। साहित्य का क्षेत्र विस्तृत है। शब्दों में वर्णित सभी वस्तुएँ साहित्य में आ जाती हैं। साहित्य गद्य अथवा पद्य किसी भी रूप में हो सकता है। साहित्यकार अपने विचार गद्य अथवा पद्य रूप में ही व्यक्त करता है। अतः साहित्य का उद्देश्य विचारों के माध्यम से मनुष्य का मार्गदर्शन करना है। साहित्य को विद्वानों ने महत्त्व प्रदान करते हुए कहा है कि शास्त्रों द्वारा केवल रसपूर्ण साहित्य का सृजन किया जाता है।

दर्शन अर्थात जीव एवं ईश्वर का सम्बन्ध साहित्य के मुख्य क्षेत्र में आता है। दूसरे शब्दों में हम कह सकते हैं कि साहित्य का प्रमुख उद्देश्य जीवनदर्शन का ज्ञान कराना है। उच्चकोटि के साहित्य को सदैव विशेष महत्त्व प्रदान किया जाता है, जैसे गोस्वामी तुलसीदास का साहित्य प्रत्येक वर्ग, जाति एवं धर्म का मार्गदर्शन करता है। सच्चे लोक धर्म, ज्ञान, कर्म और उपासना की स्थापना साहित्य के बिना सम्भव नहीं है। अतः साहित्य का उद्देश्य लोकधर्म की स्थापना करना है। प्राणिमात्र को सच्चिदानन्द के रस का वास्तविक आनन्द साहित्य ही प्रदान करता है। आज संसार में जो कुछ दिखायी देता है, साहित्य की

देन है। जब-जब देश अथवा विश्व में उथल-पुथल हुई है शान्ति साहित्य ने ही स्थापित की है।

भारत में काव्य शास्त्र ढाई हजार वर्ष से चलता आ रहा है। इसके प्रणेता भरत मुनि ने भी इस परम्परा के निर्वाह के लिए साहित्य को महत्त्व प्रदान किया है। साहित्य को यदि हम मानव जीवन की विशद् व्याख्या कहें तो अतिशयोक्ति नहीं होगी। साहित्य का प्रमुख उद्देश्य समाज को गति प्रदान करना है। साहित्य को इसी कारण आत्मा की एकान्त अभिव्यक्ति माना गया है। यह अभिव्यक्ति किसी भी रूप में हो सकती है—सौन्दर्यवादी अथवा यथार्थवादी। साहित्यकार जैसा देखता है, सुनता है उसी को ग्रहण कर अपने साहित्य में प्रस्तुत कर समाज के सामने रखता है। अतः स्पष्ट है कि साहित्य का प्रमुख उद्देश्य समाज का मार्गदर्शन करना है।

बेन जानसन ने साहित्य के मुख्य उद्देश्य को जीवन के श्रेष्ठ प्रणाली के रूप में स्वीकार किया है। मैथ्यू आर्नोल्ड ने भी इसी बात का समर्थन किया है। साहित्य में नीति के विरुद्ध विद्रोह होता है, उसमें जीवन के प्रति भी विद्रोह होता है। गेटे ने तो यहाँ तक कहा है कि साहित्य तो सम्पूर्ण जगत् का मानवकृत रूप हैं साहित्य अथवा साहित्यकार का उद्देश्य सदैव उपयोगिता प्रदान करना होता है अथवा आनन्द प्रदान करना होता है। टाल्सटाय के विचारों में साहित्य में नीति की प्रमुखता होनी चाहिए। नीति से विमुक्त साहित्य की कोई सफलता अथवा उपयोगिता नहीं हैं अतः साहित्य का उद्देश्य धर्म, करुणा, प्रेम, सद्भावना, समष्टिवादिता उत्पन्न करना है। इसी प्रकार का साहित्य श्रेष्ठ कहा जाता हैं समाज के लिए नैतिकता की बहुत आवश्यकता है। नैतिकता समाज को साहित्य ही प्रदान करता है।

आज नैतिक मूल्य गिर रहे हैं। समाज का स्तर गिर रहा है। इसका प्रमुख कारण साहित्य के स्तर का गिरना है। हम इक्कीसवीं सदी में प्रवेश करने जा रहे हैं।

उपर्युक्त तथ्यों के अध्ययन से हम निष्कर्ष पर पहुँचते हैं कि मानव बिना साहित्य के अपूर्ण है। बाह्य एवं अन्तर्जगत् में साहित्य का महत्त्व स्वयं ही प्रदर्शित हो जाता है। नैतिकता और सदाचार मनुष्य के आभूषण हैं जो साहित्य के माध्यम से ही प्राप्त होते हैं पाश्चात्य विद्वानों ने भी इसीलिए साहित्य के महत्त्व को स्वीकार किया है। संक्षेप में साहित्य का उद्देश्य मानव जाति को जागृत कर उसे विकास के पथ पर अग्रसर करना है।

2

राष्ट्रभाषा हिन्दी

प्रत्येक स्वतन्त्र देश की स्वयं की अपनी भाषा है, जो उसको गौरव प्रदान करती है। किसी भी स्वतन्त्र राष्ट्र की अपनी एक भाषा होती है जो उसका गौरव होती है। इसी भाषा को उसकी राष्ट्रभाषा के नाम से भी जाना जाता है। राष्ट्रीय एकता और राष्ट्र के स्थायित्व के लिए राष्ट्र भाषा अत्यंत महत्त्वपूर्ण होती है। इसके विपरीत जिस राष्ट्र की कोई भाषा नहीं है उसे दरिद्र एवं दीन-हीन की पदवी दी जाती है।

आजादी मिलने के पहले ही कांग्रेस ने यह निर्णय लिया था कि स्वतन्त्र भारत की राजभाषा हिन्दी होगी। स्वतन्त्रता प्राप्ति के बाद जब 26 जनवरी 1950 को देश का संविधान लागू हुआ और भारत को सर्वप्रभुतासम्पन्न लोकतन्त्रात्मक गणराज्य घोषित किया गया तो संवैधानिक स्तर पर हिन्दी को भी भारतीय गणतन्त्र की राजभाषा घोषित किया गया।

14 सितम्बर 1949 को भारतीय संविधान सभा ने हिन्दी भाषा को भारत संघ की राजभाषा के रूप में मान्यता दे दी थी। इतना सब कुछ होने के बावजूद हिन्दी भाषा अपना घोषित पद प्राप्त नहीं कर पायी। अंग्रेजों ने तो मुसलमानों को प्रसन्न करने के लिए उर्दू को दूसरी मुख्य भाषा पहले से ही बना रखा था।

आजादी के समय मुसलमानों ने उर्दू के पक्ष में दावा पेश किया तो दक्षिण के लोग अंग्रेजी का राग अलापने लगे। साथ ही देश के कर्णधारों ने यह घोषित कर दिया कि 1965 तक अंग्रेजी ही काम-काज की भाषा बनी रहेगी। इस अवधि तक दक्षिणी राज्य हिन्दी को राष्ट्रभाषा घोषित करने को तैयार हो जायेंगे। परन्तु दुर्भाग्यवश आज स्वतन्त्रता के 65 वर्ष बाद भी हिन्दी राष्ट्रभाषा नहीं हो पायी है।

प्रत्येक भाव को व्यक्त करने का सामर्थ्य हिन्दी भाषा में मौजूद है, सर्वव्यापकता तथा बनावट की दृष्टि से सरल है। आज भी हिन्दी भाषा देश के कोने-कोने में बोली जाती है। विश्व के अनेक विश्वविद्यालयों में हिन्दी का पठन-पाठन हो रहा है, परन्तु हमारा दुर्भाग्य है कि अपने ही देश में राष्ट्रभाषा को तिरस्कृत होना पड़ रहा है। हिन्दी जानने वाले भी अंग्रेजी भाषा का प्रयोग कर अपने मिथ्याभिमान का प्रदर्शन कर रहे हैं। हमारे देश के राजनीतिज्ञ अपने ही देश में अंग्रेजी में बोलकर अपने अहं की तुष्टि करते हैं। संसद में

प्रश्न हिन्दी में पूछा जाता है, परन्तु उत्तर अंग्रेजी में मिलता है। यह निर्विवाद सत्य है कि व्यक्ति के व्यक्तित्व का समुचित विकास अपनी ही भाषा के पठन-पाठन से होता है, अन्य भाषा से नहीं।

वर्तमान समय में जिस तरह अंग्रेजी भाषा के स्कूलों की बढ़ोत्तरी हो रही है तथा प्रत्येक व्यक्ति जिस प्रकार अपने बच्चों को अंग्रेजी माध्यम द्वारा पढ़ाने को अनिवार्य मानने लगा है, उसे देखकर ऐसा नहीं लगता कि हिन्दी हमारे संविधान द्वारा स्वीकृत हमारे देश की राष्ट्रभाषा है। विदेशी भाषा के माध्यम से पढ़ने के कारण बालक अपने विचारों को पूरी तरह व्यक्त नहीं कर पाते हैं।

पूरे भारत के नागरिकों का दायित्व है कि हिन्दी को राष्ट्र भाषा बनाने के लिए पूरी तन्मयता से प्रयास करें। हर सम्भव प्रयास करें। सदा याद रखें कि व्यवहार में हिन्दी भाषा का प्रयोग हीनता नहीं अपितु गौरव का प्रतीक है। श्री अटल बिहारी वाजपेयी पहले भारतीय थे जिन्होंने सयुंक्त राष्ट्र संघ में पहली बार हिन्दी में भाषण देकर सभी को चौंका दिया था। अतः हिन्दी को राष्ट्रभाषा के रूप में सम्मान देना हम भारतीयों का ही कर्तव्य है।

3

हिन्दी काव्य में प्रकृति चित्रण

यहाँ पर हम सबसे पहले प्रकृति के अर्थ के बारे में चर्चा करें तो इसके बाद हम प्रकृति का काव्यात्मक चित्रण के सन्दर्भ में ज्ञान प्राप्त करेंगे। प्रकृति एक ऐसा शब्द है जिसका अर्थ शाब्दिक रूप से स्वभाव से लगाया जाता है। प्रकृति का व्यापक अर्थ किसी पदार्थ या प्राणी का वह विशिष्ट भौतिक सारभूत तथा सहज और स्वाभाविक गुण या तत्त्व जो उसके स्वरूप के मूल में होता है और जिसमें कभी कोई परिवर्तन अथवा विकार नहीं होता। उदाहरणार्थ, प्रत्येक वस्तु अथवा प्राणी का जन्म और मृत्यु एक प्रकृति है। अधिकांश दार्शनिक प्रकृति को ही सारी सृष्टि का एक मात्र उपादान कारण मानते हैं। संक्षेप में हम कह सकते हैं, "वह सम्पूर्ण दृश्य जगत् जिसमें हमें पशु-पक्षी, मानव वनस्पतियाँ आदि अपने मौलिक अथवा स्वाभाविक रूप में दिखायी देती हैं" प्रकृति है। प्रकृति जीवनयापन का वह सरल और सहज प्रकार है जिस पर आधुनिक सभ्यता का प्रभाव नहीं पड़ता तथा यह नकारात्मक प्रतिबन्धों से काफी हद तक असंबद्ध होता है।

काव्यात्मक दृष्टि से प्रकृति वातावरण का एक अभिन्न अंग है। प्रकृति ईश्वर की क्रिया का मूर्त कारण है। अतः प्रकृति और मनुष्य के निकट का सम्बन्ध है। बिना प्रकृति के कोई भी प्राणी अथवा वस्तु कल्याण से परे है। मनुष्य को प्रकृति से अलग नहीं किया जा सकता। आज विज्ञान का विकास हो रहा हैं किन्तु प्रत्यक्ष अथवा परोक्ष रूप में प्रकृति से विज्ञान अवश्य जुड़ा है। वन के जीव-जन्तु आज भी प्रकृति की गोद में अपना जीवन व्यतीत करते हैं, मानव तो आदिकाल से ही प्रकृति से जुड़ा रहा है। आज का सभ्य मानव मकानों में रहने लगा है किन्तु यह मकान भी प्रकृति के बिना नहीं बनाये जा सकते।

हमारा देश एक विशाल देश है। भारत के अन्तर में हिमालय अवस्थित है। नदी, वन, सागर, झील और मरुस्थल भारत जैसे विश्व के किसी देश में नहीं हैं। भारत की भूमि पर प्रकृति की छटा देखते ही बनती है। बर्फीली चोटियाँ, कल-कल करती नदियाँ, सूर्य की चमचमाती किरणें प्रातः-सायं सहसा किसके मन को आकर्षित नहीं करती। प्राकृतिक छटा को निहारने विश्व के हर कोने से पर्यटक आते हैं। प्रकृति का चित्रण साहित्य के हर काल में अलग-अलग किया गया है।

प्रकृति को साहित्य में विभिन्न रूपों में दर्शाया गया है। कालिदास का 'मेघदूत' प्रकृति पर आधारित काव्य है। कालिदास के पक्ष को सांत्वना देने वाला एकमात्र मेघ ही है, उससे

अच्छा और कोई दूत हो ही नहीं सकता। श्रीराम प्रकृति के माध्यम से ही 14 वर्ष वन में व्यतीत कर पाये। वे तो सीता का पता प्रकृति के जीवों से ही पूछते हैं—

इसी प्रकार कालिदास की शकुन्तला तथा रामायण की सीता की सखी प्रकृति से अच्छी और कोई हो ही नहीं सकती।

ऐतिहासिक काल से ही प्रकृति को अनेक रूपों में चित्रित किया जाता रहा है। आदिकाल में यद्यपि प्रकृति को विशेष महत्त्व प्रदान नहीं किया गया किन्तु कवि अछूते भी नहीं रह सके। चन्दवरदाई कवि उनमें से एक थे। काव्य के अध्ययन से पता चलता है कि आदिकाल के कवि भी प्रकृति से प्रभावित रहे हैं। उन्होंने प्रकृति को उपमा, उद्दीपन एवं मानवीकरण रूप में चित्रित किया है।

भक्तिकाल में प्रकृति चित्रण को कवियों ने अपने काव्य में उचित स्थान दिया है। कबीर का रहस्यवाद तो प्रकृति पर ही निर्भर है—सम्पूर्ण जगत् और ब्रह्म के सम्बन्ध को स्पष्ट करने के लिए उन्होंने कमलिनि का सहारा लिया—

इसी प्रकार सूर का वियोग वर्णन भी प्रकृति के माध्यम से ही पूर्ण हुआ—

इसी प्रकार रीतिकाल में भी प्रकृति चित्रण खूब किया गया है।

बिहारी ने प्रकृति चित्रण को अलंकृत कर गागर में सागर भर दिया—

प्रकृति का चित्रण साहित्य के हर काल में अलग-अलग किया गया है। आधुनिक युग में प्रकृति चित्रण भिन्न-भिन्न रूपों में देखने को मिलता है। भारतेन्दु युग में प्रकृति के आलम्बन, उद्दीपन एवं उपमा रूप देखने को मिलते हैं। अयोध्यासिंह उपाध्याय ‘हरिऔध’ एवं मैथिलीशरण गुप्त के प्रकृति चित्रण अतिदर्शनीय है। ‘प्रिय प्रवास’ में हरिऔध ने प्रकृति के विभिन्न चित्र अंकित किये हैं, जैसे—

> *दिवस का अवसान समीप था।*
> *गगन मन कुछ लोहित हो चला।*
> *तरु शिक्षा पर भी अब राजती।*
> *कमलिनी-कुंज वल्लभ की प्रथा ॥*

मैथिलीशरण गुप्त प्रकृति का आलम्बन रूप चित्रण

> *करुणे क्यों रोती है? उत्तर में और अधित तूँ कोई।*
> *मेरी विभूति है जो भवभूति कहे क्यों कोई ॥*

मैथिलीशरण गुप्त अपने काव्य में प्रकृति का मानवीयकरण करते हुए कहते हैं—

> *प्रथम रश्मि का आना रंगिणि, कैसे तूने पहिचाना।*
> *कहाँ-कहाँ हे बाल विहंगिनी, पाया तूँ ने यह गाना ॥*

निबन्ध-संग्रह

नायिका रूप में प्रकृति का एक रूपक चित्र–

पावसऋतु थी, पर्वत प्रदेश
पल-पल परिवर्तित, प्रकृति वेश।
मेखलाकार पर्वत अपार, अपने सहस्त्र दृग सुमन फाड़ा।

प्रकृति को कवियों ने अलंकार से सुसज्जित कर प्रस्तुत किया हैं। रामकुमार वर्मा का एक उदाहरण–

इस सोते संसार बीच, जगकर-सजकर रजनी बाले।
कहाँ बेचने ले जाती हो, ये गजरे तारों वाले॥

तथा

प्रकृति के सम्बन्ध में प्रगतिवादी कवि सर्वेश्ववर दयाल सक्सेना एक रूपक इस प्रकार देते हैं–

आये महत वसंत
मखमल के झूले पड़े हाथी सा टीला।
बैठे किंशुक छगलगा बाँध पाग पीला॥

प्रगतिवादी एवं प्रयोगवादी कविताओं में प्रकृति को यथोचित स्थान नहीं मिल पा रहा है। आधुनिक कविताओं में–प्रकृति स्वतः अपना स्थान पा लेती है। जैसा कि उपर्युक्त कथनों से स्पष्ट हैं।

आदिकाल से मनुष्य प्रकृति का सहगामी रहा है अतः प्रकृति के महत्त्व को नकारा नहीं जा सकता। अगर हम यह भी कहें कि मनुष्य प्रकृति का विस्तार है तो बात गलत नहीं होगी।

4

मेरा प्रिय काव्य (रामचरितमानस)

मेरा प्रिय काव्य 'रामचरितमानस' है। धरती पर ऐसा कोई प्राणी नहीं है जो इससे परिचित हुए बिना रह सकता हो। तुलसी का यह अमर काव्य इसी कारण प्रबन्धकाव्य अथवा पुराण की गणना में आता है। राम के चरित्र के माध्यम से गोस्वामी जी ने मर्यादा, आदर्श, लोकनीति एवं भक्ति तथा समन्वयवाद की स्थापना किया है जो निरन्तर मनुष्य को लाभ पहुँचाता रहेगा। इन्हीं कारणों से गोस्वामी जी लोकनायक कहे जाते हैं।

मर्यादा पुरुषोत्तम श्री राम 'रामचरितमानस' के नायक हैं। वे जगत् के रक्षक है। वे शक्ति के स्तम्भ है। वे दुर्गा कोटि अमित अरिमर्दन हैं। राम आदर्श पुत्र हैं, आदर्श शिष्य हैं। राम के अतिरिक्त अन्य पात्र लक्ष्मण, भरत, शत्रुघ्न, सीता आदि के चरित्र भी अनुकरणीय हैं। सभी के चरित्रों में कर्तव्यपरायणता, भक्ति-भावना, आदर्शवाद एवं समन्वय दिखायी दे रहा है। इसके साथ ही तुलसी ने हमारे इस प्रिय काव्य में रावण के चरित्र की भी झाँकी प्रस्तुत की है जिससे व्यक्ति राक्षसी प्रवृत्ति अथवा अवगुणों से बच सके।

'रामचरितमानस' भाव पक्ष की दृष्टि से उत्तम काव्य है। उसमें प्रबन्ध काव्य के लक्षण विद्यमान हैं। जीवन के विविध रूपों को प्रस्तुत करने में कवि पूर्ण सफल हुआ है। भक्तिभावना, मानव की विभिन्न दशाओं, प्रकृति चित्रण आदि को प्रस्तुत कर काव्य को और अधिक महत्त्वपूर्ण बना दिया है। इस महान काव्य में पात्रों के चरित्र के माध्यम से जीवन मूल्यों की प्रतिष्ठा स्थापित की गयी है। इस काव्य से मानव मन की गहराई पर ध्यान दिया गया है। इस कारण काव्य गम्भीर हो गया है। 'रामचरितमानस' की महानता उच्च एवं आदर्श चरित्रों के चित्रण में है। इसका उद्देश्य लोकहित है।

रामचरित मानस कलापक्ष के दृष्टिकोण से एक प्रकार की सर्वोत्कृष्ट काव्य रचना है। रामचरिमानस की भाषा शुद्ध, परिष्कृत एवं परिमार्जित साहित्यिक अवधी है। इसका शब्द भण्डार विशाल है। भाषा सभी प्रकार के भावों को व्यक्त करने में पूर्ण सफल है। कहीं-कहीं देशज शब्द संस्कृत रूप में प्रयोग किये गये हैं, किन्तु बोझिल प्रतीत नहीं होते। इसका प्रमुख कारण यह है कि इन शब्दों का रूप अपनी भाषा की सफल अभिव्यक्ति है। मुहावरों एवं लोकोक्तियों के सुन्दर प्रयोग हैं।

चमत्कारिक अलंकारो के प्रयोग की दृष्टि से भी यह उच्चकोटि की काव्य रचना है।

भाव सौन्दर्य के साथ-साथ अलंकार प्रयोग से भाषा में और अधिक आकर्षक आ गया है। एक रूपक के माध्यम से की गयी व्यंजना का एक उदाहरण-

उदित उदय गिरि मंच पर रघुवर-वाल पतंग।

विकसे संत-सरोज सब, विहंसे लोचन भृंग ॥

उत्प्रेक्षा-

लसत मंजु मुनि मंडली, मध्य सीप रघु-चन्दु।

ग्यान सभा जनु तनु धरै, भगति सच्चिदानन्द ॥

चमत्कारिक छन्द के प्रयोग की दृष्टि से भी रामचरितमानस उच्चकोटि का काव्य है। इन्होंने रामचरित मानस में दोहा चौपाई, मात्रिक, वर्णवृत्त छन्दों का प्रयोग विशिष्ट रूप से किया है। इसके अतिरिक्त इन्होंने रामचरित-मानस में दोहा, चौपाई तथा विभिन्न छन्द विशेषकर मात्रिक एवं वर्णवृत्त छन्दों का प्रयोग किया है जिनमें चौपाई, दोहा, सोरठा, हरिगीतिका, तोमर, चिमैनी और चौपैया, अनुष्टूप इनद्रवज्रा, मोरक, मालिनि, वसनत तिलक, शाईल, नगस्व रूपिणि का प्रयोग अधिक हुआ है।

उपर्युक्त विवरण से स्पष्ट है कि जो विशेषतायें मेरे प्रिय काव्य 'रामचरितमानस' में हैं, वे अन्य किसी काव्य में दिखायी नहीं देती हैं। जैसा मार्गदर्शन 'रामचरितमानस' करता है, वैसा अन्य काव्य में नहीं। यही कारण है कि रामचरित मानस जगत् प्रिय काव्य रचना है।

5

आधुनिक काल की मीरा 'महादेवी वर्मा'

महादेवी वर्मा जी का जीवन मीरा से समानता रखता है, इसीलिए महादेवी वर्मा को आधुनिक काल की मीरा कहा जाता है। वे दोनों ही कवयित्री थीं। उन्होंने समान रूप से काव्यों में प्रेम और वेदना की प्रकट किया है। सौन्दर्य प्रेम की प्रधानता और हृदय की पीड़ा ही उनके काव्य का प्रमुख आधार हैं। उन्होंने सर्वत्र ईश्वरीयसत्ता को ही स्वीकार किया है। उनकी कविताओं में ज्ञानप्रियता का संकेत सर्वत्र मिलता है। विस्मय खोज, प्रिय में तन्मयता, प्रेम की पीर, मिलन का संकेत, प्रिय की सर्वव्यापकता उनके काव्य की विषयवस्तु हैं। यथा—

> कौन तुम मेरे हृदय में,
> कौन मेरी कसक में नित मधुरता भरता अलक्षित।
> कौन फासे लोचनों में घुमड़ फिर झरता अपरिचित।

महादेवी जी की रचना में वेदना सर्वत्र प्रदर्शित होती है। वे वेदना को सहेली मानती थी। वे पीड़ा में प्रियतम (परमात्मा) को प्राप्त करने का प्रयास करती हैं। वे आजीवन पीड़ा से ही खेलती हैं। वे कह उठती हैं—

> परिचय इतना, इतिहास यही,
> कल उमड़ी थी मिट आज चली
> मैं नीरभरी दुःख की बदली।

वे सर्वत्र प्रियतम के मिलन में मीरा की भाँति शान्त और उन्हीं में लीन दिखायी देती हैं। आधुनिक काल में इस प्रकार के भाव अन्य कवयित्रियों में नहीं मिलते हैं। महादेवी जी दीपक का आलम्ब लेती हुई कहती है—

> मधुर-मधुर मेरे दीपक जल, युग-युग प्रतिदिन प्रतिक्षण प्रतिपल।
> प्रियतम का पथ आलोकित कर, सौरभ फैला विपुल धूप बन॥

उनके हृदय में अथाह दया का सागर है। वे व्यक्तिगत पीड़ा को लोक की पीड़ा मानती हैं। अतः उनके काव्य में करुणा को स्थान मिला। कोई भी विरह तब तक मार्मिक नहीं हो सकता जब तक करुणा की भावना न हों। वे करुणा चाहती हैं और करुणा बिखेरना भी चाहती हैं। उनके गीतों में करुणा का समावेश भी है यथा—

तुम दुःख वन बस पथ में आना, शूलों में नित मृदु पाटल सा।
खिलने देना मेरा जीवन, क्या हार बनेगा वह जिनसे।
सीखा न हृदय को विधवाना ॥

महादेवी जी के काव्यों में आध्यात्मवाद, बौद्ध दर्शन, दुःखवाद की झलक मिलती है। सुख-दुःख को वह समतुल्य मानती रहीं, दुःख को जीवन का प्रमुख आधार माना। लोकापवादों की चिन्ता नहीं कीं। दुःख को हँसते-हँसते सहन कर प्रियतम से ध्यान लगाये रहीं, उनके मुख से निकल पड़ता है–

तुम मानस में बस जाना, छिप दुःख के अवगुण्ठन से।
तुम्हें ढूँढ़ने के हित परिचित होलूँ कण-कण से ॥

महादेवी जी अपने काव्यों में प्रेम को सात्विक अनुभूति का प्राण मानती हैं। उनके हृदय में उत्पन्न प्रेम के सुकुमार भाव आकर्षित करते हैं। मीरा की तरह विरह उनका चिर सहचर है। इसी विरह ने महादेवी जी के प्रियतम (परमात्मा) से मिलने को व्यथित किया है। उन्होंने अपने काव्यों में भाव जगत् के क्षेत्र में गागर में सागर भर दिया है। उनके ये भाव बिल्कुल यथार्थ लगते हैं। उनके प्रियतम की मूर्ति उनके हृदय में बसी हुई है वे किसी प्रकार अपने प्रिय मिलन की वेदना को शान्त नहीं करना चाहती हैं। महादेवी वर्मा जी ने अपने उपन्यास में नारी को विशेष महत्त्व देते हुए अपने उपन्यास लिखीं। नारी गुणदेवी है। उसमें दयालुता, प्रेम, करुणा कूट-कूट कर भरी होती है उसमें दुःख सहने की अपार क्षमता होती है। वह जीवन में हर पथ पर अपने परिवार का साथ देती है। कभी बेटी बनकर, तो कभी माँ बनकर, कभी बहू बनकर। महादेवी वर्मा ने नारी को एक चट्टान के समान माना है, जो कि इतने आँधी-तूफान आने पर भी नहीं हिलती, वह अपने स्थान पर अडिग खड़ी रहती है। उसी प्रकार नारी होती है जो इतने संकटों के बीच भी नहीं घबराती।

महादेवी जी मनुष्य के जीवन में पीड़ा को स्थायी एवम् सहज मानती है। अतः वह कहती है–

मेरे विखरे प्राणों में सारी करुणा ढुलका दो,
मेरी छोटी सीमा में अपना अस्तित्व मिटा दो।
पर शेष नहीं होगी, यह मेरे प्राणों की क्रीड़ा,
तुम को पीड़ा में ढूँढ़ा, तुम में ढूँढूगी पीड़ा ॥

उन्हें खिलती कलियाँ दुःख देती हैं। वे भूखी-प्यासी रहकर सूखे अधरों की पक्षपाती हैं। उन्हें यौवन पसन्द नहीं, जर्जर जीवन अच्छा लगता है। उनके जीवन में किसी के प्रति न कटुता है, न द्वेष, न घृणा है, न प्रतिकार। उनके मन में दुःखी हृदयों का रुदन है। सबके दुःख को वे अपना दुःखी मानती हैं। महादेवी जी का मानना है कि इस प्रकार की अनुभूति सर्वत्र नहीं होती। नारी की हृदय में कोमल याचना सुखकारी है इसके अतिरिक्त नारी के हृदय में हो भी क्या सकता है इस सम्बन्ध में महादेवी जी कहती हैं कि–

जो तुम आ जाते एक बार,
कितनी करुणा कितने संदेश पथ में बिछ जाते वन पराग।
गाता प्राणों का तार-तार अनुराग मरा उन्माद गया,
और सूर लेते वे पद पारावार ॥

निष्कर्षतः कहा जा सकता है कि महादेवी जी जैसी मीरा के अतिरिक्त आधुनिक काव्य साहित्य कहीं भी दिखायी नहीं देती।

संदेशगर्भित

1

पराधीन सपनेहु सुख नाहीं

पराधीन सपनेहु सुख नाहीं से तात्पर्य यह है कि अधीन रहकर कोई भी सुखी नहीं रह सकता है। कोई भी ऐसा प्राणी नहीं है जो पराधीन रहना चाहता हो। व्यक्ति का सुख प्रसन्न रहने में है। प्रसन्न वही रह सकता है जो स्वतन्त्र हो। सुख का अनुभव व्यक्ति मन में करता है। स्वाधीन व्यक्ति ही विकास करता है।

कोई भी व्यक्ति पराधीन होकर उचित रूप से विकास नहीं कर सकता। पराधीन व्यक्ति यदि सोचता भी है तो मन में सोचकर रह जाता है, वह भय के कारण अपने भाव व्यक्त नहीं कर पाता और उसके मन में कुण्ठा होने लगती है। पराधीन व्यक्ति को आदेशानुसार ही कार्य करना पड़ता है, यदि पराधीन व्यक्ति स्वामी के विरुद्ध कोई कार्य करता है तो उसे दण्ड भोगना पड़ता है। इस प्रकार के व्यक्ति का मन संकुचित हो जाता है और उसकी इच्छाओं का दमन हो जाता है। स्वाधीन व्यक्ति सोचने को स्वतन्त्र होता है, उसके अन्दर एक शक्ति उत्पन्न होती है जो कार्य करने को प्रेरित करती रहती है। मात्र वही सुख की अनुभूति कर सकता है जो स्वतंत्र है। वह सदैव सुन्दर स्वप्न संजोता है और सुखद कार्य उसे विकास के पथ पर अग्रसर करते हैं।

नारी के सम्बन्ध में मनुस्मृति में कहा गया है कि लड़की पिता के घर रहकर सुख का अनुभव करती है। पिता के ऊपर निर्भर रहकर बाल्यावस्था का सुख भोगती है। विवाह के पश्चात् पति के अधीन हो जाती है, वृद्धावस्था कें सन्तान के अधीन रहकर कार्य करती है। अतएव नारी को अबला एवम् शक्तिहीन कहा जाता है। यहाँ तक कि पार्वती और शकुन्तला के पिता भी इनकी विदाई पर रोये थे।

इस जगत् में मनुष्य सदा पराधीन ही रहता है अतः ऐसे संसार में मनुष्य को दुःख मिलना साधारण सी बात है। वह बिना पराधीनता के अपना विकास नहीं कर सकता है। वह जन्मान्तर पराधीन रहता है। ऐसा कोई व्यक्ति नहीं है जिसके मन में इच्छा न उठती हो। इच्छा ही जीवन है। धन, सम्पत्ति, वैभव प्रत्येक व्यक्ति चाहता है अतः वह इच्छा के पराधीन होकर कार्य करता है। अधिक इच्छा करने वाले व्यक्ति को भी सुख नहीं मिलता। गीता में भगवान् श्री कृष्ण ने ठीक ही कहा है-विहाय कामान्धः।

मनुष्य पर निर्भर प्राणी है। वह आत्म-अस्तित्व की अनुभूति नहीं कर पाता। वह इस संसार में हर प्रकार से अकेला है इसी कारण वह जगत् मे सुख नहीं प्राप्त कर पाता। वह सब प्रकार से विवश हो जाता है और विवशता में सुख कहाँ। हमारा देश बहुत समय तक पराधीन रहा, इस कारण पूर्ण रूप से आज भी अपना वास्तविक रूप ग्रहण नहीं कर पा रहा है, हम पाश्चात्य सभ्यता और संस्कृति से आज भी प्रभावित है।

मनुष्य एक सांसारिक प्राणी है अतः वह समाज से अलग नहीं रह सकता। उसे समाज के नियमों एवम् कर्तव्यों का पालन करना पड़ता है। वह पशु-पक्षी की तरह स्वतन्त्र नहीं हो सकता, नहीं तो वह स्वच्छन्द हो जायेगा और मनमाने कार्य कर दूसरों को कष्ट पहुँचायेगा। जैसा कि सर्वत्र दिखायी दे रहा है- आज का व्यक्ति स्वतन्त्र नहीं स्वच्छन्द है।

वर्तमान जगत् में हम स्वाधीन है, हमें अनेक अधिकार प्राप्त हैं। इसे प्राप्त करने के लिए कितने लोग कुर्वान हुए, कष्ट सहन किये, किन्तु कतिपय लोग ही इसका अनुभव कर रहे हैं। हमें स्वाधीन होकर स्वच्छन्द नहीं होना चाहिए, स्वतन्त्रता का वास्तविक प्रयोग कर देश देश की सेवा करनी चाहिए जिसे कि हमारी स्वाधीनता अमर बनी रहे। इसलिए हमे अपने जीवन में कभी भी पराधीनता स्वीकार नहीं करनी चाहिए तभी तो गोस्वामी जी ने लिखा है-

पराधीन सपनेहुं सुख नाहीं। कर विचार देखहु मन माही ॥

अर्थात् पराधीनता का सम्बन्ध मन से है, मन में विचार कर देखो कि पराधीनता इतनी कष्टदायक है। यह विचार मन में बनाये रखने से कभी पराधीन होने का भाव मन में नहीं आयेगा।

2

परहित सरिस धरम नहिं भाई

'परहित सरिस धरम नहिं भाई, पर पीड़ा सम नहिं अधमाई।' अर्थात् दूसरे की भलाई करने से बढ़कर कोई धर्म नहीं और दूसरे को कष्ट पहुँचाने से बढ़कर कोई नीच काम नहीं। मनुष्य में जैसे-जैसे सभ्यता एवम् संस्कृति का विकास किया है, प्रकृति ने उसे विकास के लिए सदैव विकास के अवसर भी दिये है। मनुष्य का मार्गदर्शन ऋषियों और मुनियों ने विभिन्न सिद्धान्तों का निरूपण कर किया। सुविधापूर्ण नियम निर्धारित किये गये जिससे मनुष्य-मनुष्य के साथ अच्छा व्यवहार करे। मनुष्य को स्वार्थी नहीं होना चाहिए। परोपकार उत्तम चरित्र की विशेषताओं में से एक है। दूसरे की विपत्ति से सहायता करना, संकट दूर करना, परोपकार होता है। दूसरों की मंगल कामना करना एवम् उनके विषय में सोचना ही 'परहित' है। परहित से बढ़कर कोई धर्म नहीं है। जो व्यक्ति अपने हित के बारे में कम दूसरों के हित के बारे में ज्यादा सोचे, वही सच्चा मानव है। इसके विपरीत सोचना पशुता है। हमारा सिद्धान्त होना चाहिए 'जिओ और जीने दो'। धर्म और परोपकार एक दूसरे से जुड़े हुए हैं। कोई ऐसा धर्म नहीं है जिसमें परोपकार की भावना निहित नहीं हो। अन्धे, लंगड़ों को मार्ग दिखाना भी परहित करना है। शिव, दधीचि कर्ण, सत्यवादी हरिश्चन्द्र जैसे महान विभूतियाँ परहित एवम् परोपकार के उदाहरण हैं। इन विभूतियों ने कितने कष्ट उठाये पर किसी का अहित नहीं होने दिया। सम्राट अशोक, बुद्ध ने भी दूसरों के हितार्थ ही राजसी सुख त्याग दिया। महर्षि दयानन्द का उदाहरण किसी से छिपा नहीं है। ऐसे अनेक उदाहरण हैं जिसे परहित का पाठ सीखने की प्रेरणा मिलती है। महात्मा गांधी ने तो परहित में ही जीवन बिताया और अन्त में गोली के शिकार हुए किन्तु वे आज मरकर भी अमर हैं और सदैव प्रेरणा देते रहेंगे।

प्रकृति परहित की भावना का संदेश देती है। हम प्रकृति का प्रयोग करते हैं, बदले में प्रकृति को हम क्या दे पाते हैं, यह सोचने की बात है। हम तो उसका दोहन करते हैं। प्रकृति के बिना व्यक्ति जीवित नहीं रह सकता। मनुष्य विज्ञान का जितना चाहे विकास कर ले, लेकिन मनुष्य को परेशान करने वाले दुःखों का अन्त नहीं कर सकता है। आज संसार में जो उथल-पुथल हो रहा है, इसका प्रमुख कारण व्यक्ति की स्वार्थपरता है। जिधर देखें उधर अशान्ति,हिंसा का ताण्डव हो रहा है। इसका प्रमुख कारण अपना स्वार्थ सिद्ध करना है। हम सदैव अपने बारे में सोचते हैं, अपना विकास करना चाहते हैं मनुष्य और

पशु में कुछ क्रियायें समान हैं। जैसे खाना, पीना, बैठना, उठना इत्यादि परन्तु दोनों में विवेक का अन्तर है। यही विवेक मनुष्य को अच्छी बात सोचने का अवसर देता है, धर्म की ओर प्रवृत्त करता है। यही धर्म परोपकारी बनाता है। सभी विशेषताओं में परोपकार की भावना सर्वोच्च है, वसुधैव कुटुम्बकम, की भावना इसी से आती है। सत्य, अहिंसा और प्रेम प्रमुख मानवीय गुण है। अहिंसा से व्यक्ति का हृदय कोमल होता है। सत्य कर्तव्य, कर्म सिखाता है। परिणामतः मनुष्य परोपकारी बन जाता है। ऐसे व्यक्ति सर्वत्र सम्मान पाते हैं। उनका यश फैलता है।

हम कई उपायों से परहित कर सकते हैं जैसे धर्मशाला, सड़कें बनाना, छायादार वृक्ष लगाना इत्यादि। हमारे परम्पराओं एवम् संस्कृति का धीरे-धीरे क्षरण हो रहा है। इस युग में मनुष्य अपने ही बारे में सोच रहा है। ऐसे वातावरण में परहित की भावना की कल्पना नहीं की जा सकती। हमें पुनः प्राचीन परम्पराओं से प्रेरणा लेनी होगी। आपस में भाई-चारे की भावना जागृत करनी होगी, तभी 'परहित सरिस धरम नहिं भाई' को चरितार्थ किया जा सकता है, अन्यथा नहीं। हमें चाहिए कि स्वार्थ से परे कार्य करें और परहित को महत्त्व प्रदान करें।

3

आलस्य सबसे बड़ा शत्रु

आलस्य को मानव का सबसे बड़ा शत्रु माना जाता है। आलस्य का अर्थ है काम से जी चुराना। जो व्यक्ति आलसी होता है वह अपनी सफलता को संदेह की दृष्टि से देखता है और कोशिश तथा उत्साह से दूर भागता है। ऐसा व्यक्ति किसी भी कार्य को समय से नहीं करता है। प्रयत्न करना तो वह पहाड़ पर चढ़ने के बराबर मानता है। यह महानतम शत्रु है। आलस्य मनुष्य को परावलम्बी, दुर्बल, कामचोर, पंगु, भीरु, कायर तथा अकर्मण्य बना देता है। मानव के पतन का सबसे बड़ा कारण है आलस्य। आलस्य मनुष्य को पराधीन तक कर देता है क्योंकि आलसी व्यक्ति स्वयं कुछ नहीं कर सकता इसी कारण किसी काम के लिए किसी अन्य व्यक्ति का राह देखता है।

जो व्यक्ति परिश्रमी व पुरुषार्थी होता है वह स्वयं पर निर्भर होता है। न कि किसी और पर। वह पुरुषार्थ पर विश्वास करता है भाग्य पर नहीं परन्तु आलसी व्यक्ति सदैव भाग्यवादी होते हैं। वह सब कुछ भाग्य के भरोसे छोड़ देते हैं यह भी भूल जाते हैं कि पुरुषार्थ के बिना भाग्य भी साथ नहीं देता। अपनी असफलताओं का सारा दोष वह भाग्य पर मढ़ देते हैं।

विश्व में अनेक महापुरुषों के उदाहरण हैं जिन्होंने धर्म के लिए सब सुखों का त्याग कर दिया। महात्मा बुद्ध, श्री रामचन्द्र आदि आज भी अपनी कर्मशीलता के बल पर ही उन्नति के शिखर पर हैं। अतः आलस्य मनुष्य का सबसे बड़ा शत्रु है और हमें आलस्य का त्याग करके पुरुषार्थ से काम लेना चाहिए।

4

सूर-सूर तुलसी-शशि

सूरदास एवम् तुलसीदास हिन्दी पद्य साहित्य के चमकते हुए सितारे हैं और यही कारण है कि हिन्दी साहित्य में सूर-सूर तुलसी-शाशि उक्ति प्रचलित है। दोनों कवि प्रतिभाशाली हैं और दोनों ही भक्ति साहित्य के सर्वोत्तम कवि हैं। सूर ने 'सूरसागर' की और तुलसी ने 'रामचरितमानस' की रचना कर भक्ति पिपासुओं की पिपासा शान्त की है। दोनों भक्त कवियों ने हिन्दी-काव्यसागर को अनगिनत भावरत्न प्रदान किये हैं। दोनों के प्रभावोत्पादक काव्य रसिक जनों को मनोरंजन कराते हैं। दोनों ने अपने-अपने इष्ट की शक्ति, छवि एवं लीलाओं का गान किया हैं। दोनों ने अपने काव्यों में भक्ति को आलम्बन दिया है। तुलसीदास पुरुषोत्तम श्रीराम को आलम्बन मानते थे एवम् सूरदास श्रीकृष्ण को आलम्बन मानते थे। दोनों के काव्य में विभिन्न रसों का प्रयोग किया गया है। मिलन और विरह के मार्मिक चित्र प्रस्तुत कर दोनों कवियों ने लोक मानस के अन्तर्गत भगवान के स्वरूप की प्रतिष्ठा की है। दोनों ने अपनी-अपनी अलंकार से हिन्दी काव्य को सजाया है। इस प्रकार दोनों ही उच्च कोटि के कवि हैं।

इतनी समानता होने के बावजूद भी इनमे प्रधान अन्तर पाये जाते है तुलसी राम को आराध्य देव मानते थे एवम् सूर कृष्ण को आराध्यदेव मानते थे। सूर वल्लभाचार्य के पुष्टिमार्ग के अनुयायी हैं और तुलसी रामानुजाचार्य द्वारा प्रस्थापित शान्ति सम्प्रदाय के अनुयायी हैं। सूर की भक्ति सखा भाव की है। तुलसी की भक्ति दास्य भाव की है। सूर का दर्शन द्वैतवादी है एवम् तुलसीदास अद्वैतवादी है। सूर ने अपने इष्ट देव श्रीकृष्ण के सौन्दर्य को निखारा है और उनके बाल रूप का इस प्रकार वर्णन किया है जैसे कि सूर उनके साथ खेले हों। दूसरी ओर तुलसी ने राम के बाल्यपन से लेकर सम्पूर्ण जीवन लीलाओं को चित्रित किया है। सूर की कृष्ण लीला अत्यंत प्रिय एवं मनोरंजनकारी है तथा कृष्ण स्वयं भगवान है तो तुलसी के राम भी लोकरक्षक एवं भगवान हैं। सूर के कृष्ण अनुरेज का एवं आकर्षक सौन्दर्य के भण्डार हैं, जबकि तुलसी के राम अनीति एवं अन्याय से लड़ने वाले हैं।

सूरदास ने श्री कृष्ण को अवतार लेने हेतु कोई कारण नहीं दिया है।
जब-जब होई धरम की हानी, बाढ़हि असुर, अधम, अभिमानी।
करहिं अनीति जाहिं नहिं बरनी, त्रासहि विप्र, धेनु, सुर, धरनी॥
तब-तब धरि प्रभु विविध सरीरा, हरहिं कृपानिधि सज्जन पीरा॥

कह कर राम के अवतार की बात कही है।

सूर ने अपने काव्यों में शृंगार की प्रधानता दी है। वात्सल्य रस के तो वे सम्राट कहे जाते हैं। वात्सल्य वर्णन में तो आज तक कोई उनकी बराबरी ही नहीं कर पाया है। इसके अतिरिक्त करुण, भयानक और रौद्र आदि का भी यत्र-तत्र प्रयोग मिलता है, परन्तु तुलसी रस सम्राट हैं। तुलसी का बाल वर्णन सूर की अपेक्षा अधिक सजीव एवं मनोहारी है, किन्तु उसमें सूर जैसी गहराई नहीं है। तुलसीदास ने शृंगार रस को सीमित मात्रा में स्थान दिया है। इसके अतिरिक्त तुलसी ने अपने काव्य में अपने विविध काव्य का मनमाना वर्णन किया है। तुलसी ने जनकपुरी की वाटिका में सीता और राम के मिलन में मधुर प्रेम के चित्र को दिखाया है। लक्ष्मण-परशुराम वार्तालाप में उत्साह एवम् क्रोध जैसे आवेगों का सुन्दर वर्णन किया गया हैं। ऐसे ही वन में राम एवं लक्ष्मण शक्ति के प्रसंग में शोक पूर्ण वातावरण देखने को मिलता हैं लंका दहन का भयानक दृश्य बहुत सजीव रूप में वर्णित है—

बालकी विशाल विकराल ज्वाला जलाने
लंक लीलबो को काल रसना पसारी है।

सूर और तुलसीदास सगुण भक्ति काव्यधारा के कवि थे। तुलसीदास के काव्यों में लोकमंगल एवम् समन्वय की भावना प्रधान है, लेकिन सूर साम्प्रदायिक भावना को त्याग नहीं सके वे सदा सगुण का गान एवम् निर्गुण की आलोचना करते रहे।

सूरदास के काव्य की भाषा ब्रज है, जबकि तुलसी ने ब्रज एवं अवधी दोनों का प्रयोग किया है। तुलसी संस्कृत के प्रकाण्ड विद्वान थे। उन्होंने ब्रज एवं अवधी के सुन्दर प्रयोग के साथ संस्कृत के रोचक एवं अलंकृत श्लोकों की भी रचना की है। सूर ने केवल पद शैली में ही काव्य रचना की है। जबकि तुलसी ने विभिन्न छन्दों का प्रयोग किया है। दोहा, चौपाई, सोरठा, कवित्त, सवैया आदि की बाहुल्यता तो है ही, साथ में अन्य विभिन्न छन्दों की छटा दर्शनीय है। सूर की अपेक्षा तुलसी के काव्य में अलंकारों की भी बाहुल्यता है।

सूरदास ने अपने काव्य में कृष्ण जी का विस्तार से चित्रण किया है। इसमें श्रीकृष्ण का माखन चुराना, सखियों को सताना, कंस का वध आदि का सचित्र वर्णन किया है और तुलसी ने रामायण में श्री रामचन्द्र का पूर्ण चित्रण किया है। इन्होंने अपने काव्य में रस, भावव्यंजना, अलंकार आदि का सटीक रूप से प्रयोग किया है। दोनों ने अपने काव्यों की रचना पंक्तिबद्ध रूप में किया है।

तुलसी काव्य में सम्पूर्ण जीवन चित्रित है जो कि सूर के काव्य में कुछ अंगों को ही वर्णन सीमित है। तुलसीदास की अपेक्षा सूर के काव्य में वैचित्र्य एवं वाग्विदग्धता अधिक है। तुलसी भाव-अभिव्यंजना के क्षेत्र में सूर से ज्यादा कुशल एवम् योग्य हैं।

उपर्युक्त वर्णन से स्पष्ट है कि सूर और तुलसी में कोई किसी से कम नहीं है। किसी क्षेत्र में सूर आगे हैं, तो किसी क्षेत्र में तुलसी। दोनों ही अपने-अपने क्षेत्र के कुशल चितेरे हैं। दोनों के क्षेत्र अलग-अलग हैं। दोनों ही अपने-अपने क्षेत्र में शीर्षस्थ हैं। अतः स्पष्ट है

सूर-सूर, तुलसी-शशि ॥

निबन्ध-संग्रह

5

सादा जीवन उच्च विचार

सम्पूर्ण विश्व के लिए सादा जीवन और उच्च विचार एक महान् उक्ति मानी जाती है। सादा जीवन का अर्थ है सीमित आवश्यकताएँ यदि सीमित आवश्यकताओं वाला व्यक्ति अनुचित कार्य करने का प्रयास करता है तो उसके विचारों में भी बदलाव आ जाता है। उसके पास अच्छी बात सोचने अथवा अच्छा कार्य करने के लिए समय ही नहीं रह जाता। मानव अपनी इच्छा की पूर्ति करने में रातदिन मेहनत करने में लगा हुआ है। उसके अन्दर स्वार्थपरता भ्रष्टाचार, भाई-भतीजावाद जैसे जघन्य अवगुण कूट-कूट कर भरे पड़े हैं। स्वार्थी व्यक्ति को अपना विकास ही अच्छा लगता है और यह सदैव अपने को ही देखता है। आज सर्वत्र जो भी लड़ाई-झगड़े दिखायी दे रहे हैं, इसका प्रमुख कारण किसी न किसी प्रकार एक-दूसरे से आगे निकल जाने की होड़ है इसी कारण सब जगह अशान्ति दिखायी दे रही है। जबकि महापुरुष ऐसा नहीं सोचते। उनका विचार आशावादी होता है वह विकास को प्राथमिकता देते हैं एवं सदैव जीवन में सादापन श्रेष्ठ विचारों को स्थान देते हैं। वे सोच-समझ कर कार्य करते हैं। उनके विचारों में स्वार्थपरता नाममात्र के लिए भी नहीं होती है। उनका सिद्धान्त होता है 'जिओ और जीने दो'। वे सदैव मानव के विकास की बात सोचते हैं। गांधी जी, ईश्वर चन्द्र विद्या सागर तथा अन्य महापुरुषों का जीवन और उनके विचार किसी से छिपे नहीं हैं। उनके आदर्श आज भी अनुकरणीय हैं।

सादा जीवन उच्च विचार वाले अपने जीवन हेतु सीमित साधनों का प्रयोग करते हैं, एवम् विचारों को श्रेष्ठता प्रदान कर सदा सुखी रहते हैं। उसके पास उद्देश्य से रहित सोचने का समय नहीं होता। अतः उनके विचारों में दुर्भावना नहीं रहती है। इस प्रकार के लोग हमेशा दूसरे के लिए योगदान व कार्य करते हैं। इस विचार के समर्थकों के लिए सबका कष्ट व दुःख उनका दुःख बन जाता हैं। टाल्सटॉय, गौतम बुद्ध, एवम् रवीन्द्रनाथ ठाकुर के जीवन को देखें तो, जिन्होंने इतने सम्पन्न होने के बावजूद भी सादगीपूर्ण जीवन व्यतीत किया। टालस्टाय ने अपने एक निबन्ध में लिखा है कि श्रम न करने वालों को रोटी खाने का अधिकार नहीं है। यह विचार एक धनी व्यक्ति के मन में कैसे आया? उत्तर है, केवल सादगी के कारण। मानव का हित इस प्रकार के विचारों से ही सम्भव है। इस प्रकार के व्यक्तियों के चरित्र स्वच्छ होते हैं। जो जीवन में विलासिता जैसे अनुचित साधनों को व्यवहार में नहीं लाता है तो उनके स्वतः उच्च विचार बन जाते हैं।

जो व्यक्ति अपने जीवन में अनुचित साधनों का प्रयोग करते हैं वे सादा जीवन व्यतीत करने वाले व्यक्ति के अपेक्षाकृत शक्तिहीन एवम् दुःखी होते हैं। उच्च विचार करने वालों की शक्ति अपार होती है। वे किसी के सामने कार्य का प्रदर्शन नहीं करते। उनके व्यवहार में लाभ दिखायी देता, जैसा कि महापुरुषों के उदाहरण से विदित होता है। महान् कार्य इसी प्रकार की उच्चता को महत्त्व देना बहुत आवश्यक है। अन्यथा मनुष्य संकुचित विचारों का ही रहता है। उसके पास सादगी के लिए समय नहीं होता है। उनकी इच्छा रहती है कि केवल आवश्यकता भर वस्तु मिल जाये अधिक नहीं।

सादा जीवन वाले मनुष्य पर लोभ मोह, माया तथा दुःख की छाया भी नहीं पड़ती है। इस व्यवहार से कठोर से कठोर प्राणी का हृदय बर्फ की तरह पिघल जाता हैं। कभी न कभी महान आदर्श वाले व्यक्ति के सामने झुकना ही पड़ता है। गांधी जी के विचारों के कारण ही देश में एक जागृति आयी और देश स्वाधीन हुआ। आज हमारे विचारों में उच्चता नहीं हैं व्यक्ति तड़क-भड़क और कृत्रिमता में विश्वास कर रहा हैं, इसी कारण उसकी विचार शक्ति भी क्षीण हो गयी है। दिनोंदिन मानव के विचारों में परिवर्तन आ रहा है। विघटनकारी शक्तियाँ प्रभावशाली हो रही हैं आतंकवाद, उग्रवाद, घोटाले जैसी समस्यायें निम्न-स्तर की विचार शक्ति का ही परिणाम है। हमारे देश के नेताओं में सादगी दिन-प्रतिदिन कम होती जा रही है। इसी कारण उनके विचार भी बदलते जा रहे हैं। आवश्यकता है पुनः सादगी लाने की, विचार शक्ति को सुदृढ़ बनाने की। इस विचार के आधार पर ही सर्वत्र विश्व में छायी हुई अशान्ति को दूर किया जा सकता है।

मानव का सम्पूर्ण व्यवहार व आचरण संगति का नतीजा होता है। आचरण संगति की देन है। संगति ही मानव को सुधार कर सकती है एवम् उसे दानव भी बना सकती है। संगति से व्यक्ति सुधर भी जाता है। अधिकांशतः यह देखा जाता है कि व्यक्ति अपने स्वभाव जैसे व्यक्ति का साथ करता है। विपरीत स्वभाव वाले से मेल नहीं खाता। कभी-कभी अपवाद भी पाया जाता है। परिणामतः गलत स्वभाव वाला व्यक्ति को अच्छे स्वभाव वाला व्यक्ति सुधारने का प्रयास करता है। बहुत कम दुष्ट व्यक्ति होते हैं जो सज्जन के पास जाकर सुधरते हैं। मानव समाज में जन्म लेता है, समाज में निवास करता है और समाज में मृत्यु को प्राप्त होता है। अतः संगति में उमंग स्वाभाविक है। व्यक्ति को हमेशा प्रारम्भ से ही अच्छे आचरण एवम् स्वभाव वाले व्यक्ति की संगति करनी चाहिए क्योंकि बचपन में ही दुर्गुणता के नींव पड़ेंगे तो स्वाभाविक है कि आगे चलकर अच्छे मनुष्य बनने में कठिनाई होगी। दुर्जन शब्द से ही स्पष्ट है कि दुर्जन व्यक्ति में दुर्गुण ही होते हैं। सज्जन व्यक्ति सदैव दूसरों को सुखी देखने का प्रयास करते हैं। इसके विपरीत दुर्जन व्यक्ति का काम दूसरों को दुःख पहुँचाने का रहता है। वे अपने अभिमान में किसी को कुछ नहीं समझते।

अच्छे विचार व आचरण वाले व्यक्ति का प्रभाव अन्य व्यक्ति पर कुछ न कुछ अवश्य पड़ता है। उदाहरण के लिए तेल बेचने वाले से तेल न लेने पर भी कुछ न कुछ सुगन्ध तो अवश्य ही आती है। उसी प्रकार गंगा जल में मिलकर नाले का पानी भी पवित्र हो जाता

है। काँच भी सोने के गहनों के साथ गुँथ कर चमक प्राप्त कर ही लेता है। अच्छा जल गन्दे जल में मिलकर अपनी पवित्रता खो बैठता है। धूम्र के अनेक रूप संगति के कारण ही होते हैं। धुआँ कहीं काला रंग धारण करता है, कहीं स्याही तो कहीं बादल कहा जाता है।

अच्छे आचरण वाला व्यक्ति कम ही समय में समाज के लिए आकर्षण का केन्द्र बन जाता है। वे बड़े से बड़े शत्रुओं को अपने सामने नतमस्तक करवा देते हैं। पल भर में अपनी दुष्टता छोड़ देता है। वाल्मीकि एवं डाकू खड़ग सिंह का उदाहरण विचारणीय है। साधु की छोटी शिक्षा ने खड़गसिंह का मन बदल दिया और घोड़ा लौटा दिया, वाल्मीकि मरा, मरा जपकर उच्चकोटि के व्यास बन गये। संगति हेतु यह दृष्टान्त उत्कृष्ट प्रतीत होता है। उदाहरण के लिए हम चन्दन का वृक्ष और सर्प को लेते हैं। सर्प चन्दन के वृक्ष से लिपटे रहते हैं परन्तु इनके विष का चन्दन के वृक्ष पर कोई प्रभाव नहीं पड़ता।

यह सीधी सी बात है कि कोई व्यक्ति शराबी की संगति मे पड़ेगा तो वह शराबी ही बनेगा। ठीक उसी प्रकार सज्जन व्यक्ति के साथ संगति करने पर व्यक्ति बेहतर एवम् सुंदर बनेगा। इसी प्रकार सज्जन के साथ रहने से सज्जन कहे जाओगे। सज्जन के साथ रहने से स्वभाव सज्जन ही रहेगा। सज्जन की संगति करने वाला यदि थोड़ा बहुत गलत होता है, तो उसके प्रभाव में आकर सज्जन बन ही जाता है। कई बार ऐसा देखने में आता है कि सज्जन और दुर्जन के साथ-साथ रहने से सज्जन पुरुष दुर्जन के मन को ही बदल देते हैं।

मनुष्य के लिए सत्संगति सदा सुखदायी होती है एवम् कुसंगति सदा दुःख देने वाली होती हैं। सत्संगति तत्काल लाभ पहुँचाती है तो ठीक दूसरी ओर कुसंगति शीघ्रता से दुःख पहुँचाती है।

सत्संगति से कभी हानि नहीं होती। वह तो सब प्रकार से लाभकारी सिद्ध होती है। सत्संगति बहुत अद्भुत है। सत्संगति के प्रभाव से स्वभाव में परिवर्तन स्वाभाविक है। सबसे अधिक संतोष प्राप्त करने का एक मात्र रास्ता सत्संग ही है। सत्संगति अंधेरे को मिटाती है एवम् मानव प्रकाश की ओर अग्रसर होता है। अतः स्पष्ट है कि हमें सदैव अच्छे व्यक्ति का साथ करना चाहिए। भूलकर भी गलत व्यक्तियों का साथ नहीं करना चाहिए।

6

जहाँ सुमति तहाँ सम्पत्ति नाना

'जहाँ सुमति तहाँ सम्पत्ति नाना' पर प्रकाश, डालने से पूर्व सुमति शब्द का अर्थ बताना आवश्यक है। सुमति का अर्थ है अच्छी बुद्धि, उदारशयता, सद्भाव एवं सुरुचि। सुमति शब्द सीमित नही हैं सुमति का प्रभाव सदैव अच्छा ही पड़ता है। जो व्यक्ति बुद्धिमान होते हैं, वे अच्छी बात सोचते हैं, अच्छे कार्य करते हैं। मंगल कार्य करने वालों को जीवन में किसी भी प्रकार की कठिनाई नहीं होती उनका विकास चतुर्मुखी होता है।

संगठन एक शक्ति है जो सुमति से ही सम्भव है। कोई भी समूह जो मिलकर कार्य करता है सदैव प्रत्येक क्षेत्र में सफल होता है। संगठित परिवार का विकास सदा सुखदायी होता है धन, वैभव तथा विभिन्न प्रकार की सम्पत्ति सुमति से ही आती हैं। आज समूचे संसार में दुःख एवम् निराशा व्याप्त है। दिनानुदिन प्रतिगामी शक्तियाँ बलशाली होती जा रही हैं।

मानव जीवन के सन्दर्भ में यह चौपाई बिल्कुल सटीक बैठती है। इस प्रकार की चौपाइयाँ तुलसीदास की रचना 'रामचरित मानस' में बहुतायत में पायी जाती हैं। कैकेयी के प्रसंग को हम लेते हैं- कैकेयी राम को कितना चाहती थी, राम से स्नेह करती थी, किन्तु कुमति होते ही सम्पूर्ण राज्य में अशान्ति फैल गयी (लोक की दृष्टि से सोचें, पारलौकिक दृष्टि से नहीं)। दशरथ मरण, राम को वनवास, सीता हरण जैसी घटनायें इस कुमति के कारण ही हुईं। रावण कितना विद्वान था। सम्पूर्ण संसार में कोई उसकी बराबरी नहीं कर सकता था, किन्तु कुमति के कारण उसका विनाश हुआ। आज उसके परिवार में कोई नाम लेने वाला नहीं है। ऐसे अनेक उदाहरण प्राप्त होते हैं।

सामाजिक, आर्थिक, राजनैतिक सांस्कृतिक जगत् में उथल-पुथल मची हुई है, इस सन्दर्भ में यह उपदेश सर्वोत्कृष्ट है। इसका एक आम कारण है कुमति अर्थात् गलत सोचने की दृष्टि। कुमति से स्वार्थपरता, भ्रष्टाचार, भाई-भतीजावाद पनपता है जो व्यक्ति को कुमार्ग पर ले जाता है। 'रामचरितमानस' में दिये गये आदर्शों की तरह ही कोई किसी को नहीं देखना चाहता है। यही कारण है कि विभिन्न प्रकार की विपत्तियाँ देश के सामने मुँह खोले खड़ी हैं।

वर्तमान जगत् में मनुष्य भौतिकवादी हो गया है। उसकी विचार शक्ति धीरे-धीरे समाप्त हो रही है वह अपने जीवन में अनुचित साधनों का प्रयोग कर आगे बढ़ना चाहता है। यही कारण है कि आज का मनुष्य विविध रोगों से पीड़ित है। सब जगह मारकाट, हाहाकार, आतंकवाद का बोल-बाला है। कुमति के कारण व्यक्ति को हित की बात सहन नहीं होती, वह विवेक से काम नहीं लेता है।

वर्तमान में मनुष्य अपने दुःखों का अन्त सुमति से ही कर सकता है जैसे मर्यादा पुरुषोत्तम श्रीराम ने सीता जी को खोजने के लिए सुमति से वानर सेना का निर्माण किया एवम् सफलता भी प्राप्त की। उनके आदर्श आज भी अनुकरणीय है और सदैव रहेंगे। इस प्रकार स्पष्ट है कि जो व्यक्ति सुमति से कार्य लेते हैं, वे सब प्रकार से सम्पन्न होते हैं। विरोधी शक्तियाँ उनका कुछ नहीं बिगाड़ पाती।

निष्कर्षतः यह विवेकसंगत तथ्य है कि मनुष्य सुमति से असम्भव कार्य को भी कर सकता है। अच्छा न सोचने वाला व्यक्ति कहीं सफल नहीं हो सकता। उसे सदैव विभिन्न कठिनाइयों का सामना करना पड़ता है।

राजनीति

1

अमेरिका और आतंकवाद

आतंकवाद की घटना पहली बार अमेरिका में 11 सितम्बर, 2001 को हुई। यह घटना सं. रा. अमेरिका के इतिहास में 225 वर्षों के बाद हुई है। इस घटना में आतंकवादियों ने वर्ड ट्रेड सेन्टर तथा पेंटागन को निशाना बनाया था। इसके बाद देश में अफरा-तफरी जैसा माहौल बन गया। इस हमले में विश्व के लगभग 60 देशों के लोग मारे गये। आतंकियों के इस हमले से सम्पूर्ण विश्व आतंकित हो गया। 11 सितम्बर, 2001 को विश्व में सबसे अधिक गगनचुम्बी इमारतों वाले शहर न्यूयार्क की गगनचुम्बी इमारत वर्ल्ड ट्रेड सेन्टर से एक विमान आकर टकराया, इसके ठीक 8 मिनट बाद सेन्टर के दूसरे टावर से पुनः एक विमान टकराया और यह एक दुर्घटना के रूप में लिया गया। इस प्रकार सं. रा. अमेरिका के न्यूयार्क की शान समझा जाने वाला और विश्व के ट्रेड सेन्टर की पहचान 110 मंजिली और 417 मीटर ऊँची इमारत देखते ही देखते अतीत में विलीन हो गयी। लगभग 50 लाख लोगों की कर्मभूमि और लगभग लाख लोगों की आगवानी करने वाली इमारत मलवे में तब्दील हो गयी। सेन्टर पर हमले के डेढ़ घंटे बाद सं. रा. अमेरिका के रक्षा मुख्यालय पेंटागन, जो विश्व का सबसे सुरक्षित स्थान माना जाता जाता था, उस पर एक विमान आकर गिरा, और उसका एक हिस्सा भी मलवा बन गया। उस समय राष्ट्रपति जार्ज डब्ल्यू. बुश को व्हाइट हाउस खाली कर एक अज्ञात स्थान पर छुपना पड़ा था। इस तरह आतंकवाद ने सं. रा. अमेरिका को कुछ समय अपने आगोश में ले लिया था। चौथा विमान पिट्सवर्ग में जाकर गिरा, तब जाकर सं. रा. अमेरिका को आतंकवाद का मूल रूप दिखायी दिया। आश्चर्य इस बात का है कि चारों विमानों को सं. रा. अमेरिका में ही अपहृत किया गया था, विमान चालक के रूप में आतंकवादियों ने प्रशिक्षण भी अमेरिका में ही लिया था। प्रत्येक विमान में चाकुओं के द्वारा ही चालकों को अपने नियंत्रण में लिया और सुनियोजित योजना के तहत सं. रा. अमेरिका के महत्त्वपूर्ण प्रतिष्ठानों को अपना निशाना बनाया। सुनियोजित कार्यक्रम के अनुसार आतंकवादियों का निशाना व्हाइट हाउस, राष्ट्रपति बुश और उनका 'एयर फोर्स' विमान भी था। लेकिन अन्य विमानों का अपहरण करने में आतंकी नाकाम रहे, नहीं तो वे अमेरिकी हथियारों से ही उसको तबाह कर देते। इस आतंकी कार्यवाही में चारों विमानों के 225 यात्री तो मारे ही गये जबकि पेंटागन और वर्ल्ड ट्रेड सेन्टर में मारे गये लोगों का कोई ठोस आँकड़ा उपलब्ध नहीं हो पाया। फिर भी अधिकारिक तौर पर 7,000 लोगों के मरने

की घोषणा की गयी है। हलाँकि इन घटनाओं में मरने वालों की संख्या दी गयी संख्या से काफी अधिक रही थी।

यह इमारत उस समय तक यानी 11 सि. 2001 तक विश्व की सर्वाधिक बड़ी इमारतों में 6वें स्थान पर थी। इस इमारत के निर्माण में इतनी मात्रा में स्टील का प्रयोग किया गया था कि लगभग 68 मील लम्बी सड़क तैयार हो सकती थी। इस इमारत में 19,600 मील लम्बी टेलीफोन केबल बिछी हुई थी। 60 फीट गहरी नींव वाली यह इमारत पानी की सतह से केवल तीन फीट ऊपर थी। इस सेंटर में सीढ़ियों की कुल लम्बाई 16 मील थी।

विमान यात्रियों द्वारा सेलफोन का प्रयोग, हवाई अड्डों से आतंकवादियों का सामना और एफ.बी. आई. एवं जासूसी उपग्रहों द्वारा एकत्रित सूचनाओं के आधार पर सं. रा. अमेरिका ने सऊदी आतंकवादी ओसामा बिन लादेन को ही इस हमले का मुख्य षड्यंत्रकर्ता बताया। इसका भरोसा और स्पष्ट हो गया क्योंकि एक सप्ताह पहले लादेन ने सं. रा. अमेरिका पर हमले की चेतावनी दी थी। बाद में 11 नवबंर, 2001 को लादेन ने इस हमले की जिम्मेदारी औपचारिक रूप से स्वीकार ली। 1998 में अफ्रीका और केन्या में अमेरिकी दूतावासों पर हमले के लिए लादेन पर ही अभियोग लगाया गया था। उसी समय से सं. रा. अमेरिका को लादेन की तलाश थी और वह पाकिस्तान तथा अफगानिस्तान पर इसके लिए लम्बे समय से दबाव बनाता आ रहा था।

संयुक्त राज्य अमेरिका पर इस आतंकी हमले ने अफगानिस्तान को चर्चा का विषय बना दिया। सं. रा. अमेरिका ने लादेन को पकड़ने तथा तालिबान सरकार का तख्ता पलटने के लिए 'आपरेशन इनफाइनाइट जस्टिस' शुरू करने की चेतावनी दी। इसके पहले वर्ष 2001 में ही बामियान में विश्व की विशालतम बुद्ध प्रतिमा को ध्वस्त करने तथा कड़े इस्लामी कानून लागू करने के कारण यह देश सुर्खियों में आया था। मध्य एशिया में स्थित तथा हर तरफ से घिरे अफगानिस्तान के पूर्व में पाकिस्तान, दक्षिण में ईरान, उत्तर-पूर्व में चीन तथा उत्तर में तुर्कमेनिस्तान, तजाकिस्तान तथा उजबेकिस्तान हैं। यह देश अफीम का दूसरा बड़ा उत्पादक तथा हशीश का प्रमुख निर्यातक है।

भारतीय समय के 9:30 बजे अमेरिका ने 7 अक्टूबर 2001 को तालिबान और ओसामा बिन लादेन पर सैनिक हमला कर दिया। इसके अन्तर्गत क्रूज मिसाइलों से कंधार, मजार-ए-शरीफ, जलालाबाद और काबुल पर हमले शुरू कर दिये। इस हमले के मद्देनजर नाटो के सदस्य देशों ने एक 'युद्ध कैबिनेट' का गठन किया। अफगानिस्तान पर सं. रा. अमेरिका द्वारा लगातार हो रहे हमले में असंख्य लोगों की मृत्यु हो गयी है। सं. रा. अमेरिका के इस हमले का फायदा उठाते हुए नादर्न एलायंस जिसे अपदस्थ कर तालिबान ने अफगानिस्तान पर अपना शासन स्थापित किया था, ने भी तालिबान पर रॉकेटों से हमले शुरू कर दिये तथा हवाई अड्डे पर कब्जा भी कर लिया तथा गठबन्धन के सैनिक सामाजिक दृष्टि से अत्यंत महत्त्वपूर्ण समझे जाने वाले मजार-ए-शरीफ के करीब पहुँच गये। सं.रा. अमेरिका हमले में तालिबान का मुख्यालय ध्वस्त हो गया और प्रमुख

घरों की विद्युत् आपूर्ति ठप्प हो गयी। लादेन को मुकाबला करने के लिए तालिबान ने उसे पूरी तरह स्वतन्त्र कर दिया और उसे जैविक हथियार भी उपलब्ध कराये गये जिससे वह किसी भी समय इसका इस्तेमाल कर सकता है। जैविक हथियार का पता चल जाने के बाद अमेरिकी प्रशासन सहमा हुआ है। सं.रा. अमेरिका में सुरक्षा व्यवस्था कड़ी कर दी गयी। फ्लोरिडा में दो कर्मचारियों की जानलेवा गिल्टी रोग 'एन्थ्रेक्स' से मौत होने के बाद से ही इस आशंका को बल मिला है कि जैविक हमला कभी भी हो सकता है। अफगानिस्तान में हामिद करजई की सरकार ने जो नादर्न एलाइंस के प्रमुख हैं, तालिबान के पतन के बाद सत्ता सम्भाल ली। अफगानिस्तान में नई सरकार के गठन से नये युग का सूत्रपात हुआ है तथा भारत ने इस वातावरण में अपनी तरफ से पूरा योगदान किया है।

2

समाज में भिक्षावृत्ति की समस्या

भिक्षावृत्ति का अर्थ है भिक्षा माँगना। प्राचीन काल में भिक्षावृत्ति को साध्य की दृष्टि से देखा जाता था परन्तु आज इसे हेय दृष्टि से देखा जा रहा है। पुराने समय में केवल संतों का कार्य था भिक्षा माँगना परन्तु आज नौजवान भी सड़क के किनारे खड़े भीख माँगते हुए मिल जायेंगे। भिक्षावृत्ति के कई कारण हैं- जैसे निर्धनता, जनसंख्या की अधिकता, बेरोजगारी आदि। भिक्षावृत्ति भारतीय लोकतन्त्र के नाम पर कलंक है। अनेक प्रकार के अपराधों की जननी है।

भिक्षाटन के पीछे अनेक घृणित कार्य किये जाते हैं। लड़कियों से वेश्यावृति कराना, बच्चों से भीड़-भाड़ में या लाल बत्ती पर खड़ी गाड़ियों में चोरी कराना। लोगों के ज़ेवर खींच कर भाग जाना। नशीली दवाओं की तस्करी आदि। भिक्षुक भी पेशेवर होते जा रहे हैं।

एक या दो रुपये तो उनकी समझ में ही नहीं आते, कहते हैं 'महँगाई का समय है।' भिक्षावृत्ति कोई छोटी-मोटी नहीं वरन् बहुत बड़ी समस्या है। इसी कारण हमारा देश प्रगति की ओर तेजी से बढ़ते हुए भी प्रगतिशील देशों में बहुत पीछे गिना जाता है, सर्वप्रथम नहीं। इस समस्या के प्रति सरकार का दायित्व है कि वह ऐसे लोगों को रोज़गार, निवास आदि की सुविधा प्रदान करे, तथा उसके बावजूद भी भीख माँगने वाले लोगों के खिलाफ सख्त से सख्त कदम उठाये जायें।

उक्त परिस्थितियों को देखते हुये समाज का यह नैतिक कर्तव्य है कि पहले तो हम एक-दो रुपये से नहीं अपितु काम-काज देकर उनकी मदद करें तथा भीख देकर दरियादली दिखाना बन्द करें। इस दिशा में सरकार तथा जनता के ठोस कदमों द्वारा ही कुछ सम्भव है। कीड़े-मकोड़ों की तरह बढ़ती जनसंख्या पर भी रोक लगनी चाहिए क्योंकि जनसंख्या वृद्धि के कारण भी भिक्षावृत्ति समस्या उत्पन्न होती है। बढ़ती जनसंख्या के कारण लोगों में दिनोंदिन बेरोजगारी बढ़ती जा रही है। लोगों को जीवनयापन हेतु कार्य नहीं मिल रहा है। ऐसी स्थिति में समाज के कुछ निर्बल वर्ग भिक्षावृत्ति को अपनाने में मजूबर हो जाते हैं।

3

साम्प्रदायिकता और राजनीति

अभिप्राय : एक धर्म के लोग दूसरे धर्मों के लोगों से अपने को अधिक श्रेष्ठ समझते हैं और अन्य धर्मों का दुष्प्रचार करते हैं। समस्त संसाधनों और सुविधाओं को अपने तक ही सीमित कर लेना चाहते हैं, दूसरों के प्रति असहिष्णु हो जाते हैं, तो यही मनोवृत्ति साम्प्रदायिकता कहलाती है, सह संकीर्णता और विद्वेष को जन्म देती हैं जो अनेक बार विनाशकारी संघर्ष के रूप में फूट पड़ती हैं। और लूट-पाट, आगजनी, मार-काट और नरसंहार होता है, सैकड़ों-हजारों की संख्या में लोग बेघर हो जाते हैं, अनेक प्रकार की घिनौनी घटनाएँ घटित होती हैं जो किसी भी धर्म या जाति के लिए शर्मनाक होती हैं। यह सब कुछ साम्प्रदायिक मनोवृत्ति के कारण होता है।

पुरानी जड़ें : साम्प्रदायिकता की घटना प्रायः धर्म एवं जाति बहुल क्षेत्रों में होती रहती है। जरूरी नहीं कि अलग-अलग धर्मों के लोगों के बीच ही साम्प्रदायिक संघर्ष होता हो, एक ही धर्म के अलग-अलग सम्प्रदायों के बीच भी इस प्रकार के संघर्ष होते रहते हैं। भारत धर्म-बहुल और जाति-बहुल देश है। संसार के सब धर्मों के मानने वाले एक अरब से अधिक लोग इस देश में बसते हैं। इसलिए इस तरह के दंगे-फसाद भी यहाँ सबसे ज्यादा होते हैं। राजनीति के सन्दर्भ में साम्प्रदायिकता की मनोवृत्ति इस देश में कोई नई बात नहीं। इसकी जड़ें सदियों पुरानी हैं। यद्यपि समय-समय पर कबीर, दादू, बुल्लेशाह, निजामुद्दीन, गुरुनानक ने साम्प्रदायिक सद्भाव हेतु कोशिश किये हैं लेकिन यह हैवानियत उनका खून पीकर भी कम नहीं हो सकी।

आधुनिक रूप : वर्तमान समय में यदि संप्रदायवाद को ध्यान दिया जाये तो साम्प्रदायिकता को राजनीति के साथ जोड़ने का प्रयास अंग्रेजों की साम्राज्यवादी नीति के अधीन हुआ। उन्होंने 'फूट डालो और राज्य करो' की नीति के अधीन हिन्दू-मुसलमान साम्प्रदायिकता को खूब भड़काया जिसके परिणामस्वरूप देश का विभाजन और पाकिस्तान नाम का नया देश अस्तित्व में आया। उस समय साम्प्रदायिकता मनोवृत्ति के जो परिणाम देखने को मिले वह दुनिया के इतिहास में सबसे भयानक, विनाशकारी और लज्जाजनक घटनाओं के रूप में स्मृति में शेष है।

सन् 1947 में भारत का बँटवारा कांग्रेस ने अपनी अवसरवादी राजनीति के अन्तर्गत स्वीकारा था और उसके बाद 40 वर्ष तक देश का सत्ता-संचालन करती रही। कहने को

'साम्प्रदायिकता हमारी आजादी को खत्म कर देगी' की आवाज बड़े जोर-शोर से उठती रही, लेकिन अल्पसंख्यकों की सुरक्षा के नाम पर तुष्टीकरण की नीति अपनाते हुए मुस्लिम वोट बैंक को अपने साथ बनाये रखने की कोशिश बराबर करती रही। राजनीतिक लाभ के लिए मुस्लिम लीग जैसी साम्प्रदायिक पार्टियों के साथ चुनावी समझौते और सत्ता की साझेदारी से उसने गुरेज नहीं किया।

कांग्रेस की उपर्युक्त राजनीति ने हिन्दू समाज में असन्तोष पैदा किया और धीरे-धीरे यह असन्तोष तीव्र से तीव्रतर होता चला गया। लोगों के मानसिक पिछड़ेपन का ध्रुवीकरण साम्प्रदायिकता के इर्द-गिर्द होता रहा। धार्मिक समुदायों में कटुता बढ़ती गयी। केन्द्रीय सत्ता पर विराजमान कांग्रेस ने पंजाब में भिंडरावाला और दूसरे सिक्ख आतंकवादियों, महाराष्ट्र में शिवसेना और केरल में मुस्लिम लीग तथा केरल कांग्रेस जैसे साम्प्रदायिक संगठनों को प्रोत्साहन दिया। इसी रुख के चलते शाहबानो, बाबरी मस्जिद बनाम राम जन्म भूमि जैसी समस्याएँ आती गयी और इन सभी मामलों पर सरकार का रवैया प्रायः साम्प्रदायिक और प्रतिगामी शक्तियों के सामने घुटने टेकने का रहा। परिणामस्वरूप एक ओर आपरेशन ब्लूस्टार की स्थिति आयी, जिससे सिक्खों की महत्ता आहत हुई जिसकी भीषण परिणति प्रधानमंत्री इन्दिरा गांधी की हत्या और उसके साथ फैले भयानक दंगों के रूप में सामने आई। राम जन्म भूमि के प्रश्न और अयोध्या में मन्दिर निर्माण के अतिरिक्त मथुरा आदि में राजनीतिक अस्थिरता का दौर शुरू हुआ और छः-छः महीने या साल के अन्तराल के बाद प्रधानमंत्री और सरकारें बदलती रही। चन्द्रास्वामी जैसे लोगों का नकाब उतर गया तथा विश्व हिन्दू परिषद् तथा बजरंग दल का प्रभाव बढ़ गया।

ऊपर की स्थितियों का लाभ भारतीय जनता पार्टी ने उठाया। पिछले चुनावों में उसे स्पष्ट बहुमत तो नहीं मिला, लेकिन कांग्रेस का वर्चस्व समाप्त हो गया। देश की अनेक छोटी-छोटी 24 पार्टियों के सबसे बड़े घटक दल के रूप में उसे केन्द्रीय सत्ता पर अधिकार करने में सफलता मिली। चाहे सरकार के शिखरपुरुष और उपप्रधानमंत्री लालकृष्ण आडवाणी सहित अन्य प्रमुख मंत्रियों पर साम्प्रदायिकता भड़काने के मुकदमे चल रहे हों, जिस देश का समाजवादी दल मुसलमानों की किसी बात के औचित्य-अनौचित्य पर विचार किये बिना उसकी हर बात की वकालत करता हो, उस देश में संघ परिवार पर निर्भर करने वाली सरकार यदि तोगड़िया की सुप्रीम कोर्ट के उल्लंघन की घोषणा पर चुप्पी साध ले तो आश्चर्य नहीं होना चाहिए। जिस देश में राष्ट्रपति और प्रधानमंत्री से लेकर विरोध पक्ष के नेता तक धर्म गुरुओं, तांत्रिकों, और इमामों के आगे हाथ जोड़कर खड़े रहते हों, यहाँ की साम्प्रदायिक राजनीति खत्म होना बड़ा मुश्किल है।

साम्राज्यवादी षड्यंत्र : इस समस्या में अनेक साम्राज्यवादी शक्तियों का हाथ होना साफ-साफ झलकता है। अमेरिका और ब्रिटेन आदि देशों द्वारा अपने स्वार्थ के लिए इस प्रकार की प्रवृत्तियों और ताकतों को बढ़ावा दिया जा रहा है, निःसन्देह गुजरात में गोधरा कांड की जो प्रतिक्रिया हुई, वह शर्मनाक है। 1947 के बाद गुजरात के दंगे को देश का

सबसे बड़ा दंगा साम्प्रदायिक दंगा कहा जाता है, लेकिन उसके बाद पाकिस्तानी आत्मघाती दस्तों के द्वारा जो कुछ किया गया, उसको लेकर संयम बरतने की सलाह दी जाती है। परिणामस्वरूप गुजरात में हिन्दुत्व को ही चुनावी मुद्दा बनाकर असेम्बली चुनाव जीता गया। कश्मीर में पंडित परिवारों की सामूहिक हत्या के तुरन्त बाद अमेरिका द्वारा पाकिस्तान पर से सब प्रतिबन्ध हटा लेना और उसे अरबों डालर की सहायता देना इसका प्रत्यक्ष प्रमाण है। एक राष्ट्र के रूप में यूगोस्लाविया की समाप्ति, शिया-सुन्नी और कुर्दों को मोहरा बनाकर इराक की तबाही इसका ताजा-तरीन उदाहरण हैं। ऐसी हालत में जब इस देश का हर आदमी धर्म-सम्प्रदाय से ऊपर उठकर सामूहिक हित की बात सोचने के लायक नहीं बन जाता, तब तक इस प्रकार के खतरों की संभावना हमेशा बनी रहेगी।

4

इक्कीसवीं सदी का भारत

आज विश्व में सभ्यता व संस्कृति, कला, वीरता व साहस के क्षेत्र में हमारा देश भारत जगत् गुरु अर्थात् विश्व गुरु का स्थान ग्रहण कर चुका है। मानव एक सामाजिक एवं बुद्धिजीवी प्राणी है जो सदैव एक ही प्रकार के वातावरण व माहौल में वास नहीं कर सकता है। वह जीवन में किसी न किसी रूप में लगातार परिवर्तन करता है। देखा जाये तो हर देश का भविष्य नवीनता के कारण ही उज्ज्वल बनता है। हमारा देश भी नवीनता और विकास की ओर बढ़ रहा है। भारत ने विकास की कई सीमाओं को पार कर लिया है। इसका भविष्य का रूप सुन्दर, स्वच्छ और आशानुरूप होगा। हमें इस पर गर्व है।

भारत का 20वीं सदी का इतिहास संघर्षों एवं परिवर्तनों का इतिहास रहा है। दो विश्व युद्ध हुये जिनमें मानव जीवन और धन, सम्पत्ति आदि का अपार विनाश हुआ। यद्यपि ये युद्ध यूरोप में लड़े गये, लेकिन दूसरा युद्ध भारत तक पहुँच गया था। ऐसे समय में भारत का बँटवारा एवं साम्प्रदायिक रक्त-रंजित नरसंहार दिखायी दिया। इसी समय में महात्मा गांधी जैसे अहिंसा के पुजारी की निर्मम हत्या की गयी। आतंकवाद एवं साम्प्रदायिक दंगें अपनी चरम सीमा पर पहुँच कर धन-जन की हानि कर रहे थे। निर्दोष लोगों का रक्त बहाया जा रहा था। इस प्रकार इस शताब्दी के अन्तिम समय तक प्रत्येक बच्चा प्रतिशोध, वेदना एवं विद्रोह के संस्कार लेकर आयेगा। इस प्रकार से सोचना न्याय संगत नहीं होगा। 21वीं सदी का भारत अच्छा, सुशील एवं सुन्दर होगा। कुरीतियों और अन्धविश्वासों का अन्त हो जायेगा। धार्मिक झगड़े, विद्रोह आदि का अन्त हो जायेगा। भारत को यदि आर्थिक नजरिये से देखा जाये तो यह स्पष्ट होगा कि भारत एक विकासशील राष्ट्र है परन्तु भारत अपने सीमित साधनों का समुचित ढंग से उपयोग करके 21वीं सदी में प्रयोग करने की उत्साह से तैयारी कर रहा है। इस सम्बन्ध में प्रगति के लिए पूर्व प्रधानमंत्री इन्दिरा गांधी, श्री राजीव गांधी ने उल्लेखनीय कार्य किये हैं। कम्प्यूटर एवं इलेक्ट्रॉनिक उपकरणों के सहारे भारत को 21 वीं सदी में प्रवेश कराने के लिए लगातार प्रयास करते रहें। भारत के भूतपूर्व प्रधानमंत्री अटल बिहारी वाजपेयी ने भी अपने प्रयासों से भारत के विकास को आगे बढ़ाने का प्रयास किया इस सन्दर्भ में उन्होंने जो योगदान और प्रयास किये वह काफी सराहना करने योग्य हैं।

आज भारत जिस रफ्तार से विकास के मार्ग पर अग्रसर हो रहा है उसके आधार पर हम यह कह सकते है कि 21वीं सदी में जातिवाद साम्प्रदायिकतावाद भ्रष्टाचार का नामोंनिशान नहीं रहेगा। भारत की नारियाँ अब हर क्षेत्र में अपने कदम आगे बढ़ा रही हैं। भारत की नारी दुर्गा के समान शक्तिशाली हैं। वह समय आने पर अपनी जान की भी बाजी लगा देती है। अब वह अपने ऊपर होने वाले जुल्म और अत्याचार का सामना करने में सक्षम है। अब भारत से अन्धविश्वास और कुरीतियों को खत्म करना होगा। इस सदी में भारत पूर्ण रूप से वैज्ञानिक युग में प्रवेश कर जायेगा। वह विज्ञान के क्षेत्र में इतनी उन्नति करेगा कि उसे दूसरे का मुँह न देखना पड़े। भारत का विज्ञान पश्चिमी देशों से अधिक उन्नत दशा का होगा। कम्प्यूटरों से मानव जीवन के हर क्षेत्र में क्रान्ति आ जायेगी। हमारा देश समय को अपने वश में कर लेगा एवम् अपने अनुसार परिवेश को तीव्रगति से बदलेगा।

वर्तमान शिक्षा प्रणाली में सिद्धान्तों की बाहुल्यता है लेकिन 21 वीं सदी में शिक्षा से भारत में ऐसे मानवों का विकास होगा जिनका व्यक्तित्व पूर्ण विकसित होगा। शिक्षा व्यवस्था का लक्ष्य देश के विकास में योग देने के लिए स्वतन्त्र नागरिक बनाना होगा। विद्यार्थी निर्माणपरक सार्थक उपयोगी शिक्षा ग्रहण कर सकेंगे। शिक्षा प्रत्येक क्षेत्र में विकास करेगी।

21वीं सदी में आतंकवाद भ्रष्टाचार, राजनीतिक अपराधीकरण इत्यादि बीमारियाँ समाप्त हो जायेंगी। राजनीतिक दलों का अजायबघर खत्म हो जायेगा। देश में केवल दो या तीन ही राजनीतिक दल होंगे। 21वीं सदी में राजनीति धर्म से अलग होगी। जब हमारा देश राजनीति में समृद्ध होगा तो हमारी गिनती विश्व की महान शक्तियों में होगी। हमारे देश के राजनेता सच्चे एवम् ईमानदार होंगे।

यदि यह कहा जाये कि 20वीं सदी में कोई खास उन्नति का विकास नहीं हुआ है, बिल्कुल नकारात्मक दृष्टिकोण होगा। यह बात सही है कि इस सदी में भारत को कई युद्ध लड़ने पड़े जिससे भारत का विकास बाधित हुआ है। लेकिन भारत ने कई देशों के साथ अच्छे सम्बन्ध स्थापित किये हैं। भारत जैसे विकासशील देश में आज शिक्षा का स्तर भी बहुत अच्छा हो गया है। आज हर क्षेत्र में व्यक्ति अपनी अच्छी ख्याति बना रहा है। 21वीं सदी का भारत एक अच्छा राष्ट्र बनेगा।

इस सदी के 30-40 वर्षों में भारत कृषि क्षेत्र में आत्मनिर्भर हो जायेगा। इस अगले दशक में हम निर्यात करने लगेंगे। उद्योगों के क्षेत्र में हम विश्व के सभी देशों से सर्वोच्च स्थान बनायेंगे। वर्तमान में हम आयात की हुई तकनीकों का प्रयोग कर रहे हैं। लेकिन 21वीं सदी तक हम अन्य देशों की तकनीक निर्यात करेंगे। रहने की समस्या हल हो जायेगी। देश के जीवन में परिवार नियोजन एक परिवेश को जन्म देगा। ग्रामीण जीवन का विकास होगा।

21वीं सदी का भारत सही मायने में सपनों का भारत होगा। उनका सामाजिक, आर्थिक, राजनीतिक, सांस्कृतिक, वैज्ञानिक रूप स्वच्छ और सुन्दर होगा। देशवासियों को चाहिए कि सब मिलकर इक्कीसवीं सदी का स्वागत करें और अपने काम में जुट जायें।

ज्ञान-विज्ञान

1

मानव जीवन की प्रगति में कम्प्यूटर का महत्त्व

आधुनिक युग में कम्प्यूटर का प्रयोग सर्वाधिक हो रहा है। ऐसा लगता है कि भविष्य में मनुष्य हाथ-पर-हाथ धरे बैठे रहेंगे तथा सभी कार्य कम्प्यूटर द्वारा संचालित होंगे। कल-कारखानों, व्यापारिक संस्थानों, उत्पादन केंद्रो, चिकित्सालयों आदि में सभी जगह कम्प्यूटर की महिमा दिखायी पड़ती है। रेलवे स्टेशन पर कम्प्यूटर के बिना टिकट बुक नहीं होता। बैंकों में कम्प्यूटर के बिना कोई काम नहीं होता। पिछले दिनों प्रसिद्ध खिलाड़ी कास्पारोव ने कम्प्यूटर से शतरंज की बाजियाँ खेली थीं। कम्प्यूटर वास्तव में आज की सर्वाधिक महत्त्वपूर्ण आवश्यकता है।

भारतीय वैज्ञानिकों ने अब तो सुपर कम्प्यूटर का निर्माण कर लिया है। वर्तमान समय में देश के विकास के लिए परमाणु टेक्नोलॉजी की अपेक्षा सुपर कम्प्यूटर का महत्त्व अधिक है। सुपर कम्प्यूटर 'परम-1000' एक सेकंड में एक खरब गणितीय गणनाएँ कर सकता है। इससे मौसम विज्ञान, भूकम्प विज्ञान से सम्बन्धित पूर्वानुमान लगाने, तेल एवं प्राकृतिक गैस के भण्डारों का पता लगाने, दूर संवेदी आकलन करने, अस्पतालों एवं चिकित्सा से सम्बन्धित नवीनतम जानकारी तथा भौगोलिक सूचनाओं से सम्बन्धित जानकारी मिलेगी। इसके साथ सामरिक क्षेत्र में भी भारत लंबी छलांग लगा सकता है। इस कम्प्यूटर के निर्माण से हम आत्मनिर्भरता के युग में प्रवेश कर सकते हैं। सुपर कम्प्यूटर के कारण हमें 6.5 खरब डालर का बाजार मिल सकता है।

भविष्य में ऐसी संभावना व्यक्त की जा रही है कि लड़ाई सेना के द्वारा नहीं अपितु वैज्ञानिकों द्वारा कम्प्यूटर पर लड़े जायेंगे। नवभारत टाइम्स के संवाददाता श्री रंजीत कुमार के शब्दों में भारतीय थलसैनिक अधिकारियों को आशंका है कि विकसित देशों की तरह भारत जब पूरी तरह सूचना तकनीक पर निर्भर हो जायेगा तो कोई शत्रु देश या आतंकवादी गुट कम्प्यूटरीकृत व्यवस्था को ध्वस्त करने के लिए आक्रमण कर सकता है।

इस तरह बैंकिंग तथा आर्थिक आदान प्रदान कम्प्यूटरों से बाधित किया जा सकता है। प्रमुख शहरों और रेलवे यातायात प्रणाली के कम्प्यूटर तन्त्र को ध्वस्त किया जा सकता है। विमानों के उड़ान पथ से भटकाव पैदा कर दुर्घटनाएँ करवाई जा सकती हैं एक थल सैनिक अधिकारी के अनुसार भविष्य में किसी देश को तहस-नहस करने के लिए टैंकों, लड़ाकू

विमानों, तोपों और मिसाइलों की जरूरत नहीं पड़ेगी बल्कि राष्ट्रीय सूचना ढाँचा (एन.आई. आई.) पर ही कम्प्यूटरी आक्रमण करवा कर यह उद्देश्य प्राप्त किया जा सकता है।

कम्प्यूटर का उपयोग दिनोंदिन वैज्ञानिक एवं व्यावसायिक गतिविधियों के क्षेत्र में प्रायः वृद्धि हो रही है, परन्तु मानव-मस्तिष्क में जो चेतना, ज्ञान, इच्छा और कर्म की शृंखला है, उसे पाना कम्प्यूटर के वश की बात नहीं। मानव जीवन को सुख-सुविधापूर्ण बनाने के लिए कम्प्यूटर में असीमित सम्भावनाएँ है। इस प्रकार यह कहा जा सकता है कि कोई भी ऐसा क्षेत्र बचा हुआ नहीं है जहाँ कम्प्यूटर व्यवहार में न लाया जा रहा हो।

2

अन्तरिक्ष विज्ञान और भारत

विश्व के सम्पूर्ण राष्ट्रों में भारत एक ऐसा राष्ट्र है जो देश की उन्नति एवं विकास में स्पेश टेक्नोलॉजी की उपयोगिता को भली-भाँति पहचानता है। अन्तरिक्ष कार्यक्रम की शुरुआत के बाद इन तीन दशकों में भारत ने इस क्षेत्र में जबरदस्त सफलता हासिल की है। इंडियन नेशनल सैटेलाइट (इनसैट) और इंडियन रिमोट सेंसिंग (आई.आर.एस.) सैटेलाइट विकसित कर इस दिशा में महत्त्वपूर्ण उपलब्धि हासिल हुई है। देश ने अपने बल पर सैटेलाइट लांच करने में भी सफलता हासिल की है। यहाँ तक कि इस क्षेत्र में भारत कई विकसित देशों से भी आगे निकल गया है।

सन् 1975-76 के मध्य ही भारत ने विश्व में सबसे विशाल सैटेलाइट इंस्ट्रक्शनल टेलीविजन एक्सपेरिमेंट (एस.आई.टी.ई) लांच किया था, जब अमेरिका सैटेलाइट ए.टी. एस-6 के जरिए देश के ढाई हजार से भी ज्यादा गाँवों में स्वास्थ्य, परिवार नियोजन और कृषि आदि विषयों पर शिक्षाप्रद कार्यक्रमों की शुरुआत की गयी थी। फिर 1977-79 के दौरान सैटेलाइट टेलीकम्युनिकेशन एक्सपेरिमेंटल प्रोजेक्ट (एस.टी.ई.वी.) चलाया गया। इन अनुभवों के आधार पर ही 1983 में इनसेट सिस्टम की स्थापना सम्भव हो सकी और आज यह दुनिया के सबसे बड़े घरेलू संचार सैटेलाइट सिस्टमों में से एक है। इनसैट ने दूरसंचार, टेलीविजन, ब्रॉडकास्टिंग, मौसम विज्ञान और खतरे की चेतावनी देने वाली सेवाओं के क्षेत्र में एक नई क्रान्ति ला दी। इसके जरिए सैकड़ों अर्थ स्टेशनों को जोड़ने में मदद मिल सकी, वे भी जो देश के दूरदराज के क्षेत्रों और द्वीपों में स्थित थे। भारत में आज टी.वी. की पहुँच 80 प्रतिशत आबादी तक है।

इनसैट का उपयोग मात्र टी.वी. दूरसंचार तथा मौसम की जानकारियों के लिए ही नहीं बल्कि इसके माध्यम से जमीनी स्तर पर शिक्षाप्रद कार्यक्रमों के प्रसारण और इंटरैक्टिव ट्रेनिंग में भी मदद मिल रही है। कई राज्य सरकारों और एजेंसियों ने आज इसका इस्तेमाल शिक्षा, उद्योगों में काम करने वाले कर्मचारियों के लिए इंस्टीट्यूशनल ट्रेनिंग, सामाजिक कल्याण कार्यक्रमों के प्रशिक्षण के लिए किया है।

नवम्बर सन् 1996 में झाबुआ डेवलपमेन्ट कम्युनिकेशन प्रोजेक्ट का प्रारम्भ मध्य प्रदेश में किया गया है। जिसके तहत इनसैट की तकनीक का इस्तेमाल कर आदिवासी लोगों के

लिए स्वास्थ्य, सफाई, परिवार नियोजन और महिला अधिकारों आदि विषयों पर शिक्षाप्रद कार्यक्रम चलाये जा रहे हैं। टेलीमेडिसन भी एक ऐसा क्षेत्र है जिसमें इनसैट के जरिए शहरों में बैठे डॉक्टर दूरदराज के ग्रामीण इलाकों में बैठे लोगों को डॉक्टरी सलाह दे सकते हैं।

उदाहरण के लिए 'अंडमान एंड निकोबार टेलीमेडिसन प्रोजेक्ट' की शुरुआत 3 जुलाई 2002 को हुई, जिसके तहत पोर्ट ब्लेयर स्थित जी.बी.पंत अस्पताल को चेन्नई के श्री रामचन्द्र मेडिकल कॉलेज एंड रिसर्च इंस्टीट्यूट से जोड़ दिया गया। इसके अलावा चेन्नई-श्रीहरिकोटा, बेंगलुरु-चामराजनगर-सरगूर, कोलकाता-बेंगलुरु-दक्षिणी तथा त्रिपुरा नई दिल्ली-लेह-गुवाहाटी, कोची-कवाराती और लखनऊ-कटक-बेहरामपुर-कुर्ला के मध्य भी यह तकनीक प्रारम्भ की गयी।

इनसैट का विस्तृत पैमाने पर दूरसंचार जगत् में किया जा रहा है। साथ ही मौसम विज्ञान के क्षेत्र में भी यह काफी मददगार साबित हुआ है। इसके जरिए चक्रवात की पूर्व सूचना मिल जाने से तटीय इलाकों में रहने वाले लोगों और मछुआरों को पहले ही सतर्क कर दिया जाता है। इनसैट सैटेलाइट की संख्या बढ़ाए जाने की बढ़ती माँग को देखते हुए अब दूरसंचार और मौसम विज्ञान के लिए अलग-अलग सैटेलाइट छोड़ना जरूरी हो गया है। जल्द ही छोड़ा जाने वाला मेटसैट इस तरह का पहला सैटेलाइट होगा जो भारत के अपने पी.एस.एल.वी. के जरिए छोड़ा जायेगा। 70 के दशक के अन्त में और 80 के दशक की शुरुआत में भास्कर-1 और भास्कर-2 सैटेलाइट छोड़े गये। रिमोट सेंसिंग सैटेलाइट के क्षेत्र में भारत का आज अग्रणी स्थान है। आई.आर.एस. सैटेलाइट के जरिए देश की प्रमुख फसलों के उत्पादन, वनों के सर्वेक्षण, सूखे की भविष्यवाणी, बाढ़ के खतरों जैसे कई महत्त्वपूर्ण क्षेत्रों में मदद ली जा रही है।

चाँद पर जाने की अपनी महत्त्वाकांक्षा योजना की पूर्ति करने लिए भारत के अन्तरिक्ष वैज्ञानिक पूर्ण रूप से प्रयास कर रहे हैं। हालाँकि यह योजना नई नहीं है। इस दिशा में प्रारम्भिक तैयारी पूरी की जा चुकी है। भारतीय अन्तरिक्ष शोध संस्थान (इसरो) ने सरकार को एक रिपोर्ट भेजी है जिसमें दावा किया गया है कि वैज्ञानिकों ने तकनीकी क्षमता हासिल कर ली है। रिपोर्ट में कहा गया है कि इसरो वर्ष 2007 तक चाँद पर मानवरहित अभियान करने में पूरी तरह से तैयार हो जायेगा।

इस सम्पूर्ण योजना पर 8.25 करोड़ डालर व्यय होने की उम्मीद है। गौरतलब है कि अब तक सिर्फ तीन देशों ने चाँद का अभियान दल भेजा है इनमें अमेरिका, रूस और जापान शामिल है। मुख्य बात यह है कि भारत अन्तरिक्ष विज्ञान में अपनी उपलब्धियों की बदौलत आज विकसित देशों की कतार में खड़ा है। सैटेलाइट प्रक्षेपण में भी भारत ने आत्मनिर्भरता हासिल कर ली है।

इसरो प्रक्षेपण में इस्तेमाल किये जाने वाले रॉकेट को भी अपग्रेड करने में काम कर रहा है। चाँद पर भेजे जाने वाले इस अभियान के लिए पोलर सैटेलाइट लांच वीअकल (पी.एस. एल.वी.) को भी अपग्रेड किया जा रहा है। इसरो द्वारा इस प्रोजेक्ट के लिए गठित टास्क

फोर्स के एक वरिष्ठ अधिकारी के अनुसार, 'भारत ने तकनीकी क्षमता हासिल कर ली है।'

आज हमारा देश भारत चाँद पर सैटेलाइट पहुँचाने की परिस्थिति में पहुँचे ताकि वैज्ञानिक विश्लेषण को पूरा किया जा सके। गौरतलब है कि भारतीय अन्तरिक्ष प्रोग्राम 1972 से ही चलाये जा रहे हैं, लेकिन अन्तरिक्ष में काफी अन्दर जाने का यह पहला भारतीय अभियान होगा। अब तक अन्तरिक्ष में सैटेलाइट भेजने का मकसद सूचना और मौसम की जानकारी हासिल करने तक ही सीमित था। भारत के इस महत्त्वाकांक्षी अभियान की दबी आवाज में आलोचना भी हो रही है। आलोचकों का कहना है कि इस अभियान का वैज्ञानिक लाभ काफी सीमित है और सिर्फ देश की प्रतिष्ठा को ऊँचा करने के लिए करोड़ों रुपये का व्यय किया जा रहा है।

सुरक्षा विशेषज्ञों की अवधारणा के आधार पर इस प्रक्षेपण या अभियान में रॉकेट प्रौद्योगिकी में जो उन्नति होगी उसका इंटरकॉन्टीनेंटल बैलिस्टिक मिसाइलों के प्रक्षेपण में प्रभावी इस्तेमाल किया जा सकता है। इसरो का यह भी कहना है कि पड़ोसी चीन भी अन्तरिक्ष में मानव दल भेजने की तैयारी कर रहा है। ऐसे में भारत के इस अभियान की सफलता का महत्त्व और भी बढ़ गया है।

3

वन एवं पर्यावरण

पर्यावरण एवं वन दोनों में गहरा सम्बन्ध है। प्रकृति का संतुलन रखने के लिए धरती के 33 प्रतिशत भाग पर वनों का होना आवश्यक है। ये वन नमी को अपने भीतर सुरक्षित रखते हैं। इससे वे सारे जगत् को फल-फूल, हरियाली और सुखद शीतलता प्रदान करते हैं। वन जीवनदायक हैं और वर्षा लाने में मददगार हैं।

धरती की उपजाऊ-शक्ति को बढ़ाते हैं। वन ही वर्षा के जल को अपने भीतर सोखकर बाढ़ का खतरा रोकते हैं। यही रुका हुआ जल धीरे-धीरे सारे पर्यावरण में पुनः चला जाता है। वनों की कृपा से ही भूमि का कटाव रुकता है। सूखा कम पड़ता है और रेगिस्तान का फैलाव रुकता है।

वर्तमान समय में हमारे समक्ष प्रमुख समस्या पर्यावरण प्रदूषण की है। जिससे बचने का अचूक उपाय है वन-संरक्षण। वन हमारे द्वारा छोड़ी गयी, कार्बन डाइऑक्साइड को भोजन के रूप में लेते हैं और बदले में हमें जीवनदायी ऑक्सीजन प्रदान करते हैं। आज शहरों में लगातार ध्वनि-प्रदूषण बढ़ रहा है। वन और वृक्ष ध्वनि-प्रदूषण भी रोकते हैं। परमाणु ऊर्जा के खतरे को, अत्यधिक ताप को रोकने का सशक्त उपाय भी वनों के पास हैं। सच तो यह है कि वन-विहीन सृष्टि की कल्पना ही नहीं की जा सकती।

वन ही नदियों, झरनों और अन्य प्राकृतिक जल-स्रोतों के भण्डार हैं। इनमें ऐसी दुर्लभ वनस्पतियाँ सुरक्षित रहती हैं जो सारे जग को स्वास्थ्य प्रदान करती हैं। गंगा-जल की पवित्रता का कारण उसमें मिली वन्य-औषधियाँ ही हैं। इसके अतिरिक्त वन हमें लकड़ी फूल-पत्ती, खाद्य-पदार्थ, गोंद तथा अन्य सामान प्रदान करते हैं जिनके बिना जीवन का रूप कुछ और होता। वन हमारे लिए वरदान हैं। दुर्भाग्य से भारतवर्ष में आज केवल 23 प्रतिशत वन रह गये हैं। अन्धाधुंध कटाई के कारण यह स्थिति उत्पन्न हुई है। वनों का संतुलन बनाये रखने के लिए 10 प्रतिशत वनों की आवश्यकता है। जैसे-जैसे उद्योगों की संख्या बढ़ती जा रही है, वाहन बढ़ते जा रहे हैं, वैसे वनों की आवश्यकता और अधिक बढ़ती जा रही है। जैसा कि हम सभी जानते है कि वन हमारे जीवन के लिए काफी महत्त्वपूर्ण है। फिर भी हम सभी लोग वन विनाश में लगे हुए हैं। वनों के विनाश में जहाँ जीव-जन्तुओं में कमी आती है वहाँ पर वन-संरक्षण कठिन परन्तु महत्त्वपूर्ण कार्य है। इसके लिए हर एक व्यक्ति को बढ़-चढ़कर अपना योगदान देना पड़ेगा। सब जगह पेड़ लगाकर ही हम वन-संरक्षण की दिशा में सार्थक कदम उठा सकते हैं।

4

परमाणु अस्त्रों की होड़ अथवा अणुशक्ति

सामान्य रूप से परमाणुओं के नाभिक के ऊपर न्यूट्रॉन के चोट करने से जो विखण्डन की क्रिया होती है वह अणुशक्ति कहलाती है। इस शक्ति के विषय में भलीभाँति अवगत होने के लिए परमाणुओं की संरचना के विषय में जानकारी जरूरी है। बहुत पहले के वैज्ञानिक यह मानते थे कि परमाणु किसी तत्त्व का वह सूक्ष्मतम खण्ड है, जिसका पुनः खंडन करना सम्भव नहीं होता है।

कालान्तर में वैज्ञानिकों द्वारा यह ढूँढ़ निकाला गया कि प्रोटॉन और न्यूट्रॉन से परमाणु का निर्माण होता है। उसके अलावा प्रत्येक परमाणु में इलेक्ट्रॉन की सत्ता भी मौजूद है। इस तरह समस्त संसार की रचना में न्यूट्रॉन, प्रोटोन और इलेक्ट्रॉन ही मूल कारण है। इन इकाइयों की मात्रा के भेद से ही विभिन्न प्रकार के तत्त्व बने हैं।

यद्यपि किसी तरह परमाणु की उपरोक्त निर्माण अथवा संरचना पर प्रहार किया जा सके और इसकी नाभि में स्थित न्यूट्रॉनों को विचलित किया जा सके तो उससे एक प्रकार की शक्ति प्राप्त होगी। सिद्धान्तः यही शक्ति परमाणु शक्ति है किन्तु एक अणु में ऐसा करके उपयोगी शक्ति नहीं प्राप्त की जा सकती, इसलिए ऐसे पदार्थ की आवश्यकता होती है जिसमें परमाणुओं के भीतर विखण्डन की प्रक्रिया एक शृंखला का रूप धारण कर सके।

यदि इस प्रकार का शृंखला विखंडन तेजी से शुरू हो सके तो अपार शक्ति प्राप्त होगी। प्रयोग करके देखा गया है कि ऐसा पदार्थ यूरेनियम है। वैज्ञानिक दृष्टि से परिष्कृत थोड़े से यूरेनियम में भी यदि यह प्रक्रिया चालू कर दी जाये तो भयंकर विस्फोट होता है और इतनी गर्मी पैदा होती है जितनी कि लगभग 15 लाख टन कोयला जलाने से प्राप्त होगी। इसी से हम अंदाजा लगा सकते हैं कि शक्ति के दूसरे साधनों (कोयला, पेट्रोल आदि) के मुकाबले परमाणुओं की शक्ति कितनी अद्भुत है।

प्रसिद्ध विशेषज्ञ एलबर्ट आइंस्टीन ने 20वीं सदी के आरम्भिक दौर में इस शक्ति को परखा तथा द्वितीय विश्वयुद्ध की पृष्ठभूमि में इस शक्ति का विकास किया गया। 1940 ई. में अमेरिका में डॉ. शेबर्ट की अध्यक्षता में परमाणु शक्ति पर विशेष अनुसंधान शुरू हुए और 16 जुलाई 1945 को ऐलमो गेडरो रेगिस्तान में परमाणु बम का सफल परीक्षण हुआ।

इसके पश्चात् परमाणु बम बनाने का कार्य अमेरिका ने प्रारम्भ किया। जिससे सारे संसार के लोगों का कलेजा काँप गया। परमाणु शक्ति की सर्वत्र धाक जम गयी। बाद में प्रत्येक समृद्ध देश के लिए मानो यह आवश्यक हो गया कि वह अपनी सुरक्षा के लिए परमाणु बम अपने पास रखे। अमेरिका, रूस, फ्रांस ब्रिटेन, जर्मनी, चीन और अब भारत भी परमाणु शक्ति से संपन्न हो गया है। यद्यपि भारत ने शान्तिपूर्ण उपयोग के लिए परमाणु शक्ति का विकास किया है।

परमाणु शक्ति की दृष्टि से भारत आत्मनिर्भर होने की चेष्टा कर रहा है। इस दिशा में 1944 ई. में परमाणु-ऊर्जा आयोग का गठन किया गया। 18 मई 1974 को भारत ने अपना प्रथम परमाणु-विस्फोट पोखरण में किया और विश्व के पाँच परमाणु शक्ति संपन्न राष्ट्रों की पंक्ति में छठे स्थान पर प्रतिष्ठित हो गया।

भारत के द्वारा किया गया यह विस्फोट पूर्णतः शान्तिपूर्ण था। इसे राजस्थान के दक्षिण-पश्चिम क्षेत्र पोखरण में किया गया। यह विस्फोट पूरी तरह सफल रहा। धरती की सतह पर 10-15 किलो टन क्षमता वाले विस्फोट की व्यवस्था की गयी। उसके बाद 1998 में हमने पोखरण में ही तीन परमाणु-विस्फोट किये। ये भी पूर्णतः सफल रहे। विश्व को स्वयं की शक्ति की महत्ता समझाने से इस प्रकार का विस्फोट किया गया तथा इसके बाद ही पकिस्तान द्वारा भी परमाणु परीक्षण किया गया।

भारत के द्वारा किये गये परमाणु-विस्फोट का पूरे देश में स्वागत किया गया। पर दूसरे देशों ने इस पर तीखी प्रतिक्रिया व्यक्त की। अमेरिका ने तो हमारे ऊपर बहुत से प्रतिबंध लगा दिये। परन्तु हमारे प्रधानमंत्री श्री अटल बिहारी वाजपेयी ने देशवासियों से कहा है कि इन प्रतिबंधो का हमारे देश की मजबूत अर्थव्यवस्था पर कोई प्रभाव नहीं पड़ेगा। वास्तव में ऐसा ही हुआ।

परमाणु बम बना लेना एक बात है और परमाणु-शक्ति का शान्तिपूर्ण कार्यों में उपयोग की दृष्टि से अनुसंधान करना दूसरी बात। परमाणु बम बना लेना भले ही आवश्यक न हो, शान्तिपूर्ण उपयोग के लिए परमाणु-शक्ति का विकास बहुत आवश्यक है। यही वजह है कि भारत जैसा देश भी परमाणु शक्ति के क्षेत्र में पीछे नहीं रहना चाहता। आरम्भ में वैज्ञानिकों के सामने परमाणु-शक्ति का सिर्फ विध्वंसक पक्ष ही सामने आया। बाद में वे इसके शान्तिपूर्ण उपयोग भी सीख गये।

परमाणु शक्ति वह शक्ति है जो किसी भी दशा में खतरनाक हो सकती है। विध्वंसक परमाणु शक्ति का प्रयोग युद्ध में किया जाता है। इसके प्रयोग से पलक झपकते ही हृदय-विदारक संहार-लीला शुरू हो जाती है। पृथ्वी पर सभी प्रकार के जीव विखण्डन के दौरान उत्पन्न असीमित गर्मी से झुलसकर मर जाते हैं। इस तरह के विस्फोट से काफी मात्रा में रेडियोधर्मी तत्त्व भी निकलते है। प्रत्यक्ष प्रभाव के अतिरिक्त ये वायुमंडल और जल में मिलकर भी काफी नुकसान पहुँचाने की क्षमता रखते हैं। यदि बम-विस्फोट से किसी प्रकार कुछ प्राणी बच भी गये हो तो वे रेडियोधर्मी तत्त्व के प्रभाव से विकलांग हो

जाते हैं। कुछ ऐसे सम्पन्न व विकसित देश हैं जिनके पास ऐसे परमाणु बम है जो राष्ट्र में या प्राणि मात्र के जीवन में खतरा पैदा कर सकते हैं।

यह बात तो तय है कि परमाणु-शक्ति का उपयोग केवल शान्तिपूर्ण ढंग से भी हो सकता है। प्रायः सभी समृद्ध देशों में परमाणु-बिजलीघर बन गये हैं, परमाणु-शक्ति से बिजली का उत्पादन एक सर्वविदित तथ्य है। भारत में भी ऐसे बिजली घर हैं जिनमें बिजली का उत्पादन परमाणु भट्ठियों में किया जाता है, इसकी प्रविधि यह है कि परमाणु-विस्फोट से जो ऊष्मा पैदा होती है उससे पानी के बड़े-बड़े भण्डार वाष्प में बदल जाते हैं और वाष्प से बिजली उत्पन्न करने वाले टरबाइन परिचालित हो जाते हैं।

कुछ विचारकों व समीक्षकों के विचार से भारत को परमाणु-शक्ति के प्रयोग और विकास पर धन खर्च करने के बदले अपने गाँवों को सुधारने और बेरोजगारी को दूर करने की कोशिश करनी चाहिए। किन्तु प्रगति के इस युग में विज्ञान के क्षेत्र भी तो ठीक नहीं है। ऐसे प्रयास व अनुसंधान के माध्यम से हम राष्ट्र की निर्धनता को पूरी तरह से समाप्त कर परमाणु साधन सम्पन्न राष्ट्र की श्रेणी में आ गये हैं।

5

विज्ञान : वरदान या अभिशाप

विज्ञान अपने आप में न तो वरदान है और न ही अभिशाप। विज्ञान, वरदान या अभिशाप उसके अनुप्रयोग के आधार पर बनता है।

विज्ञान में जहाँ मानव-जीवन को सुखी बनाने की असीम शक्ति विद्यमान है, वहाँ कभी-कभी विज्ञान को विनाश की लीला करते हुए भी देखा जाता है। एक ओर तो घरों में बिजली के पंखे, रेडियो, टेलीविजन, कम्प्यूटर और तमाम आविष्कारों ने मानव के जीवन को सुखी बना रखा है और दूसरी और आकाश में घरघराते वायुयान बमों की वर्षा कर पलभर में इन शान्तिमय घरों को श्मशान में परिवर्तित कर देते हैं। द्वितीय महायुद्ध में जापान के नागासाकी और हिरोशिमा नगरों में अमेरिकन बमबारी ने परमाणु बम फेंककर नगरों को नष्ट-भ्रष्ट कर दिया था। इसलिए एक ओर मानव जीवन के विकास में सहायता देने के कारण विज्ञान वरदान है तो दूसरी ओर विनाशक लीला के कारण अभिशाप भी सिद्ध हो रहा है। विज्ञान ने मानव जीवन के स्तर को भी बहुत ऊँचा उठा दिया है जो मानव के खान-पान, कपड़े, यातायात के साधनों एव भवनों के निर्माण सब जगह दृष्टिगोचर होते है।

विज्ञान की शक्ति की परीक्षा की जाये तो निश्चित रूप से विज्ञान के दोनों ही पक्ष सामने आते हैं। विज्ञान वास्तव में ज्ञान की वस्तुओं के विश्लेषण करने की बुद्धि का विकास करता है। एक कवि के लिए पुष्प जीवन का सुन्दर रूप है। उनकी हर पंखुड़ी कवि को सुन्दर लगती है। वह हाथ में लेकर उसके सौन्दर्य को परखता है परन्तु जब वही फूल वैज्ञानिक के हाथ जा पड़ता है तो वह उसकी एक-एक पत्ती को अलग-अलग करके देखता है। बस यही स्थिति विज्ञान के वरदान और अभिशाप को स्पष्ट करती है। जब वैज्ञानिक पुष्प की स्थिति को समझकर उससे उपयोगी पदार्थ मानव-हित के लिए बनाता है तब विज्ञान मानव के लिए वरदान बन जाता है। जब उसी से जहर का निर्माण किया जाता है तो उसके लिए अभिशाप हो जाता है।

उसी प्रकार जब विस्फोटकों का प्रयोग चट्टानों को तोड़कर नदियाँ बनाने के लिए किया जाय तो वह वरदान सिद्ध हो सकता है और जब उसी विस्फोटक का प्रयोग मानव बमों के रूप में होता है तो वह अभिशाप बन जाता है। जिस देश के लोगों की वह रक्षा करता है, उनके लिए तो वह वरदान है परन्तु जिस देश में विनाशलीला करता है, उनके लिए

निबन्ध-संग्रह

अभिशाप है। परमाणु बम को यदि किसी देश के विकास-कार्यों के लिए लगाया जाये तो वही वरदान हैं, परन्तु उसी परमाणु बम से जापान ने नागासाकी और हिरोशिमा नगरों के विनाश की भाँति किसी देश की जनता का जीवन नष्ट कर दिया जाये तो वह अभिशाप ही सिद्ध हो जायेगा। रॉकेटों एवं नाइट्रोजन आदि बमों की इस स्थिति में किस बुद्धिमान व्यक्ति को इंकार होगा कि ये सब वैज्ञानिक आविष्कार वरदान और अभिशाप के दो रूप हैं। परमाणु बमों की विस्फोट से असंख्य रोग फैल जाते हैं। इन रोगों का इलाज भी संभव नहीं हो पाता। अंगों में रोग फैलते जाते हैं और मानव पंगु बन जाता है। सन् 1984 में भोपाल गैस-त्रासदी इसी विज्ञान की ही देन है।

इसी प्रकार जब बिजली का प्रयोग रोशनी व हवा प्राप्त करने के लिए बल्ब व पंखों में प्रयुक्त होता है तो वरदान साबित होता है, वही बिजली यदि किसी के शरीर से छू जाये तो उसके लिए अभिशाप बन जाती है।

युद्धों में मानव जीव को समाप्त करने के प्रयत्न चीन, अमेरिका, ब्रिटेन, फ्रांस, रूस आदि देशों में वैज्ञानिक करने लगते हैं तो कितना भीषण वातावरण बन जाता है। परमाण ु बमों के प्रयोग के सम्बन्ध में व्यापक परमाणु परीक्षण निषेध सन्धि की जा रही है और मानव-जीवन के विनाश की लीला से बचाने का प्रयत्न किया जा रहा है। ऐतिहासिक शिखर सम्मेलन किये जा रहे हैं। सारा संसार वैज्ञानिक अस्त्रों से त्रस्त हो रहा है। कभी-कभी मानव का अस्तित्व ही इस विज्ञान से संकटग्रस्त प्रतीत होता है।

मानव के कार्यों को आसान करने के लिए वैज्ञानिकों ने अनेक मशीनों का निर्माण किया है। इन मशीनों पर एक-एक व्यक्ति काम कर सकता है। इससे समय और उत्पादन में शीघ्रता और उच्चस्तर का मानदंड तो स्थापित हुआ, परन्तु साथ ही श्रम को भी हानि पहुँची है। लाखों लोग मशीनी युग के कारण ही बेकार हो जाते हैं। मिलों के लग जाने से ग्राम उजड़ते जा रहे हैं। गन्दी बस्तियाँ शहरों में उभरती जाती हैं क्योंकि ग्रामीण लोग मिलों में काम करने के लिए आ जाते हैं और ग्रामों के उद्योग समाप्त होते जा रहे हैं। यातायात के साधनों से जहाँ हम कम समय में अधिक दरी तय करते हैं वही दुर्घटना होने पर कई लोगों की जान भी चली जाती है।

अभी कोलकाता के पास रेलें टकराने से कई घर उजड़ गये थे। ऐसी दशा में विज्ञान दिल दहला देता है। बीसवीं शताब्दी में विज्ञान ने अनेक बार क्षितिजों को स्पर्श किया और 21वीं शताब्दी में और नये-नये आविष्कार होंगे। युद्ध और शान्ति के लिए नये आविष्कार विश्व के सामने आये, इससे ही युद्ध के रूप में विज्ञान अभिशाप बन गया और शान्ति के रूप में वरदान सिद्ध होता है।

अतः स्पष्ट है कि विज्ञान के साथ अभिशाप और वरदान दोनों ही पक्ष अभिन्न रूप से जुड़े हैं, हम उसका सुनियोजित और सुव्यवस्थित प्रयोग निश्चित करके ही उसे मानव के लिए वरदान साबित कर सकते हैं।

6

सूचना प्रौद्योगिकी क्रांति और भारत
अथवा सूचना प्रौद्योगिकी की उपलब्धियाँ

वर्तमान युग को सूचना प्रौद्योगिकी युग के नाम से भी जाना जाता है। मानव की वैज्ञानिक उपलब्धियों में यह महत्त्वपूर्ण और क्रांतिकारी उपलब्धि है। कम्प्यूटर और इंटरनेट के सहयोग से आज का मानव विश्व के किसी भी भाग से किसी भी प्रकार की सूचना प्राप्त कर सकता है। वह सम्पूर्ण विश्व में अपने उत्पाद का विज्ञापन कर सकता है।

आजकल प्रत्येक कार्यालयों में कम्प्यूटर का प्रयोग होता है। इसके अभाव में जहाज उड़ान नहीं भर सकते। रेलवे स्टेशनों पर टिकट बुक नहीं हो सकते। कार्यालयों में और अन्य क्षेत्रों में अब बड़ी-बड़ी फाइलों का ढेर रखने की आवश्यकता नहीं रह गयी, इसके लिए कम्प्यूटर की एक छोटी-सी फ्लापी ही पर्याप्त है।

वह पारम्परिक या आणविक हथियारों से लड़े बिना युद्ध कर सकता है। टंकण, मुद्रण, चित्रांकन, शिक्षा, व्यवसाय, विज्ञान, व्यापार प्रबंधन में ही नहीं खेल से लेकर युद्ध के मैदान में सेनाओं की व्यूह-रचना, जहाज, पनडुब्बी, हवाई जहाज के साथ प्रक्षेपास्त्र तथा अन्तरिक्ष यानों के प्रक्षेपण तथा संचालन का दायित्व कम्प्यूटर ने ले लिया है। सूचना प्रौद्योगिकी कम्प्यूटर और इंटरनेट पर ही आधारित है।

वर्तमान समय में सन्दर्भ ग्रन्थों को व्यवस्थित करने हेतु कम्प्यूटर में विभिन्न प्रकार की फाइलों का निर्माण करते हैं। बड़े-बड़े आकार के इनसाइक्लोपीडिया का युग समाप्त हो गया। अब अनेक भाषाओं के शब्द-भण्डार और उसके पर्याय के लिए कम्प्यूटर की एक छोटी सी डिस्क भर पर्याप्त है। अब उपन्यासों तथा समाचार-पत्रों को कम्प्यूटर पर पढ़ा जा सकता है।

विभिन्न सूचनाओं को इंटरनेट की सहायता से पूरे विश्व में पहुँचाया जा सकता है। इंटरनेट पर व्यापार किया जा सकता है और मनचाही फिल्में देखी जा सकती हैं। अन्तरिक्ष विज्ञान, मौसम, धरती, समुद्र तल और भूकम्प की जानकारी कम्प्यूटर द्वारा सम्भव है। अब अणु परीक्षणों के लिए किसी पोखरण की आवश्यकता नहीं रह गयी है। सम्पूर्ण विश्व वर्तमान समय में एक मंच पर आ गया है।

अब इंटरनेट के माध्यम से हम सामान्य ही नहीं अपितु विशेष तथ्यों का भी पृथक्करण करते हैं। हम अपने देश के ही नहीं बल्कि संसार के किसी भी भाग में हो रहे टेलीविजन कार्यक्रम को अपने इंटरनेट पर देख सकते हैं। विश्व के किसी भी कोने में बैठे व्यक्ति से 'चैटिंग' (बातचीत) कर सकते हैं। अब तो इंटरनेट पर विवाह सम्बन्ध भी तय होने लगे हैं। व्यक्ति को अपनी कम्पनी या कार्यालय के कार्य हेतु कब कहाँ जाना है, यदि कहीं बाहर जाना है तो सारे कार्यक्रम रेलवे या हवाई जहाज के आरक्षण टिकट, उड़ान के समय पूरे कार्यक्रम का ब्योरा और आवश्यक निर्देश इंटरनेट पर ही मिल जायेंगे। यदि आपको किसी विश्वविद्यालय में दाखिला लेना है तो विभिन्न देशों के कॉलेजों के विषय में इंटरनेट पर घर बैठे सूचना मिल जायेगी। अब किसी भी क्षेत्र की कोई भी सूचना क्षण-भर में वेबसाइट पर प्राप्त हो जाती है।

हमारे देश के वैज्ञानिकों ने अब तो सुपर कम्प्यूटर भी बना लिया है। वर्तमान समय में देश के विकास के लिए परमाणु तकनीक की अपेक्षा सुपर कम्प्यूटर का महत्त्व अधिक है। सुपर कम्प्यूटर 'परम-1000' एक सेकंड में एक खरब गणितीय गणनाएँ कर सकता हैं। इससे मौसम विज्ञान, भूकम्प विज्ञान से सम्बन्धित पूर्वानुमान लगाने, तेल एवं प्राकृतिक गैस के भण्डारों का पता लगाने, दूर-संवेदी आकलन करने, अस्पतालों एवं चिकित्सा से जुड़े नये-नये ज्ञान तथा भौगोलिक सूचनाओं से जुड़ी जानकारी उपलब्ध होगी।

इसके साथ सामरिक क्षेत्र में भी भारत लम्बी छलांग लगा सकता है। इस कम्प्यूटर के निर्माण से हम आत्मनिर्भरता के युग में प्रवेश कर सकते हैं। सुपर कम्प्यूटर के कारण हमें 5-6 अरब डॉलर का बाजार मिल सकता है।

ऐसी संभावना है कि भविष्य में युद्ध सेना द्वारा नहीं बल्कि वैज्ञानिकों द्वारा कम्प्यूटर पर लड़े जायेंगे। भारतीय थल सैनिक अधिकारियों को आशंका है कि विकसित देशों की तरह भारत जब पूरी तरह सूचना तकनीक पर निर्भर हो जायेगा तो कोई भी शत्रु देश भारत पर आँख उठाने का साहस भी न करेगा।

कम्प्यूटरी आक्रमण आतंकवादी संगठन ही कर सकता हैं। इस प्रकार बैंकिग और भी वित्तीय लेन-देन को अवरुद्ध किया जा सकता है। प्रमुख शहरों और रेलवे यातायात प्रणाली के कम्प्यूटर तन्त्र को ध्वस्त किया जा सकता है। विमानों के उड़ान-पथ में भटकाव पैदा कर दुर्घटनाएँ करवाई जा सकती है। एक थल सैनिक अधिकारी के अनुसार भविष्य में किसी भी देश को तहस-नहस करने के लिए टैंकों, लड़ाकू विमानों, तोपों और मिसाइलों की आवश्यकता नहीं पड़ेगी बल्कि राष्ट्रीय सूचना ढाँचा पर ही कम्प्यूटरी आक्रमण करवाकर यह उद्देश्य प्राप्त किया जा सकता है।

भारतीय अर्थव्यवस्था में सूचना तकनीकी की भूमिका सराहनीय है। जब भारतीय सॉफ्टवेयर उद्योग संघ नैस्कॉम ने नब्बे के दशक के प्रारम्भ में करीब 4000 करोड़ रुपये के सॉफ्टवेयर निर्यात की बात की थी जो कुछ अफसरों और नेताओं का दिवास्वप्न कहकर खारिज कर दिया गया, लेकिन यह खारिज करने लायक कतई नहीं था। टाटा कंसल्टेंसी

सर्विसेज, इन्फोसिस और विप्रो जैसी कम्पनियों ने तेजी से विश्व के साथ कदम मिलाये, तकनीकी संस्थाओं को जोड़ा, परियोजनाएँ तैयार की और सफल रहीं। टेक्सास इंस्ट्रूमेंट्स, माइक्रोसॉफ्ट, मोटोरोला जैसी बड़ी बहुराष्ट्रीय कम्पनियाँ भारत के सूचना तकनीक की प्रतिभाओं का कायल है। सम्पूर्ण विश्व में आज भारत के विशेषज्ञों की माँग की जा रही है। इसलिए नेसकॉम ने देश के सॉफ्टवेयर निर्यात के लिए 2008 तक 60 अरब डालर का, यानी देश के कुल निर्यात से अधिक का लक्ष्य रखा तो किसी को आश्चर्य नहीं हुआ।

वास्तविक रूप से सूचना तकनीकी के बिना किसी देश का आधुनिक विकास सम्भव नहीं है। आजकल अनेक लोग वेबसाइट उड़ा देते हैं। वे विभिन्न प्रकार के वाइरसों से करोड़ों रुपये की हानि पहुँचा देते हैं। इसके बावजूद सूचना प्रौद्योगिकी द्वारा ही देश का तीव्र विकास सम्भव है।

7

अणुशक्ति और भारत

परमाणु बम मानवता के के लिए 21वीं सदी का सबसे खतरनाक हथियार है। संसार के द्वितीय महायुद्ध में सन् 1945 ई. में जापान के हिरोशिमा और नागासाकी नगरों पर जब परमाणु बम गिराए गये और अमेरिकनों ने संसार को दिखा दिया कि किस प्रकार विश्व को क्षणों में नष्ट किया जा सकता है तो संसार भर के बड़े-बड़े राजनीतिज्ञ काँप उठे थे। मानवता के इस विनाश का जो रूप मानव-जीवन में सामने आया उससे सभी दहल गये थे। नेताजी सुभाषचन्द्र बोस के भाई शरत्चन्द्र बोस ने कहा था कि 'अमेरिकनों ने राक्षसों से भी बढ़कर नीचता का काम किया है। इसलिए इस पर तत्काल प्रतिबन्ध लग जाना चाहिए।'

परमाणु शक्ति की खोज 20वीं सदी के मध्य वैज्ञानिक अल्बर्ट आइंस्टीन ने किया था। उसनें बताया की पदार्थ का नाश नहीं होता है पदार्थ को ऊर्जा में और ऊर्जा को पदार्थ में बदला जा सकता है।

द्वितीय विश्वयुद्ध की पृष्ठभूमि में इस वैज्ञानिक ने अपनी पूर्व धारणाओं को पुनः स्पष्ट किया और एटम बम बनाने की संभावना का समर्थन किया, परन्तु इसके लिए कुछ विशेष धातुओं के साथ विशेष प्रक्रिया द्वारा प्राप्त जल की आवश्यकता थी, जिसे हेवी वाटर के नाम से जाना जाता था। उस समय नार्वे देश ही एकमात्र ऐसे जलतत्त्व का उत्पादक था। जर्मन देश के वैज्ञानिकों ने ऊर्जा प्राप्त करने की दिशा में जोरदार प्रयास आरम्भ कर दिया और युद्ध के दौरान वे वैज्ञानिक केवल परीक्षात्मक सफलता तक ही पहुँच पाये। परन्तु जर्मन वैज्ञानिकों ने यह बताया कि यूरेनियम का नाभिक दो भागों में टूटने से अपार ऊर्जा की प्राप्ति होती है।

रूस के राष्ट्रपति फ्रंकालिन डा. रूजवेल्ट ने आइंस्टीन से प्रेरित होकर इस दिशा मे प्रयत्न किये और सन् 1940 ई. में एक समिति गठित की, जिसमें वैज्ञानिक बोल्सवोर एनरिको फर्मी और डॉ. रॉबर्ट ओपेन हाइमर विशेष उल्लेखनीय थे। डॉ. रॉबर्ट इस समिति के अध्यक्ष थे। डॉ. रॉबर्ट को ही परमाणु बम का जनक माना गया है। 16 जुलाई, 1945 ई. को एलामो गेठरो रेगिस्तान में बम का परीक्षण किया गया जो कि सफल रहा। पाँच बजकर तीस मिनट पर इस ऐतिहासिक दिवस की सुबह भीषण ज्वाला के साथ आकाशभेदी

विस्फोट हो गया। इससे नौ मील तक झुलसने वाली भीषण गर्मी पैदा हो गयी। इस परीक्षण की सफलता से ही अमेरिका ने मानव-संहार के लिए परमाणु बमों का निर्माण का निश्चय किया। इसी बम से 6 अगस्त, 1945 को जापान को हिरोशिमा नगर को ध्वस्त कर दिया गया था। जिससे अपार धन-जन की हानि हुई।

परमाणु बम बनाने की तकनीक विकसित हो जाने के पश्चात् पश्चिमी दुनिया के सभी देश परमाणु बम बनाने लगे। अपनी सुरक्षा के लिए परमाणु बम बनाने की होड़ लग गयी। अमेरिका का एकाधिकार तोड़ने के लिए सन् 1949 ई. में रूस ने परमाणु बम का सफल परीक्षण किया। इंग्लैंड ने सन् 1952 ई. में और फ्रांस ने सन् 1960 ई. में परमाणु बम बनाने में सफलता प्राप्त कर ली। सन् 1964 ई. में चीन ने भी परमाणु बम बनाकर अपनी शक्ति का परिचय दिया। इसके बाद भी ये देश यदा-कदा और अधिक शक्तिशाली परमाणु बम बनाकर परीक्षण करते आ रहे हैं। इन्हीं देशों की हठधर्मिता के आगे भारत ने भी सन् 1974 ई. तथा सन् 1998 ई. में पोखरण परीक्षण किया। इससे परमाणु बम बनाने वाले देशों का आतंक विश्व के अन्य राष्ट्रों पर बढ़ता चला गया। रूस ने अनेक बड़े-बड़े बम बनाने आरम्भ कर दिये। वे मेगाटन बम पर आकर रुके हैं। इस बम से संसार का विनाश क्षणों में हो सकता है। हाइड्रोजन एवं नाइट्रोजन बम का महत्त्व उनकी तुलना में घट गया है।

भारत के असम प्रान्त में पहाड़ियों की तलहटी में यूरेनियम का अक्षय भण्डार पाया जाता है। इससे भारत भी अणुशक्ति का विकास कर सकता है। ट्राम्बे में अणुभट्ठी अपना काम कर रही है, परन्तु प्रश्न यह है कि अणुशक्ति का प्रयोग करके पश्चिमी देशों ने देख लिया है। विकृत चेहरे, रोगी शरीर और बिलबिलाती मानवता की चीत्कार परमाणु बम का परिणाम है। इसलिए अब बड़ी-बड़ी विदेशी शक्तियों ने भी अनेक ऐतिहासिक शिखर सम्मेलन किये हैं। इन सम्मेलनों में परमाणु अस्त्रों के निर्माण पर प्रतिबन्ध लगाने का विचार स्पष्ट रूप में व्यक्त किया गया है। C.T.B.T. पर भी कई देशों के हस्ताक्षर हुए। जिन देशों के पास परमाणु अस्त्र नहीं हैं, उन्हें इन अस्त्रों का विकास न करने का परामर्श दिया गया है। साथ ही युद्ध के समय इन देशों ने इस सन्धि पर हस्ताक्षर नहीं किये हैं। भारत को तो पाकिस्तान और चीन से सीधा हमला होने का खतरा सदा बना रहता है क्योंकि चीन ने अपने यहाँ परमाणु अस्त्रों का विकास ऊँचे स्तर पर कर लिया है। भारत अपनी अणु शक्ति का प्रयोग रचनात्मक कार्यों के लिए करना चाहता है।

13 मई, 1974 ई. को राजस्थान के पोखरण स्थान पर भूमि के भीतर एक भारी विस्फोट हुआ। इससे भूकम्प की-सी दशा हो गयी। पत्थरों के उभरने से छोटी-छोटी पहाड़ियाँ बन गयी। साथ ही उसके निकट 60 फुट व्यासार्ध का एक बड़ा गहरा गड्ढा भी बन गया। यह भारत का प्रथम सफल परमाणु विस्फोट था। मई 1998 में भारत ने पोखरण II में ही चार परमाणु परीक्षण किये जो सन् 1974 की अपेक्षा कहीं अधिक शक्तिशाली थे, जिससे विश्व समुदाय में भारत की परमाणु शक्ति सम्पन्न राष्ट्र के रूप में धाक जम गयी। आज भारत की गणना परमाणु अस्त्र से सम्पन्न राष्ट्रों में की जाने लगी है।

भारत के परमाणु परीक्षण करने पर पड़ोसी देशों के अतिरिक्त विश्व के कई देशों ने तीखी प्रतिक्रिया व्यक्त की। पाकिस्तान ने सबसे अधिक भय प्रकट किया। परमाणु शक्ति वाले इंग्लैंड, अमेरिका, रूस और चीन ने भी भारत के परमाणु विस्फोट पर चिन्ता प्रकट की तथा विश्व के कई देशों ने भारत पर आर्थिक प्रतिबंध भी लगाये। परन्तु भारत ने तो यह विस्फोट शान्ति-कार्यों एवं देश के अन्य भागों में विकास-कार्यों के लिए किया है। कनाडा ने भारत को परमाणु भट्ठी बनाने के लिए आवश्यक जानकारी तथा सहायता प्रदान की थी। परन्तु शर्त यह थी कि भारत परमाणु विस्फोट नहीं करेगा। तब भी भारत ने शान्ति कार्यों के लिए यह विस्फोट कर दिया। यह परीक्षण भारत के शीर्ष वैज्ञानिक डा. अब्दुल कलाम के नेतृत्व में सम्पन्न हुआ।

हमारे इस भूमिगत विस्फोट से रेडियों सक्रिय धूल का प्रभाव दूसरे देशों पर नहीं पड़ा है। न ही रोगों के फैलने की ही आशंका हुई है। इसलिए थोड़े दिन में ही विदेशी आलोचक चुप हो गये, परन्तु भारत की प्रतिष्ठा संसार में अवश्य बढ़ गयी है।

परमाणु अस्त्रों से सभी देशों के सम्पन्न होने तक परमाणु अस्त्रों की यह होड़ रुकती हुई नहीं प्रतीत होती। ऐसा होने पर कोई भी एक देश-दूसरे देश पर आक्रमण करने से डरेगा, क्योंकि सबको अपने-अपने विनाश का भय होगा।

अणुशक्ति का प्रयोग मानव जीवन के हित में किया जाना चाहिए। बमों और भीषण अस्त्रों के निर्माण की अपेक्षा संसार की गरीब जनता का स्वास्थ्य के सुधारने के लिए अणुशक्ति का प्रयोग किया जाना चाहिए। पानी के जहाज, पनडुब्बियाँ और बिजली के अधिक उत्पादन में तथा दुर्गम स्थलों को जोड़कर यातायात के साधनों का विकास करने में अणुशक्ति लाभदायक सिद्ध हो सकती है।

मानव के शरीर में पनपने वाले रोगों की चिकित्सा के लिए अणुशक्ति का प्रयोग किया जाना चाहिए। रोगों को सक्रिय ढंग से कैसे नष्ट किया जा सकता है, इस ओर भी अणुशक्ति का प्रयोग किया जाना चाहिए।

अन्तरिक्ष के अनेक क्षेत्रों का अध्ययन करने के लिए भी परमाणु शक्ति का प्रयोग किया जा सकता है। आकाश में मंगल, चन्द्र, शुक्र, बृहस्पति आदि ग्रहों की यात्राएँ हो रही हैं। उपग्रह वहाँ पहुँच रहे हैं।

इस प्रकार हम कह सकते हैं कि परमाणु शक्ति ने भले ही मानव विनाश के लिए खतरनाक हथियार बनाये हैं लेकिन इस अणु शक्ति का प्रयोग मानव जीवन के विविध क्षेत्रों में करके उसके जीवन को उन्नत और सुखमय बनाया जा सकता है।

त्योहार

1

स्वतन्त्रता दिवस

15 अगस्त सन् 1947 को भारतीय इतिहास में स्वर्ण अक्षरों में लिखा गया। 15 अगस्त सन् 1947 का दिन भारत के लिए एक ऐसा दिन है जिसे हम सभी भारतीय कभी भुला नही पायेंगे। 15 अगस्त, 1947 से पहले भारत पर अंग्रेजों का अधिकार था या कहिये कि भारत माता अंग्रेजों की जेल में सिसकियाँ ले रही थीं। इस भारत भूमि के अनेक सपूतों ने अपने देश को आजाद कराने हेतु अपने प्राणों के बलिदान दिये और 15 अगस्त 1947 को इस पवित्र भारत माँ की बेड़ियाँ टूट गयीं।

स्वतन्त्रता का महत्त्व शायद हम स्वतन्त्र भारत में जन्म लिए जाने पर उन लोगों से पूछें जो अपने माँ के उदर से जन्म तो लेते हैं पर जेल में या परतन्त्रता की स्थिति में। प्रत्येक मनुष्य के जीवन में स्वतन्त्रता का अत्यधिक महत्त्व है। 15 अगस्त 1947 से पहले हम आजाद नहीं थे बल्कि इस समय तक हर भारतीय गुलाम था और तब भारतीयों को आज जैसे अधिकार प्राप्त नहीं थे। आज हमारे देश की अपनी संसद है, सरकार है और हमारा अपना राष्ट्रीय ध्वज है। प्रत्येक भारतीय गर्व के साथ जी रहा है। जो सम्मान आज हमें मिला है, वह पहले नहीं था। अब हमारा देश सोने की चिड़िया कहलाने लगा है। अब न जात-पाँत है, न धर्म का भेदभाव रहा सब एकता से रहते हैं। पक्षी जब पिंजड़े से छोड़ दिया जाता है तो किसी भी दिशा में उड़ सकता है। परन्तु वह पक्षी जो पिंजरे में बन्द है, भोजन करता है, पानी पीता है, परन्तु उसके मन में स्वतन्त्र उड़ान भ्रने की लालसा हमेशा रहती है। स्वतन्त्रता का महत्त्व उस कैदी से पूछिये जो लम्बे समय से कारागार में बन्द है, वास्तविक रूप से पराधीनता का जीवन व्यक्ति के लिए एक नारकीय के समान है।

स्वतन्त्र भारत एक बगीचा है जिसे राम प्रसाद बिस्मिल, सुभाष चन्द्र बोस, चन्द्रशेखर आजाद, सरदार भगत सिंह आदि जैसे नौजवानों ने अपने खूनों से सींचा है। गांधी और तिलक ने अपने सिद्धान्तों और अहिंसा के औजारों से इसकी निराई और गुड़ाई की है। सुभाष ने मालियों के लीडर बनकर जगह-जगह भारत भूमि के पुष्प संग्रह किये और नेहरू जैसे लीडरों ने पुष्प चुनकर भारत माँ के स्वर्ण मुकुट को सजाया।

आज हम 15 अगस्त को एक राष्ट्रीय पर्व के रूप में हर वर्ष मना रहे हैं। उस कठिन प्राप्ति की याद ताजा हो जाती है। परन्तु हम इस पर्व को मनाने का उद्देश्य भूल गये हैं।

15 अगस्त को देश स्वतन्त्र हुआ तो आपसी साम्प्रदायिक झगड़ों ने इस देश को दो भागों में बाँट दिया, जिसे हमने हिन्दुस्तान और पाकिस्तान के नामों से जाना। स्वतन्त्रता का अर्थ है कि हम आर्थिक, सामाजिक और राजनीतिक रूप से स्वतन्त्र हैं, परन्तु इसका तात्पर्य यह कदापि नहीं कि हम नित नये देश का निर्माण करें। गांधी जी ने देश की एकता के लिए अथक प्रयास किये। आइये, हम उन आदर्शों को जीवन में उतारे जो गांधी जी ने देश के लिए किये हैं।

इसके पूर्व हमारे पैर दासता की बेड़ियों से जकड़े हुए थे। विदेशी हम पर राज्य करते थे। हमें कठपुतलियों की तरह नचाते थे। हमने दासता की बेड़ियों को काटने के सतत प्रयास किये। अंग्रेजी राज्य का दमन चक्र, अन्याय, अत्याचार और भी बढ़े, वे कई प्रकार के कानून बनाकर हम पर बलपूर्वक राज्य करते थे और हमारे धर्म में फूट डलवाते थे। इस बीच कई आंदोलन चलाये गये। कई नवयुवकों को फांसी और कई नवयुवकों को काले पानी की सजा सुनाई गयी, तब कहीं जाकर देश को स्वतन्त्र करा पाना सम्भव हो सका। देश को आजाद कराने में सबसे बड़ा श्रेय गांधी जी का है जिन्होंने अपने प्राणों की बाजी लगाकर हमें स्वतन्त्रता दिलाई देश के कई और महान सपूत हैं जिन्होंने देश के लिए अपने प्राण न्योछावर किये।

15 अगस्त सन् 1947 को स्वतन्त्रता का नवोदय हुआ। इसी कारण भारत की राजधानी दिल्ली में प्रत्येक वर्ष इस दिन को स्वतन्त्रता दिवस के रूप में मनाया जाता है। इस दिन लाल किले पर देश के प्रधानमंत्री राष्ट्रध्वज फहराते हैं। इसके बाद राष्ट्रगान होता है और गणमान्य व्यक्तियों का स्वागत कर प्रधानमंत्री देश के नाम संदेश देते हैं। अन्त में जय हिन्द के उद्घोष के साथ यह राष्ट्रीय उत्सव सम्पन्न हो जाता है। पंद्रह अगस्त के दिन सरकारी भवनों पर रोशनी करने की परम्परा भी है। प्रधानमंत्री विशिष्ट अतिथियों के लिए भोज का आयोजन भी करते हैं और इसी तरह यह उत्सव धूमधाम से मनाया जाता है।

2

गणतन्त्र दिवस

26 जनवरी को हम गणतन्त्र दिवस के रूप में मनाते है जो हमारा एक प्रमुख राष्ट्रीय त्योहार है क्योंकि इसी दिन सन् 1929 को रात 1 बजे लाहौर के कांग्रेस अधिवेशन में प. जवाहर लाल नेहरू ने घोषणा की थी कि आज से हम स्वतन्त्र है।

15 अगस्त 1947 हमारा स्वतन्त्रता दिवस बना और नये स्वतन्त्र भारत का संविधान 26 जनवरी, 1950 को देश में लागू हुआ। इसलिए यह दिन गणतन्त्र दिवस के रूप में मनाया जाने लगा। इस दिन देश के प्रथम राष्ट्रपति के रूप में डॉ. राजेन्द्र प्रसाद ने शपथ ली और देश नये भावों से भर उठा।

अपने देश की जनता को अपना नया संविधान प्राप्त हुआ। तत्कालीन वायसराय राजगोपालचारी ने इस दिन अपने सम्पूर्ण अधिकार भारत के नवनिर्वाचित राष्ट्रपति देशरत्न राजेन्द्र प्रसाद को समर्पित कर दिये। अब भारत ब्रिटेन का उपनिवेश तथा उसका अधीन देश न रहकर प्रभुत्वसम्पन्न गणतन्त्र घोषित किया गया। तीन वर्ष से अधिक समय तक निरन्तर परिश्रम कर देश के प्रतिनिधियों ने जो संविधान बनाया था, इस दिन से वह देश भर में जारी हो गया। इसी दिन संविधान परिषद् ने संसद का रूप ग्रहण करते हुए देश को विकास के पथ पर ले जाने के लिए अग्रसर हुई।

भारत का यह प्रमुख राष्ट्रीय त्योहार बहुत ही धूमधाम से मनाया जाता हैं। प्रथम राष्ट्रपति डॉ. राजेन्द्र प्रसाद के शपथ ग्रहण करने के उपरान्त एक विशाल जुलूस निकाला गया था। इंडिया गेट' के विशाल मैदान में बड़ी व्यवस्था की गयी थी, जहाँ पर 21 तोपों से राष्ट्रपति का अभिवादन होना था। देश के कोने-कोने से लाखों व्यक्ति इस विशाल समारोह को देखने की लालसा लिए वहाँ पहुँचे। महामहिम राष्ट्रपति का जुलूस नियत समय पर राष्ट्रपति भवन से प्रारम्भ हुआ, घुड़सवार अंगरक्षक आगे-पीछे थे और कुछ ध्वजधारी भी साथ चल रहे थे। मध्य में एक फिटन पर, जो कि निजाम हैदराबार ने राष्ट्रपति को भेंट में दी थी, राष्ट्रपति अपने अंगरक्षकों सहित विराजमान थे। इतने में ही जुलूस का कार्य आरम्भ हुआ, मुख्य समारोह इडिया गेट' पर ही था, इससे जनता को बहुत निराशा हुई वह राष्ट्र के इतने महान् पर्व को इतनी सादगी से मनाए जाने के कारण असन्तुष्ट तथा खिन्न थी। विदेश से आये नागरिकों को भी यथोचित सम्मान नहीं मिला जिससे उन्हें काफी उदासी हुई।

जनता की इस आलोचना के कारण कुछ दिनों के पश्चात् पुनः राष्ट्रपति का एक जुलूस नई दिल्ली से चलकर नगर के प्रधान मार्गों से होता हुआ पुरानी दिल्ली के लाल किले में पहुँचा। इस बार जुलूस में जल, थल और नभ सेनाएं भी थीं। इस कारण जनता का असन्तोष दूर हो गया।

इसके पश्चात् प्रत्येक वर्ष 26 जनवरी के दिन ही यह राष्ट्रीय पर्व-धूम-धाम से मनाया जाता है। गणतन्त्र दिवस की पूर्वसंध्या को राष्ट्रपति देश के नाम अपना संदेश प्रसारित करते हैं। प्रगति और समस्याओं का उल्लेख किया जाता है। जनता को राष्ट्रपति के द्वारा सावधान किया जाता है। राष्ट्रपति प्रातः इंडिया गेट पर झण्डा फहराते हैं उनके सामने से अभिवादन करती हुई जल, थल तथा नभ सेनाएँ निकलती हैं अनेक प्रकार के वाद्य-वादक भी अपने वाद्यों की उच्च तथा समस्वरित ध्वनि से राष्ट्रपति तथा जनता के कानों में मधुर स्वर संचार करते हैं। राष्ट्रपति को तोपों द्वारा सलामी दी जाती है। देश की प्रगति को दिखाने के लिए प्रत्येक प्रदेश की एक-एक झाँकी निकलती है। इसके अतिरिक्त छात्रों की एन.सी.सी. की परेड भी होती है। कभी-कभी बच्चे भी जुलूस में आ जाते हैं। इस राष्ट्रीय पर्व के दिन देश के वीर सैनिकों, शिक्षकों, समाजसेवियों व अन्य क्षेत्र के प्रतिष्ठित नागरिकों को उनकी सेवाओं के लिए पुरस्कार की घोषणा होती है।

इसी दिन सभी राज्यों की राजधानी में भी कई सुन्दर झाँकियाँ निकाली जाती है जो उस राज्य की कला संगीत, नृत्य व संस्कृति की विविध दशाओं को दर्शाता है। जिनसे प्रत्येक राज्य की प्रगति का प्रदर्शन होता है। देश के स्वतन्त्रता संग्राम की ऐतिहासिक झाँकी भी दिखायी जाती है जिसमें गांधी-तिलक युग से लेकर स्वतन्त्रता-प्राप्ति के समय तक सभी प्रसिद्ध घटनाओं की झाँकियाँ दिखायी जाती हैं। इन झाँकियों से जनता में नवीन स्फूर्ति जागृत होती है।

26 जनवरी के इस राष्ट्रीय समारोह में देश के सभी नागरिक बड़े उत्साह के साथ बढ़ चढ़कर हिस्सा लेते हैं तथा देश को विकास के पथ पर ले जाने का संकल्प लेते हैं।

3

दीपावली

दीपावली भारत का राष्ट्रीय त्योहार है। यह हर वर्ष कार्तिक माह में मनाया जाता है।

परम्परा से यह माना जाता है कि श्री रामचन्द्र जी के रावण-विजय के पश्चात् अयोध्या लौटने की प्रसन्नता में दीपावली का त्योहार आरम्भ हुआ। उस रात्रि को अयोध्या-निवासियों ने घी से दीपक जलाकर श्री रामचन्द्र का स्वागत किया था। तब से यह परम्परागत उत्सव माना गया है।

राम जिस दिन अयोध्या लौटे, उस दिन कार्तिक मास की अमावस्या थी कि नहीं, इस सम्बन्ध में विद्वानों के विचारों में भिन्नता है। परन्तु दीपावली का उत्सव इतने लम्बे युगों से इसी दिन मनाया जाता रहा है। इसलिए यही दिन अब निश्चित माना जाता है। कहते हैं कि युधिष्ठिर का राजसूय यज्ञ भी इसी दिन पूरा हुआ था। इस परम्परा के पश्चात् देश में कई और भी घटनाएँ हुईं जिनका सम्बन्ध दीपावली के उत्सव से जुड़ गया है। वर्षा ऋतु में असंख्य कीट-पतंगें घरों में जमा हो जाते हैं। दीपावली से पूर्व सफाई की जाती है। सफाई करने से घर का सौन्दर्य बढ़ जाता है तथा घर प्रकाश से जगमगाने लगते हैं।

व्यापारी समुदाय के लिए भी दीपावली का विशेष महत्त्व है व्यापारी वर्ग दीपावली को लक्ष्मी—पूजन का दिवस मानते हैं। देश के सभी प्रदेशों में व्यापारी लोग इस दिन लक्ष्मी की प्रतिमा का पूजन करते हैं और पूजन के व्यापार से ही नये बहीखाते का आरम्भ करते हैं। इसे लक्ष्मी-पूजन का दिवस भी कहा जाता है। रात्रि के समय लक्ष्मी-पूजन होता है। भारत के धार्मिक जगत् में इस दिन 'गोपालसहस्रनाम' नामक भक्ति के ग्रंथ का पाठ भी किया जाता है। भक्तजन जागरण के साथ-साथ भगवान के नामों का स्मरण करते जाते हैं। जैन धर्म के लोगों द्वारा दीपावली मनाने का कारण इसी दिन उनके प्रवर्तक आचार्य महावीर का देहावसान होना है।

स्वामी दयानन्द सरस्वती का भी देहान्त इसी दिन हुआ था जो आर्य समाज के प्रवर्तक थे। इसे स्वामी दयानंद का निर्वाण-दिवस माना जाता है। अतः सभी वर्गों एवं धर्म-जाति के लोग दीपावली के उत्सव को आनन्द एवं उत्साह से मनाते हैं। नगरों, महानगरों अपने व्यापारिक केन्द्रों में बिजली, दीप, मोमबत्तियाँ जलाकर प्रकाश करते हैं। गृह जगमगा उठते हैं। मन्दिरों में भी प्रकाश से जगमगाहट होती है। सरकारी भवन भी बिजली के बल्बों से

जगमगाते हैं। गहन अन्धकार में जगमगाता प्रकाश देखकर ऐसा लगता है जैसे जमीन पर तारे झिलमिला रहे हैं।

कुछ लोग जुआ खेलने का अपराध भी इस दिन करते हैं। जुआ खेलना एक नैतिक अपराध है। इससे लोगों को बचना चाहिए और सरकार को भी सख्ती से जुआ खेलने वालों को दण्ड देना चाहिए। इस बुरी प्रथा का अन्त होना चाहिए। दीपावली के दिन तो जुआ खेलने वाले जुए के दाँव पर पत्नी को भी लगा देते थे परन्तु अब यह प्रथा बन्द हो गयी है। उस समय भी जुआ खेलना अपराध था।

वीर-पूजा के रूप में भी दीपावली मनायी जाती है। इसे अज्ञान की अपेक्षा ज्ञान का प्रतीक माना जाता है। अमावस्या के दिन गहन अंधकार रहता है। रावण की बुद्धि के अंधकार को श्रीराम की भक्ति के ज्ञान ने दूर किया था। इसी प्रकार भारतवासियों को अपने देश से अज्ञान के अन्धकार को दूर करना चाहिए और ज्ञान के प्रकाश से सब जगह प्रसन्नता एवं ऐश्वर्य लाना चाहिए। दीपावली हमें अज्ञान से ज्ञान की ओर ले जाने का संदेश देती है।

4

दशहरा अथवा विजयादशमी

हमारे देश की जनता में परम्पराओं एवं त्योहारों का स्थान बहुत अधिक है। जिन्हें देखकर हम भारतवर्ष के निवासियों की संस्कृति और सभ्यता के बारे में अच्छी तरह समझ सकते हैं। हमारे पूर्वजों ने मानव कल्याण और उसकी उन्नति हेतु अनेक प्रकार के रीति-रिवाजों और त्योहारों को ऐसी कथाओं से जोड़ दिया कि प्रत्येक भारतवासी को इन्हें निभाने के लिए बाध्य होना पड़ा। वास्तव में यह एक प्रकार की मानव समाज की उन्नति ही है। जो कार्य हम साधारणतः नहीं करते लेकिन वे किसी पर्व या त्योहार पर जरूर करते हैं। दशहरा भी भारतवर्ष में मनाया जाने वाला प्रमुख त्योहार है। हमारे देश में कई त्योहार मनाये जाते हैं परन्तु दशहरा उनमें सबसे प्रमुख है।

दशहरा का त्योहार जब आता है उस समय का वातावरण बहुत सुहावना एवं रमणीय हो जाता है। यह त्योहार आश्विन मास की शुक्ल पक्ष दशमी को मनाया जाता है। इस पर्व के पहले ही (नवरात्र) नौ दिन तक रामलीला के कार्यक्रम गाँवों और शहरों में जगह-जगह देखने को मिलते हैं। इस समय बरसात का असर कम होने लगता है और बरसात के जहरीले कीड़े भी कम देखने को मिलते हैं। सर्दी थोड़ी-थोड़ी लगती हैं। बाग-बगीचों और खेतों में भी प्रकृति की अनोखी छटा देखने को मिलती है। संक्षेप में, यह मौसम त्योहार मनाने हेतु उपयुक्त होता है।

प्रत्येक त्योहार के कुछ कारण एवं उसकी कुछ परम्पराएँ होती है। दशहरा भी इसका अपवाद नहीं है। इस दिन मर्यादा पुरुषोत्तम भगवान श्री रामचन्द्र जी ने रावण का वध करने के पश्चात् विजय प्राप्त की थी। उसके उपलक्ष्य में यह त्योहार बड़े हर्षोल्लास से मनाया जाता है।

दशहरा के पूर्व शहर तथा गाँवों में रामलीला खेलने का प्रचलन है जो अकसर जगह-जगह देखने को मिल जाते हैं। रामलीला को भारतीय जनसमुदाय के सम्मुख प्रस्तुत करना भी अनेक खूबियों जुड़ा हुआ हैं। श्रीरामचन्द्रजी की जीवन की लीलायें और उनके सम्पूर्ण जीवन की लोकप्रिय झाँकियाँ प्रत्येक भारतवासी के दिल और दिमाग को छू लेती हैं। प्रत्येक जाति-धर्म के लोग रामलीला को बड़े चाव से देखते हैं। दशहरे के दिन रावण का वध श्रीराम द्वारा किया जाता है। रावण का पुतला बनाया जाता है जिसमें पटाखे

और आतिशबाजी का खजाना भर दिया जाता है। इसके पश्चात् सायंकाल के समय आग लगायी जाती है जिससे कर्णभेदी आवाज उत्पन्न होती है। आतिशबाजी की भयानक आवाज स्वर्ग में इस बात की घोषणा करती है कि बुरे कर्म का नतीजा बुरा होता है। क्षत्रिय इस दिन अपने हथियारों की पूजा करते हैं। इस दिन वैश्य जन अपने बहीखातों इत्यादि का पूजन भी बड़ी धूमधाम और धार्मिक भावना से करते हैं। कुछ लोगों का विश्वास है कि इस दिन राजा और नीलकंठ का दिखायी दे जाना बहुत अच्छा माना जाता है।

इस त्योहार पर अनेक जगह मेलों का आयोजन किया जाता है। इससे देशवासियों में एक दूसरे के प्रति प्रेम तथा बन्धुत्व की भावना को बढ़ावा मिलता है। रावण की हार और श्रीरामचन्द्र की विजय इस बात का प्रतीक है कि पापी का सर्वनाश होता है और धर्म की विजय होती है। यह त्योहार हमें इस बात से भी सजग करता है कि हमें मौलिक और आर्थिक दृष्टि से मजबूत होना चाहिए।

5

रक्षाबन्धन

रक्षाबन्धन भारत का एक महत्त्वपूर्ण राष्ट्रीय एवं सांस्कृतिक पर्व है। इस त्योहार से भारत की वीरता और त्याग का परिचय मिलता है।

रक्षाबन्धन का इतिहास वैदिक काल से आरम्भ होता है जब इन्द्र का 'राक्षसों से युद्ध हुआ तो इन्द्र की पत्नी शची ने इन्द्र की जीत हेतु उनके हाथ में रक्षासूत्र बाँधा था। इसके पश्चात् इन्द्र विजयी होकर लौटे थे। तब से रक्षासूत्र बाँधने की परम्परा प्रचलित हो गयी। यही परम्परा अभी तक विद्यमान है। यज्ञों में बाह्मण रक्षासूत्र बाँधते थे। इसलिए यज्ञों में यह परम्परा चली और ब्राह्मण और यजमान के परस्पर सम्बन्ध का निर्वाह इस रक्षासूत्र से चलता आ रहा है।

भारतीय इतिहास के राजपूत काल में जब राजपूत युद्ध भूमि में जाते थे तो विजय की कामना के साथ उनके हाथों में भी बहनें रक्षासूत्र बाँधती थीं। जौहर व्रत लेने से पूर्व रानी कर्मावती हुमायूँ के हाथ में बाँधने के लिए रक्षाबन्धन सूत्र भेजी थी। हुमायूँ ने रानी कर्मावती को बचाने के लिए बड़ा भारी प्रयत्न किया। यह ऐतिहासिक घटना आज नहीं अपितु देश के सभी निवासियों की है। इस त्योहार में जाति-भेद के लिए कोई स्थान नहीं है। राजपूती काल के नाटककार हरिकृष्ण प्रेमी ने कर्मावती के रक्षासूत्र पर 'रक्षाबन्धन' नाटक लिखा है, जो अत्यन्त प्रेरणाप्रद है।

युद्ध का स्वरूप बदल जाने के पश्चात् यह त्योहार भाई-बहन के त्योहार के रूप में मनाया जाने लगा। जो अब हर वर्ष श्रावण मास की पूर्णमासी को मनाया जाता है। विदेशियों से होने वाले युद्धों के काल में भारतीय बहनों ने अपने वीर भाइयों को राखियाँ भेजी थीं। सन् 1965 में पाकिस्तान से होने वाले युद्ध में भारतीय नारियों ने सैनिकों की कलाई पर रक्षासूत्र बाँधे थे। इससे देश भर में जोश आ गया था। देश को पाकिस्तान पर विजय मिली थी। रक्षाबन्धन के त्योहार के अवसर पर भाई-बहनों की रक्षा की प्रतिज्ञा करते हैं। यद्यपि मिठाई खाने और बदले में रुपये देने की परम्परा चल पड़ी है, तथापि यह परम्परा अपनी पवित्रता बनाये हुए है। भारत भर में इस त्योहार को राष्ट्रीय स्तर पर मनाया जाता है। अनेक राजनीतिक एवं सांस्कृतिक दलों के कार्यकर्ता इस दिन देशभर में रक्षाबन्धन का त्योहार मनाते हैं। साथ ही देश की आत्मा को जगाने व राष्ट्र की रक्षा करने का व्रत लेते हैं।

इस त्योहार से देश के नागरिक एकता के सूत्र में बँध जाते हैं तथा उनमें राष्ट्र की रक्षा हेतु वीरता के भावों का संचार होता है और वे अपने को सांस्कृतिक रूप से जुड़े महसूस होते हैं। बहनों, माताओं के रूप में भारतमाता की रक्षा करना ही रक्षाबन्धन का मूल उद्देश्य रहा है। मिठाई खाने और बदले में रुपये देने की परम्परा का उतना महत्त्व नहीं है, जितना रक्षा की भावना का है। रक्षाबन्धन का त्योहार अब अन्तर्राष्ट्रीय रूप लेता जा रहा है। भारत में जो विदेशी आते हैं, वे भी इस त्योहार से आकृष्ट होकर भारतीय महिलाओं से राखी बँधवा लेते हैं। विदेशियों में भी अब इस रक्षाबन्धन के त्योहार का प्रचार बढ़ता जा रहा है। रक्षाबन्धन का त्योहार प्रतिवर्ष आता है। हर बार देश के वीरों की आत्मा में नये-नये भाव भर जाते हैं। हमारी भारतीय संस्कृति में इन राष्ट्रीय त्योहारों का यह योगदान बड़ा ही महत्त्वपूर्ण है कि राष्ट्रीय चेतना से हमारी दृष्टि सदा सचेत बनी रहती है। व्यक्ति की अपेक्षा राष्ट्र का प्रश्न सदा प्रधान बना रहता है। इसलिए हमें रक्षाबन्धन का त्योहार बड़े उत्साह और हर्ष से मनाना चाहिए।

रक्षाबंधन का प्रचलन भारत के सांस्कृतिक त्योहारों में बहुत ही पुराना है। हालाँकि समय के साथ-साथ इसके स्वरूप में परिवर्तन होता जा रहा है लेकिन इसकी मूल-आत्मा आज भी अपरिवर्तनीय है।

6

होली

होली भारत का एक प्रमुख सामाजिक एवं धार्मिक त्योहार है। परन्तु इसका राष्ट्रीय रूप अधिक मान्य है। रंगों की होली भावों की होली बन जाती है। जीवन में नया रंग भरती है। जीवन में एक अनोखी मादकता छा जाती है। सब रंग एक रंग हो जाते हैं।

होली के इतिहास का अध्ययन करने पर हमें इसे मनाये जाने के पीछे दो कारण मिलते हैं। धार्मिक रूप से यह माना जाता है हिरण्यकश्यप की बहन होलिका थी। हिरण्यकश्यप ने प्रह्लाद को भगवान विष्णु का नाम जपना छोड़ अपना नाम जपने के लिए प्रेरित किया और जब प्रह्लाद अपने पवित्र कर्म से नहीं डिगा तो होलिका को प्रह्लाद के प्राण ले लेने का आदेश दिया। होलिका को यह वरदान मिला था कि अग्नि उसका कुछ नहीं बिगाड़ सकती। इसलिए वह प्रह्लाद को गोद में लेकर अग्नि में प्रवेश कर गयी। तब होलिका जल गयी और प्रह्लाद बच गया। होलिका दहन इस घटना की याद में ही यह उत्सव मनाया जाता है। दूसरा कारण राष्ट्रीय है। यह नये अन्न के संग्रह की योजना से सम्बन्ध रखता है। फाल्गुन मास में फसलें पकने लगती हैं तभी कृषकों द्वारा फसलों के पौधों को आग पर भूना जाता है। भुने हुए अधकच्चे दाने ही होलिका कहलाते हैं। इसलिए वर्ष के नवान्न के त्योहार को होलिका कहते हैं। होली का प्रारम्भ इसी होलिका से मानते हैं।

होली के त्योहार में रंगो का प्रयोग द्वापर युग के पहले से मानते हैं। भागवतपुराण में श्रीकृष्ण और गोपियों के होली खेलने का विस्तृत वर्णन मिलता है। होलिका के दिनों में सभी लोग भेदभाव भूलकर रंगों में डूबते हैं। एक-दूसरे के गले मिलते हैं। ऊँच-नीच की रंग भेद-भावना को समाप्त करके सब लोग परस्पर रंग की पिचकारियों से एक-दूसरे को भर देते हैं। आज के दिन सभी लोग अपने पुराने वैर-भाव को भुला कर गले मिलते हैं।

भारत के साथ-साथ विदेशों में भी यह त्योहार धूम-धाम से मनाया जाता है। स्वतन्त्र भारत के दूतावासों में होली का त्योहार प्रतिवर्ष मनाया जाता है।

आज के दिन राजा-प्रजा का भेद भी मिट जाता है। राजा और प्रजा बिना भेद-भाव के होली खेलते थे। श्रीकृष्ण गोप और गोपिकाओं की होली तो विश्व प्रसिद्ध है। आज भी राधा के गाँव बरसाने और श्रीकृष्ण के गोकुलग्रामवासी लोग पिचकारियों से होली खेलते हैं। वृन्दावन ही नहीं अपितु सारे ब्रजमण्डल में होली प्रसिद्ध है। कहीं-कहीं कपड़ों के कोड़ों

एवं लाठियों से पीटने और गोबर मलने की परम्पराएँ भी बोधक हैं। हरियाणा में रंगों की होली देवर-भाभी तथा गाँव के नर-नारी खूब खेलते हैं। इस प्रदेश में लाठी एवं कोड़मार होली का भी प्रचलन है।

होली के रंगों की तरह ही आज के दिन देश के सभी नागरिक जात-पाँत और ऊँच-नीच के भेद-भाव भुलाकर एक संग हो जाते हैं। इस उत्सव से वैर-भाव को भूलने और प्रेमभाव को जगाने की शिक्षा मिलती है। इसलिए होली का त्योहार हमारे राष्ट्रीय जीवन में भी बड़े महत्त्व का है। इस उत्सव को सदा ही इसी भावना से मनाना चाहिए। हिन्दी साहित्य के भक्तिकालीन और रीतिकालीन कवियों ने होली का रंग-भरा वर्णन खूब किया हैं। रंग-बिरंगें रंगों से भींगती नारियों और पुरुषों का वर्णन बड़ा ही सजीव है। होली के त्योहार के अवसर पर गर्म कपड़ों या रेशमी कपड़ों पर रंग नहीं फेंकना चाहिए। टोलियों में मित्रों के घरों में घूमने वाले बच्चों एवं प्रौढ़ों को भी इस बात का ध्यान रखना चाहिए कि होली असाम्प्रदायिक त्योहार है। इसलिए होली का पर्व पवित्र मानवता के विकास और राष्ट्रीय जीवन की उन्नति की दृष्टि से मनाना चाहिए। इस त्योहार का भारतीय जीवन में सांस्कृतिक महत्त्व भी है। भारतीय संस्कृति सहनशीलता और शान्ति की प्रतीक है। भारतीय संस्कृति का यह प्रतीक होली में पूर्णतः अभिव्यक्त होता है और देश के नागरिक उस दिन को रंगों के उत्सव के रूप में मनाते हैं।

त्रासदी

1

सुनामी : एक भयानक त्रासदी

सुनामी एक जापानी नाम हैं जिसको अंग्रेजी में सुनामी कहा गया है। इसका तात्पर्य बन्दरगाह पर पैदा होने वाली लहरें हैं। जब इस प्रकार के भूकम्प समुद्र के नीचे घटित होते हैं, तब विकृत हुई सतह के ऊपर का पानी अपने समुचित स्थान से हट जाता है। जब अपने स्थान से हटा हुआ पानी किसी दूसरे स्थान पर भारी मात्रा में एकत्र हो जाता है, जो गुरुत्वाकर्षण बल के प्रभाव में कार्य करता है, जिससे कि वह अपना संतुलन स्थापित कर सके। इस प्रकार जब समुद्र की पृष्ठभूमि का एक बड़ा भाग अपनी सतह से ऊपर उठ जाता है या नीचे की ओर धँस जाता है, तब इस प्रकार की परिस्थितियाँ सुनामी लहरों का खतरनाक रूप धारण कर लेती हैं।

समुद्र में जो लहरें लगातार उठती रहती हैं उन्हें सुनामी कहा जाता है। भूकम्प, भूस्खलन, ज्वालामुखी विस्फोट और प्राकृतिक रूप से पैदा होने वाली विस्फोट सुनामी का कारण बनते हैं। सुनामी लहरों का जन्म समुद्र की पृष्ठभूमि के प्राकृतिक रूप से अकस्मात् उठने या धँसने के कारण होता है। सुनामी के कारण तटवर्तीय इलाकों का जानमाल तथा मानवीय संपदा की भारी क्षति होती है।

ऐतिहासिक रूप से सुनामी बहुत प्राचीन है। 1883 में जावा में 30,000 से अधिक लोग मारे गये। 1896 में जापान के सैनिकों में 26,000 लोग मारे गये। 1946 में एल्यूटियन द्वीप पर आये भूकम्प में 159 लोगों की मृत्यु हुई। 17 जुलाई, 1998 में पापुआ न्यू गिनी के सुनामी में लगभग 3,000 लोगों की मौत हो गयी। सुनामी की अभी हाल की सबसे प्राणघातक श्रृंखला 26 दिसंबर, 2004 को हिंद महासागर में हुई। जिसमें इंडोनेशिया और थाइलैंड के हजारों किलोमीटर दूर बांग्लादेश, भारत, श्रीलंका, मालदीव और पश्चिमी अफ्रीका में भी आकस्मिक विनाश हुआ। इसकी तीव्रता रिक्टर पैमाने पर 9.0 मापी गयी। इन घातक सुनामी लहरों ने 1,60,000 से भी ज्यादा लोगों की जान ले ली। यह सुनामी लहरें अभी तक के इतिहास में सर्वाधिक विनाशकारी लहरों में दर्ज हो गयी। यह भूकम्प जब इंडोनोशिया में घटित हुआ, उस समय वहाँ पर 12 बजकर 58 मिनट तथा 53 सेकंड हो रहे थे।

भारत के दक्षिणी छोर पर प्रभाव—भारत की दक्षिणी तट, मुख्य रूप से तमिलनाडु राज्य में सुनामी का सबसे बुरा असर पड़ा। करीब 8800 लोगों की मौत की पुष्टि हुई। 7923 लोग तमिलनाडु राज्य के निवासी थे। 197 लोग लापता थे। कम से कम डेढ़ लाख भारतीय राहत शिविरों में थे। मेडिकल टीम ने बीमारियों के भय को कम करने के लिए वैक्सीनेशन अभियान चला दिया।

भारत में अंडमान और निकोबार द्वीप समूह पर प्रभाव—इसके प्रभाव के कारण पीने के पानी के अनेक स्रोत खराब हो गये थे। कई छोटे टापू तो पानी में पूरी तरह से डूब गये। कुल 14 लाख की जनसंख्या वाले इन द्वीपों में 6010 लोगों का कुछ पता नहीं चला। कात्वल में ही 4500 लोग मारे गये। भारत अन्तर्राष्ट्रीय राहत एजेंसियों से राहत लेने से मना कर दिया क्योंकि इन द्वीपों पर भारत के कई रक्षा संस्थान और बेस कैंप थे।

इंडोनेशिया पर प्रभाव—इस भूकम्प के सबसे समीप सुमात्रा था जिसके पश्चिमी सिरे पर स्थित इंडोनेशिया में अधिक तबाही हुई थी। जहाँ 70 फीसदी से भी अधिक निवासियों को अपनी जान से हाथ धोना पड़ा। यहाँ मृतकों की संख्या डेढ़ लाख तक पहुँच गयी। सुनामी के बाद उत्तरी सुमात्रा इत्यादि क्षेत्रों में हुई मूसलाधार बारिश से जलजनित महामारियों की आशंका काफी बढ़ गयी। यहाँ सारे संसाधन नष्ट हो गये और पीछे रह गये भूखे-प्यासे लोग।

श्रीलंका पर प्रभाव—श्रीलंका में बहुत लोग मारे गये और प्रभाव के मामले में इंडोनेशिया के बाद श्रीलंका का ही नंबर आता है। इस क्षेत्र का हवाई दौरा करने वाले एक पत्रकार के मुताबिक यहाँ 'सम्पूर्ण क्षति' हुई थी। घर, फसलें और मछली पकड़ने में प्रयोग आने वाली नावें पूरी तरह से नष्ट हो गयी थीं। करीब 30500 लोग मारे गये और हजारों लापता हैं। बेघर हुए लोगों की संख्या 10 लाख से 8 लाख के बीच आँकी गयी।

थाइलैंड पर प्रभाव—सुनामी का काफी ज्यादा प्रभाव थाईलैण्ड के पश्चिमी किनारे पर पड़ा था। बाहरी द्वीपों और पर्यटन केंद्रों के अलावा कुछ क्षेत्र भी काफी प्रभावित हुए। 5200 से अधिक लोगों की मौत की पुष्टि हुई है। स्वयं प्रधानमंत्री ने कहा कि मृतकों की संख्या बहुत बढ़ सकती है। ज्यादातर लोग 36 से अधिक देशों से आये पर्यटक थे।

अन्त में, हमें सुनामी के प्रति सचेत रहना होगा। सुनामी चेतावनी प्रणाली को विकसित करना पड़ेगा तथा इसकी चेतावनी शीघ्र से शीघ्र जनता के बीच पहुँचानी होगी जिससे जान-माल की हानि कम से कम हो सके।

2

गुजरात में भूकम्प (भयावह त्रासदी)

यदि वर्तमान युग को वैज्ञानिक युग की संज्ञा दी जाये जो कोई गलत नहीं होगा क्योंकि आज जो कुछ भी विकास हो रहा है वह सब विज्ञान की ही देन है। इस युग में मानव प्रकृति पर अजेय बन गया है और उसकी विजय यात्रा निर्बाध गति से आगे बढ़ रही है। वह कभी-कभी वह प्रकृति के सामने बेहद बौना और असहाय दिखायी देता है। 26 जनवरी 2001 को सुबह गुजरात के कच्छ क्षेत्र में भूकम्प ने जो कहर ढाया वह शायद मनुष्य की समूची प्रगति, उसकी समूची वैज्ञानिक शक्ति, प्रतिभा और चातुर्य पर कुदरत का करारा कटाक्ष था। देखते ही देखते लाखों घर कब्र में तब्दील हो गये और हजारों लोग इन कब्रों में जिंदा दफन हो गये। यदि कुछ शेष बचा तो वह घायलों और अधमरे लोगों का चीत्कार तथा परिजनों के लिए करुण विलाप था। प्रकृति ने भूकम्प के रूप में दुनिया को मनुष्य को मृत्यु का भयानक उपहार दिया।

26 जनवरी 2001 को एक ऐसा भूकम्प आया जिससे पूरे भारत में हलचल मच गयी। गुजरात राज्य (विशेषकर कच्छ के रण में) लगभग हजारों लोगों की जानें चली गयीं। गुजरात के अलावा भूकम्प के झटके मध्य प्रदेश, महाराष्ट्र, पंजाब, दिल्ली, राजस्थान, बिहार, गोवा, उत्तर प्रदेश, पं. बंगाल एवं तमिलनाडु में महसूस किये गये। इस दौरान पाकिस्तान, यूनान एवं नेपाल में भी भूकम्प आने की खबर मिली। परन्तु सर्वाधिक विनाश गुजरात के भुज जिले में हुआ। इसके बाद अहमदाबाद, राजकोट, जामनगर, भावनगर, सौराष्ट्र, सुनेन्द्र नगर में भी भूकम्प ने तबाही मचायी। भूकम्प का केन्द्र भुज से 20 किलोमीटर उत्तर पूर्व में 2306' अक्षांश एवं 6308' देशान्तर पर स्थित था।

सबसे पहले सन् 1955 में वैज्ञानिकों का ध्यान भूकम्प की ओर तब गया, जब लिस्बन में भूकम्प का तेज झटका महसूस किया गया। इस घटना के विनाशकारी परिणाम के बाद वैज्ञानिकों ने भूकम्प का रहस्य जानने के लिए जाँच पड़ताल प्रारम्भ कर दी।

पचास वर्षों के अन्दर यह दूसरा भूकम्प था जिससे पूरा देश हिल गया था और गणतन्त्र की खुशियाँ मना रहे देश को दहशत के गर्त में डुबो दिया। इस भीषण भूकम्प के झटकों ने अकेले गुजरात में लगभग 50,000 से अधिक जानें ले लीं और लगभग 1 लाख 20,000 लोगों को जख्मी कर दिया। इस भूकम्प की तीव्रता रिक्टर पैमाने पर 7.9 आंकी

गयी (हालाँकि कुछ भूगोलविदों के अनुसार यह तीव्रता 6.9 थी)। अभी यह विवाद का विषय बना हुआ है कि वास्तव में भूकम्प की तीव्रता कितनी थी। नेशनल जियोग्राफिकल रिसर्च इंस्टीट्यूट के अनुसार भुज में आये भूकम्प के समय 503 मेगाटन के हाइड्रोजन बम के विस्फोट से उत्पन्न होने वाली ऊर्जा के बराबर ऊर्जा पैदा हुई थी। इस भूकम्प से गुजरात के कच्छ क्षेत्र में भुज, भचाऊ और रोपड़ लगभग पूरी तरह धूल-धूसरित हो गये। 75 हजार से अधिक आबादी वाला भुज शहर देखते-देखते कब्रिस्तान में बदल गया। अंजार में 25 हजार से अधिक आबादी मलबे में दफन हो गयी। 10,000 की आबादी वाला भचाऊ कस्बा मकानों सहित जमीन में धँस गया। ऐसी ही त्रासदी 15 हजार से अधिक आबादी वाले रोपड़ क्षेत्र में हुई।

भूकम्प आने के बाद जहाँ तत्काल राहत कार्य प्रारम्भ हो जाने चाहिए वहीं उन्हें प्रारम्भ करने में 3 से 4 दिन का समय लग गया। इससे भूकम्प की मार झेल रहे लोगों, जिनके बचने की आशा थी, वह भी जिंदा ही दफन हो गये। लेकिन इस विनाशकारी भूकम्प में भगवान का एक सत्यार्थ भुज शहर में सिद्ध हुआ।

एक औरत और एक बच्चा चार दिन मलबे में दबे रहने के बाद बाहर निकाले गये। सरकारी सहायता मात्र कुछ शहरों में ही पहुँच पायी। दूरदराज के गाँवों में सहायता पहुँचने में हफ्तों लग गये। देश की जनता द्वारा गुजरात पीड़ितों के लिए भेजी गयी सहायता तथा विदेशों से करोड़ों डालर की सहायता प्रबन्धन के अभाव में जरूरतमंदों तक नहीं पहुँच सकी जिससे सरकारी मशीनरी फिर संदेह के घेरे में आ गयी। उसका नौकरशाही रूप एक बार फिर जनता के सामने स्पष्ट हो गया। हमारी सरकार की गिनती दुनिया की बेहद अयोग्य और अक्षम सरकारों में की जानी चाहिए। यह किसी समाज विज्ञानी की टिप्पणी न होकर भूकम्प में एक हाथ गवाँ चुकी स्कूली बालिका का सरकार के बचाव और राहत कार्य पर करारा कटाक्ष था।

यह एक प्रकार की विडम्बना ही है कि जिस देश में इतनी प्राकृतिक आपदाएं आती है, उसमें प्रशासनिक अधिकारियों को किसी प्राकृतिक आपदा से निपटने के लिए प्रशिक्षण देने की भी व्यवस्था नहीं है। गुजरात की भयंकर तबाही ने यह सिद्ध कर दिया है कि देश का शासन-प्रशासन भयंकर प्राकृतिक आपदा के समय किंकर्तव्यविमूढ़ और अवाक् रह जाता है। यदि सरकार गुजरात की भयंकर त्रासदी से कुछ सीख लिया हो, तो आने वाली किसी भी प्राकृतिक आपदा से जनधन की क्षति को कम किया जा सकता है।

भूकम्प से मरने वालों को फिर से जिन्दा नहीं किया जा सकता है। उन्हें सिर्फ शोक श्रद्धांजलि दी जा सकती है। जो भूकम्प की त्रासदी झेलने के लिए अभिशप्त हैं, उनकी व्यथा मुक्ति की कामना और जो इस त्रासदी के कारण काल के गाल में समा गये हैं उनके प्रति शत-शत श्रद्धांजलि।

महान् व्यक्तित्व

1

महात्मा गांधी

राष्ट्रपिता महात्मा गांधी का जन्म गुजरात के पोरबन्दर नामक स्थान पर 2 अक्टूबर सन् 1869 को हुआ था। महात्मा गांधी का पूरा नाम मोहनदास करमचन्द गांधी था। उनके पिता करमचन्द गांधी पोरबन्दर हाई कोर्ट के दीवान थे। पिता एक सच्चे कर्तव्यनिष्ठ तथा ईमानदार पुरुष थे। वहीं माता पुतलीबाई साध्वी, ईश्वर के प्रति आस्था रखने वाली धार्मिक महिला थी। पोरबन्दर में गांधीजी की बाल्यावस्था व्यतीत हुई। उन्होंने वहीं प्रारम्भिक शिक्षा प्राप्त की। जब गांधीजी सात वर्ष के थे, तब उनके पिता दीवान होकर राजकोट गये। उनको वहाँ एक विद्यालय में दाखिल कराया गया। गांधीजी स्वभाव से ही संकोची थे। अपने स्वभाव के अनुसार ही वे अपने सहपाठियों से सम्पर्क स्थापित करने का प्रयास नहीं करते थे।

प्रारम्भ से ही गांधीजी का माता-पिता की सेवा में मन लगता था। चूँकि उनके जीवन पर श्रवणकुमार तथा राजा हरिश्चन्द्र के व्यक्तित्व का काफी प्रभाव पड़ा था। इसलिए वे विद्यालय के समय के पश्चात् उनकी सेवा में स्वयं को रत रखते। उनका विवाह तेरह वर्ष की अवस्था में कस्तूरबा के साथ हुआ। इस समय गांधीजी हाईस्कूल में पढ़ रहे थे। उनकी गणना मन्दबुद्धि बालकों में की जाती थी। इसी काल में उन्होंने कुसंगति में पड़कर मांस का सेवन तथा धूम्रपान किया। लेकिन उन्होंने इसकी सूचना अपने पिता को पत्र द्वारा दी और अपने दोष को स्वीकार किया। साथ ही भविष्य में ऐसा न करने के लिए वचन भी दिया।

गांधीजी जब 16वें वर्ष में थे उनके पिता करमचन्द गांधी का देहान्त हो गया। यद्यपि स्कूल में गांधी जी को धर्म की शिक्षा नहीं मिली लेकिन वे आत्मबोध के द्वारा वातावरण से धार्मिकता का ज्ञान प्राप्त करते रहे। सन् 1885 ई. में उन्होंने मैट्रिक की परीक्षा पास की और श्यामलदास कॉलेज, भावनगर में उच्च शिक्षा प्राप्त करने के लिए प्रवेश किया। कॉलेज की शिक्षा में मन न लगने के कारण उन्होंने बैरिस्टरी की शिक्षा प्राप्त करने के लिए इंग्लैंड को प्रस्थान किया। 1891 ई. में बैरिस्टरी पास करके भारत आये। यहाँ आकर उन्होंने वकालत शुरू की लेकिन उनको इस कार्य में खास सफलता नहीं मिली। इसी बीच उनको सेठ अब्दुल्ला की फर्म में भागीदार ने एक मुकदमे के सम्बन्ध में दक्षिण अफ्रीका बुलाया। इस प्रकार गांधीजी 1893 ई. में दक्षिणी अफ्रीका गये।

उनका वास्तविक जीवन दक्षिण अफ्रीका में शुरू हुआ। उन्होंने वहाँ भारतीयों की दशा को सुधारने के लिए आन्दोलन चलाया। गांधीजी ने यहीं सत्य और अहिंसा के सिद्धान्तों को व्यावहारिक रूप प्रदान किया। यहाँ उन्होंने सन् 1914 तक संघर्षपूर्ण जीवन व्यतीत किया और उनको इसमें सफलता भी मिली। गांधीजी ने यहाँ 'टॉलस्टॉय आश्रम' की स्थापना की। यह आश्रम उनके शिक्षा-प्रयोग के लिए एक आदर्श प्रयोगशाला बन गया। उन्होंने इस आश्रम को घर के वातावरण में बदला और चरित्र को सभी तरह-तरह की शिक्षा का आधार माना। यहाँ गांधीजी ने साहित्यिक शिक्षा के साथ-साथ व्यावसायिक शिक्षा पर भी बल दिया। लेकिन उन्होंने यहाँ व्यवसाय को शिक्षा का माध्यम बनाने का प्रयत्न नहीं किया।

सन् 1914 ई. में गांधीजी इंग्लैंड होते हुए भारत आये। उन्होंने यहाँ आकर भारतीय राजनीति में प्रवेश किया। उनके प्रवेश से भारतीय राजनीति नें नया मोड़ लिया। उन्होंने इस समय से अपने जीवन के अन्त तक भारतीय राष्ट्रीय आन्दोलन का नेतृत्व किया। सन् 1915 में उन्होंने अहमदाबाद में सत्याग्रह आश्रम की स्थापना की। आश्रम में गांधीजी ने कुछ सत्याग्रहियों को तैयार करने का प्रयास किया। गांधीजी ने चम्पारण कानून की सविनय अवज्ञा का पहला प्रयास किया और उसमें सफलता मिली। इसके बाद अनेक बार सत्याग्रहों का नेतृत्व किया। उनकी डाँडी-यात्रा तथा नमक आन्दोलन की प्रसिद्धि देश-विदेश में है। विश्वभर में ऐसा कोई उदाहरण नहीं कि किसी देश को बिना हिंसा के स्वतन्त्रता मिल गयी हो। यह गौरव भारत को ही मिला और इस गौरव का श्रेय गांधीजी को है।

उनके नेतृत्व के फलस्वरूप भारतीय राजनीति में सत्य एवं अहिंसा को महत्त्वपूर्ण स्थान मिला। गांधीजी के नेतृत्व में भारत ने 15 अगस्त, 1947 को स्वतन्त्रता प्राप्त की। उन्होंने हिन्दू-मुस्लिम एकता के लिए 30 जनवरी, 1948 को अपना जीवन बलिदान कर दिया। इस महान् दार्शनिक, राजनीतिज्ञ, समाज-सुधारक, शिक्षा-शास्त्री तथा महात्मा ने सम्पूर्ण विश्व को सत्य एवं अहिंसा का उपदेश दिया।

2

जवाहरलाल नेहरू

भारत के प्रथम प्रधानमंत्री पं. जवाहरलाल नेहरू का जन्म 1889 में हुआ था। इनके पिता का नाम मोतीलाल नेहरू और माता का नाम स्वरूपरानी था। ये अपने माता-पिता के एकलौते सन्तान थे। इन्होंने मात्र 15 वर्ष की अवस्था में इंग्लैड विद्या अध्ययन के लिए गये। कैम्ब्रिज की पढ़ाई के बाद उन्होंने कानून का अध्ययन किया और सन् 1912 में वे 'इनर टेम्पल' से वकील बनें। अपने छात्र जीवन में ही नेहरू भारत के राष्ट्रीय आन्दोलन की सरगर्मियों में दिलचस्पी लेते रहे। सन् 1904 में जापान के हाथों रूस जैसे शक्तिशाली राष्ट्र की पराजय ने नेहरू के हृदय में भारत राष्ट्र की स्वतन्त्रता के सपने भर दिये। राष्ट्रीय विचार उनके मानस में हिलोरें लेने लगे और यूरोप के पंजे से भारत तथा एशिया की मुक्ति के लिए वे व्यग्र रहने लगे।

भारत लौटने के बाद जवाहरलाल ने वकालत शुरू की, लेकिन शीघ्र ही वे राजनीतिक सरगर्मियों की तरफ बढ़ चले। सन् 1912 में उन्होंने राष्ट्रीय कांग्रेस के अधिवेशन में भाग लिया। सन् 1916 में कांग्रेस के लखनऊ अधिवेशन के समय उनके जीवन में एक क्रान्तिकारी मोड़ आया। महात्मा गांधी से उनकी पहली मुलाकात हुई जो आगे चलकर इस रूप में फलीभूत हुई कि गांधी ने जवाहर को अपना उत्तराधिकारी घोषित किया और यह भविष्यवाणी कर दी कि 'मेरे मरने के बाद जवाहरलाल मेरी ही भाषा बोलेगा।' सन् 1916 में ही उनका विवाह कमला कौल से हुआ। उनके एक पुत्री भी हुई इन्दिरा प्रियदर्शिनी, जो भारत के प्रधानमन्त्री पद को सुशोभित की थीं। सन् 1918 में नेहरू होम रूल लीग के सचिव बनें और सन् 1920 से वे भारत के किसानों की समस्याओं तथा आकांक्षाओं में गहरी दिलचस्पी लेने लगे। वास्तव में '1920 का साल नेहरू के राजनीतिक जीवन में निर्णायात्मक मोड़ का था।' और तभी से उनके दिमाग में 'गाँवों की नंगी-भूखी जनता की भारत की तस्वीर' बनी रही। सन् 1923 में वे भारतीय राष्ट्रीय कांग्रेस के महासचिव बने। सन् 1927 में अन्तर्राष्ट्रीय गणतान्त्रिक आन्दोलन के साथ उनके व्यापक और दीर्घकालीन सम्पर्कों की शुरुआत हुई। ब्रूसेल्स में हुए पीड़ित राष्ट्र सम्मेलन में उन्होंने भारतीय राष्ट्रीय काँग्रेस के प्रतिनिधि के रूप में भाग लिया। 1928 में साइमन कमीशन के विरुद्ध लखनऊ में प्रदर्शनों में उन्होंने पुलिस की लाठियाँ खाई। 1929 में वे राष्ट्रीय कांग्रेस के लाहौर अधिवेशन के अध्यक्ष चुने गये। उनकी अध्यक्षता में ही इस दिन अर्द्धरात्रि को पूर्ण स्वराज्य का ऐतिहासिक प्रस्ताव पास किया गया। जवाहरलाल नेहरू 1936, 1937 और 1946 में पुनः कांग्रेस के अध्यक्ष निर्वाचित हुए।

वास्तव में 1930 तक जवाहरलाल ने भारतीय राजनीति में बहुत ऊँचा स्थान प्राप्त कर लिया था और बाद के वर्षों में तो राष्ट्रीय नेतृत्व के क्षेत्र में उन्हें महात्मा गांधी के ठीक बाद स्थान प्राप्त हो गया। नेहरू ने देश का अनेक बार तूफानी दौरा किया और भारतीयों में स्वाधीनता प्राप्ति के लिये एक उत्कट अभिलाषा पैदा कर दी। राष्ट्रीय आन्दोलन के दौरान उनका 9 वर्ष से अधिक का समय जेलों में कटा। 1946 में उन्होंने भारत की अन्तरिम सरकार का निर्माण किया और 15 अगस्त, 1947 को जब विभाजन की कीमत पर देश को आजादी मिली तो जवाहरलाल स्वतन्त्र भारत के प्रथम प्रधानमन्त्री बने। उस पवित्र अर्द्ध-रात्रि को, भारत की आजादी की बेला में, जवाहरलाल ने अपने हृदयस्पर्शी भाषण में कहा—

'आधी रात के घंटे के साथ, जबकि संसार सो रहा है, भारत जीवन और स्वाधीनता की ओर जागेगा। एक क्षण आता है, जो इतिहास में कभी-कभार ही आता है, जब हम पुराने से नए की ओर बढ़ते हैं, जब एक युग समाप्त होता है, और जब बहुत दिनों तक दबाई हुई राष्ट्र की आत्मा बोल उठती है। यह उचित ही है कि इस पवित्र अवसर पर भारत की और उनके निवासियों की और उससे भी बड़ी मानवता की सेवा का संकल्प लें।'

नेहरू रुके और तब फिर बोले, 'भारत की सेवा के अर्थ होते हैं उन लाखों लोगों की सेवा जो कि कष्ट सह रहे हैं, इसके अर्थ हैं गरीबी, अज्ञान, रोग और अवसर की असमानता को समाप्त करना।'

जवाहरलाल नेहरू 15 अगस्त, 1947 से लेकर 27 मई, 1964 के दिन तक अर्थात् अपनी मृत्यु के समय तक भारत के प्रधानमंत्री रहे। लगभग 17 वर्षों के अपने कार्यकाल में उन्होंने स्वतन्त्र भारत को एक सबल आर्थिक और राजनीतिक स्वरूप प्रदान किया। अन्तर्राष्ट्रीय क्षेत्र में भारत की प्रतिष्ठा को जमाने का श्रेय उन्हीं को जाता है। यह दुर्भाग्य की बात थी कि अक्तूबर, 1962 में साम्यवादी चीन के हमले का सदमा नेहरू को झेलना पड़ा, लेकिन उसके बाद तो वे देश को हर तरह से जगाने के लिए निकल पड़े। उन्हें यह अहसास हो गया कि शान्ति में पूर्ण आस्था रखते हुए भी भारत को सैनिक दृष्टि से एक सबल राष्ट्र बनना होगा। यह देश का दुर्भाग्य था कि उनका कुशल नेतृत्व अधिक समय तक न बना रहा और 27 मई, 1964 को दोपहर को लगभग 2 बजे प. जवाहरलाल नेहरू की मृत्यु हो गयी। भारत का यह महान व्यक्ति शान्तिदूत, कर्मठ राजनेता और महान देशभक्त होने के साथ साथ बुद्धिमान युगद्रष्टा एवं सूझबूझ प्रकृति के व्यक्ति थे। साहित्य दर्शन व प्रकृति में नेहरू का लगाव अत्यधिक था। इन्होंने अनेक ग्रन्थों को भी लिखा जिनमें से आत्मकथा प्रमुख है उनके द्वारा लिखा गया यह ग्रन्थ आधुनिक युग की एक अद्भुत व विचित्र ग्रन्थ है।

नेहरू न केवल एक महान् देशभक्त, कर्मठ राजनेता और शान्तिदूत थे बल्कि बुद्धिमान और युगद्रष्टा पुरुष थे जिन्हें साहित्य, दर्शन व प्रकृति से भारी प्रेम था। उन्होंने अनेक ग्रन्थों की रचना की जिनमें उनकी 'आत्म-कथा' हमारे युग की एक अद्भुत पुस्तक है।

3

सरोजिनी नायडू

देश की प्रथम महिला राज्यपाल राजनीतिक कार्यकर्ता तथा नारीवाद की समर्थक कवयित्री एवं लेखिका श्रीमती सरोजिनी नायडू का जन्म हैदराबाद में 13 फरवरी सन् 1879 को हुआ था। श्रीमती सरोजिनी नायडू को भारत कोकिला के नाम से भी सम्बोधित किया जाता है। सरोजिनी नायडू, हैदराबाद के निज़ाम कॉलेज के प्राचार्य एक बंगाली ब्राह्मण अघोरनाथ चट्टोपाध्याय की सबसे बड़ी बेटी थीं। वह 12 वर्ष की आयु में मद्रास विश्वविद्यालय में दाखिल हुईं और उन्होंने किंग्स कॉलेज, लंदन (1895-98) तथा बाद में गिरटन कॉलेज, कैम्ब्रिज में अध्ययन किया।

'भारत कोकिला' सरोजिनी नायडू राजनीति के साथ-साथ साहित्यिक जीवन में भी सक्रिय थीं। उन्होंने बंबई स्थित अपने विख्यात अतिथि कक्ष में कई उल्लेखनीय भारतीय बुद्धिजीवियों को आमंत्रित किया। उनकी कविताओं के पहले संग्रह द गोल्डेन थ्रेशोल्ड (1905) के बाद द बर्ड ऑफ टाइम (1912) का प्रकाशन हुआ और 1914 में वह रॉयल सोसाइटी ऑफ लिटरेचर में फेलो चुनी गईं। सरोजिनी अंग्रेजी में ही कविताएं लिखती थीं और उनकी समग्र कविताएं 'द सेप्टर्ड फ़्लूट (1928) तथा द फेदर ऑफ डॉन (1961) शीर्षकों से प्रकाशित हुईं।

भारत में महात्मा गांधीजी द्वारा चलाये जा रहे असहयोग आन्दोलन से प्रभावित होकर सरोजनी नायडू ने सन् 1924 में उन्होंने पूर्वी तथा दक्षिणी अफ़्रीका में भारतीयों के हित के लिए वहाँ की यात्रा की और इसके बाद के वर्ष में वह भारतीय राष्ट्रीय कांग्रेस की पहली भारतीय महिला अध्यक्ष बनीं। इससे आठ वर्ष पूर्व अंग्रेज़ नारीवादी एनी बेसेंट इस पद पर रह चुकी थीं। सरोजिनी ने 1928-29 में उत्तरी अमेरिका में कांग्रेस आंदोलन पर व्याख्यान दिये। भारत में उनकी ब्रिटिश विरोधी गतिविधियों के कारण उन्हें कई बार जेल (1930, 1932, और 1942-43) जाना पड़ा। गोलमेज सम्मेलन के दूसरे सत्र (1931) में भाग लेने के लिए वह महात्मा गांधी के साथ लंदन गईं। द्वितीय विश्व युद्ध शुरू होने पर उन्होंने कांग्रेस पार्टी की नीतियों का समर्थन किया, जो पहले उदासीनता और फिर मित्र देशों के लिए स्वीकृत प्रतिरोध की थीं। 1947 में वह संयुक्त प्रांत (वर्तमान उत्तर प्रदेश) की राज्यपाल बनीं और जीवनपर्यंत इस पद पर रहीं।

4

श्रीमती इन्दिरा गांधी

श्रीमती इन्दिरा गांधी का जन्म 19 नवम्बर सन् 1917 को उत्तर प्रदेश के इलाहाबाद नामक शहर में हुआ था। इनके पिता का नाम पं. जवाहरलाल नेहरू था जो भारत के प्रधानमंत्री थे। यह अपने माता-पिता की एकलौती पुत्री थीं। श्रीमती गांधी ने अपनी शिक्षा पश्चिम बंगाल में विश्वभारती विश्वविद्यालय और इंग्लैंड की ऑक्सफोर्ड यूनिवर्सिटी में प्राप्त की थीं तथा 1942 में भारतीय राष्ट्रीय कांग्रेस के एक सहयोगी सदस्य फिरोज गांधी से विवाह किया लेकिन फिरोज का साथ अधिक दिनों तक उन्हें प्राप्त नहीं हो सका। सन् 1960 में फिरोज की मृत्यु हो गयी। उन्होंने अपना राजनीतिक सफर सन् 1955 में कांग्रेस पार्टी की कार्यकारी समिति के सदस्य के रूप में किया। 1959 में वे पार्टी अध्यक्ष चुनी गईं। नेहरू के बाद प्रधानमंत्री बने लाल बहादुर शास्त्री ने उन्हें अपनी सरकार में सूचना और प्रसारण मंत्री बनाया।

यह महान राजनीतिज्ञ 1966 से 1977 के दौरान लगातार तीन बार प्रधानमंत्री बनीं चौथी बार 1980 से 1984 के दौरान प्रधानमंत्री फिर बनीं प्रधानमंत्री बनने के बाद इनके जीवन में अनेक उतार-चढ़ाव आये।

सन् 1966 में प्रधानमंत्री लाल बहादुर शास्त्री के अकस्मात् निधन के पश्चात् श्रीमती गांधी कांग्रेस पार्टी की नेता और देश की प्रधानमंत्री बनीं, लेकिन उनके नेतृत्व को भूतपूर्व वित्त मंत्री मोरारजी देसाई के नेतृत्व में पार्टी की दक्षिण शाखा से लगातार चुनौती मिलती रही। सन् 1967 के चुनाव में वह कम बहुमत से जीत सकीं और उन्हें देसाई को उप-प्रधानमंत्री स्वीकार करना पड़ा लेकिन सन् 1971 में उन्होंने रूढ़िवादी पार्टियों के गठबंधन को भारी बहुमत से पराजित किया। श्रीमती गांधी ने 1971 के उत्तरार्द्ध में पूर्वी बंगाल (वर्तमान बांग्लादेश) द्वारा पाकिस्तान से अलग होने के संघर्ष को जोरदार समर्थन किया और भारत की सशस्त्र सेनाओं ने पाकिस्तान पर त्वरित और निर्णायक जीत हासिल की, जिसके फलस्वरूप बांग्लादेश का निर्माण हुआ।

मार्च 1972 में पाकिस्तान पर भारत की जीत के बाद श्रीमती गांधी ने राष्ट्रीय चुनावों में अपनी नई कांग्रेस पार्टी की जोरदार जीत का नेतृत्व किया। कुछ ही समय बाद उनके पराजित समाजवादी प्रतिद्वंद्वी ने उन पर चुनाव नियमों के उल्लंघन का आरोप लगाया। जून

1975 में इलाहाबाद उच्च न्यायालय ने उनके खिलाफ फैसला सुनाया, जिससे उनकी संसद की सदस्यता समाप्त हो जाती और उन्हें छः वर्ष के लिए राजनीति से अलग रहना पड़ता। प्रतिक्रिया स्वरूप उन्होंने समूचे भारत में आपात्काल की घोषणा कर दी, अपने राजनीतिक प्रतिद्वंद्वियों को गिरफ़्तार करवा लिया और आपात्कालीन शक्तियाँ हासिल करके व्यक्तिगत स्वतन्त्रता सीमित करने संबधी कई क़ानून बनाये। इस काल में उन्होंने कई अलोकप्रिय नीतियाँ लागू कीं, जिनमें बड़े पैमाने पर नसबन्दी कार्यक्रम भी शामिल था। जब लम्बे समय तक स्थगित राष्ट्रीय चुनाव 1977 में हुए, तो श्रीमती गांधी और उनकी पार्टी की करारी हार हुई, जिसके बाद उन्हें पद छोड़ना पड़ा। जनता पार्टी ने सरकार की बागडोर सँभाली।

1978 के प्रारम्भ में कांग्रेस पार्टी में मतभेद उत्पन्न हो गये तथा पार्टी दो दलों में विभाजित हो गयी। श्रीमती गांधी और उनके समर्थकों ने कांग्रेस इ नाम से एक नयी पार्टी की स्थापना की। सरकारी भ्रष्टाचार के आरोप में श्रीमती गांधी अक्टूबर 1977 दिसम्बर 1978 में जेल में रही। इन झटकों के बावजूद नवंबर 1978 में वह एक नई संसदीय सीट से चुनाव जीतने में कामयाब रहीं और उनकी कांग्रेस-इ पार्टी धीरे-धीरे फिर मजबूत होने लगी। सत्तारूढ़ जनता पार्टी में अन्तर्कलह के कारण अगस्त 1979 में सरकार गिर गयी। जब जनवरी 1980 में लोकसभा के लिए नए चुनाव हुए, तो श्रीमती गांधी और उनकी पार्टी भारी बहुमत से सत्ता में लौट आयी। उनके प्रमुख राजनीतिक सलाहकार, उनके पुत्र संजय गांधी भी लोकसभा की एक सीट पर विजयी रहें। इन्दिरा और उनके पुत्र के खिलाफ चल रहे सभी क़ानूनी मुक़दमे वापस ले लिए गये।

जून 1980 में एक वायुयान दुर्घटना में संजय गांधी की मृत्यु ने भारत के राजनीतिक नेतृत्व के लिए इन्दिरा गांधी के चुने हुए उत्तराधिकारी को समाप्त कर दिया। संजय की मृत्यु के बाद इन्दिरा ने अपने दूसरे पुत्र राजीव गांधी को पार्टी नेतृत्व के लिए तैयार किया। सन् 1980 के दशक के आरंभ में इन्दिरा गांधी को भारत की राजनीतिक अखंडता के खतरों से जूझना पड़ा। कई राज्य केंद्र सरकार से अधिक स्वतन्त्रता की माँग करने लगे तथा पंजाब में सिक्ख आतंकवादियों ने स्वायत्त राज्य की माँग पर जोर देने के लिए हिंसा का रास्ता अपना लिया। जवाब में श्रीमती गांधी ने जून 1984 में सिक्खों के पवित्रतम धर्मस्थल अमृतसर के स्वर्ण मन्दिर पर सेना को ब्लू आपरेशन का आदेश दिये, जिसके फलस्वरूप 450 से अधिक सिक्खों की मृत्यु हो गयी। स्वर्ण मन्दिर पर हमले के प्रतिकार में पाँच महीने बाद अर्थात् 31 अक्टूबर सन् 1984 को विश्व के सबसे बड़े लोकतन्त्र की प्रधानमंत्री तथा इतिहास की महान नेता श्रीमती इन्दिरा गांधी की उनके दो सिक्ख अंगरक्षकों द्वारा गोली मार कर निर्मत हत्या कर दी गयी। इन्दिरा जी का जीवन देश के प्रति अटूट निष्ठा से पूर्ण था। इसलिए सन् 1971 में राष्ट्रपति गिरि ने उन्हें सर्वोच्च नागरिक सम्मान 'भारत रत्न' से सम्मानित किया।

श्रीमती गांधी अपने पिता द्वारा शुरू की गयी औद्योगिक विकास की अर्द्ध समाजवादी नीतियों पर क़ायम रहीं। उन्होंने सोवियत संघ के साथ नजदीकी सम्बन्ध क़ायम किये और

पाकिस्तान-भारत विवाद के दौरान समर्थन के लिए उसी पर आश्रित रहीं। श्रीमती इन्दिरा गांधी जी ने अपने जीवन की बड़ी से बड़ी चुनौती का साहस और धैर्य के साथ सामना किया अपने प्रधानमंत्रित्व काल के दौरान इन्होंने देश की उन्नति और विकास के लिए जो निर्णय लिये जिससे यह सिद्ध होता है कि श्रीमती इन्दिरा गांधी भारत की ही नहीं, विश्व की एक महान शक्तिशाली महिला एवं नेत्री थीं। इन्होंने अपनी मृत्यु से कुछ दिन पूर्व एक सभा को संबोधित करते हुए कहा था। 'मेरे मरने के बाद मेरे खून की एक-एक बूँद देश की अखण्डता, एकता और सुरक्षा के लिए प्रयत्नशील रहेगी'।

5

डा. भीमराव अम्बेडकर

दलितों के नायक व मसीहा कहे जाने वाले डॉ. भीमराव अम्बेडकर का जन्म 14 अप्रैल सन् 1891 को हुआ था। अछूत परिवार में जन्मे डॉ. भीमराव अम्बेडकर भारतीय समाज से काफी दुःखी थे। उनका बाल्यकाल काफी तंगी से व्यतीत हुआ था। 1947 में अंबेडकर भारत सरकार के क़ानून मंत्री बने। उन्होंने भारत के संविधान की रूपरेखा बनाने में प्रमुख भूमिका निभाई, जिसमें उन्होंने अछूतों के साथ भेद-भाव को प्रतिबंधित किया और चतुराई से इसे संविधान सभा द्वारा पारित कराया। सरकार में अपना प्रभाव घटने से निराश होकर उन्होंने 1951 में त्याग-पत्र दे दिया। 1956 में वह नागपुर में एक समारोह में अपने दो लाख अछूत साथियों के साथ हिन्दू धर्म त्यागकर बौद्ध बन गये, क्योंकि छुआछूत तब भी हिन्दू धर्म का अंग बना हुआ था। डॉक्टर अंबेडकर को सन् 1990 में मरणोपरांत भारत रत्न से सम्मानित किया गया।

अंबेडकर का जन्म पश्चिमी भारत में महार (निम्न जाति) परिवार में हुआ। उन्हें बचपन में उच्च जाति के अपने सहपाठियों के हाथों स्कूल में अपमानित होना पड़ा। उनके पिता भारतीय सेना में अधिकारी थे। बड़ौदा के गायकवाड़ (शासक) ने अंबेडकर को वज़ीफा दिया और उन्होंने अमेरिका, ब्रिटेन और जर्मनी के विश्वविद्यालयों में शिक्षा ग्रहण की। भारत लौटने पर गायकवाड़ के अनुरोध पर उन्होंने बड़ौदा लोकसेवा के अन्तर्गत नौकरी शुरू की, लेकिन एक बार फिर उन्हें उच्च जाति के अपने सहकर्मियों के दुर्व्यवहार का सामना करना पड़ा। अंबेडकर ने सन् 1924 में बंबई (वर्तमान मुंबई) में वकालत शुरू की और अछूतों के उत्थान के लिए बहिष्कृत हितकारिणी सभा की स्थापना की। सन् 1927 में उन्होंने हिंदुओं द्वारा निजी संपत्ति घोषित सार्वजनिक तालाब से पानी लेने के लिए अछूतों को अधिकार दिलाने के लिए एक सत्याग्रह का नेतृत्व किया। उन्होंने सन् 1937 में बंबई उच्च न्यायालय में यह मुक़दमा जीता। अंबेडकर ने मन्दिरों में अछूतों के प्रवेश करने के अधिकार को लेकर भी संघर्ष किया। वह लंदन में हुए गोलमेज़ सम्मेलन के शिष्टमंडल के भी सदस्य थे, जहाँ उन्होंने अछूतों के लिए अलग निर्वाचन मंडल की मांग की। महात्मा गांधी ने इसे हिन्दू समाज में विभाजक मानते हुए विरोध किया। सन् 1932 में पूना समझौते में गांधी और अंबेडकर, आपसी विचार-विमर्श के बाद एक मध्यमार्ग पर सहमत हुए। अंबेडकर ने शीघ्र ही हरिजनों में अपना नेतृत्व स्थापित कर लिया और उनकी

ओर से कई पत्रिकाएँ निकाली; वह हरिजनों के लिए सरकारी विधान परिषदों में विशेष प्रतिनिधित्व प्राप्त करने में भी सफल हुए। अंबेडकर ने हरिजनों का पक्ष लेने के महात्मा गांधी के दावे को चुनौती दी और व्हॉट कांग्रेस ऐंड गांधी हैव डन टू द अनटचेबल्स (1945) नामक लेख लिखा। इन विचारों द्वारा लोगों में जागृति उत्पन्न किया कि हम जब सब ईश्वर की संतान है इसलिए हम सभी को बिना किसी भेदभाव के जीवन बिताने का अधिकार है।

6

डॉ. ए.पी.जे. अब्दुल कलाम

भारत के महान वैज्ञानिक एवं भूतपूर्व राष्ट्रपति डॉ ए.पी.जे अब्दुल कलाम का जन्म 15 अक्टूबर सन् 1921 को तमिलनाडु के रामेश्वरम् नामक स्थान पर हुआ था। अब्दुल कलाम को भारत के मिसाइल मैन के नाम से भी जाना जाता है हालाँकि इनके माता-पिता की आर्थिक स्थिति कुछ खास नहीं थी लेकिन इनके माता-पिता शिक्षा को काफी महत्त्व देते थे। उनके घर का माहौल पूर्णतः आध्यात्मिक था। उनके माता और पिता दोनों धार्मिक प्रवृत्ति के थे, लेकिन वे धार्मिक संकीर्णताओं से परे थे। इस्लाम के वे पक्षधर अवश्य थे, लेकिन धार्मिक सहिष्णुता उनमें कूट-कूटकर भरी थी। इसका एक प्रमाण यह है कि रामेश्वरम् मन्दिर के मुख्य पुजारी लक्ष्मण शास्त्री से उनके पिता की अभिन्न मित्रता थी। इस्लाम-पंथी होने के बावजूद लक्ष्मण शास्त्री से इनके पिता ने हिन्दू धर्म के समभाव तथा 'वसुधैव कुटुम्बकम्' की भावना अर्जित की।

डॉ. कलाम के माता-पिता का धर्म निरपेक्ष व्यवहार ही इनको भविष्य में एक प्रबल धर्म-निरपेक्ष व्यक्ति बनाया। जाति और वर्ण के भेद से ऊपर उठकर सम्पूर्ण राष्ट्र को अपना मानने की जो राष्ट्रीय भावना इनमें कूट-कूट कर भरी देखी जाती है वह उनके बचपन के संस्कारों को ही परिलक्षित करती हैं।

डॉ. कलाम को सन् 1963 में रक्षा अनुसन्धान तथा विकास संगठन (डिफेंस रिसर्च एंड डिवलपमेंट ऑर्गेनाइजेशन) में कार्य मिला। डॉ. कलाम यहाँ रहकर स्वदेशी उपग्रह-प्रक्षेपण-यान के निर्माण के हर पक्ष से सम्बद्ध रहे। इसी यान द्वारा भारत का रोहिणी उपग्रह धरती की कक्षा के भीतर स्थापित किया गया। सन् 1980 में डॉ. कलाम को विक्रम साराभाई अन्तरिक्ष केन्द्र में 'एरोस्पेश डाइनेमिक तथा डिजाइन' प्रभाग का निर्देशक नियुक्त किया गया। इसके बाद सन् 1982 में डी.आर.डी.एल. का निर्देशक बनाया गया। यहीं उन्होंने 'इंटिग्रेटेड गाइडेड मिसाइल डिवलपमेंट प्रोग्राम' की परिकल्पना की जिसका मुख्य अधिकारी इन्हें ही नियुक्त किया गया। यहाँ रहते हुए रक्षा-सेवाओं की आवश्यकताओं की पूर्ति की ओर डॉ. कलाम का ध्यान गया। इसी कार्य ने इन्हें प्रसिद्धि के शिखर पर पहुँचाया और राष्ट्र इनका सदा के लिए कृतज्ञ हो गया। यहीं रहकर इन्होंने स्वदेशी योग्यता और राष्ट्रीय आत्मनिर्भरता का परिचय देते हुए जिन स्वदेशी मिसाइलों का सफल परीक्षण किया, उनमें से पृथ्वी, त्रिशूल, आकाश और नाग प्रमुख हैं।

डॉ. कलाम ने भारत में निर्मित मिसाइलों का परीक्षण कर विश्व को यह बता दिया कि भारत प्राचीन समय में भी अपनी सुरक्षा के लिए आत्मनिर्भर था और आज भी है। इस महान वैज्ञानिक ने स्वदेशी मिसाइलों का परीक्षण करके भारत को कतिपय महत्त्वपूर्ण देशों की पंक्ति में ला दिया जो उन्नत प्रौद्योगिकी और शस्त्र-प्रणालियाँ प्राप्त कर चुके हैं।

डॉ. कलाम के असामान्य प्रतिभा को देखते हुये केन्द्र सरकार ने इनकी पदोन्नति करनी शुरू कर दी। सन् 1992 में वे भारत सरकार के रक्षा मंत्रालय से सीधे जुड़ गये एवं रक्षा मन्त्री के वैज्ञानिक सलाहकार नियुक्त हुए। साथ ही ये डिपार्टमेंट ऑफ डिफेंस रिसर्च एंड डिवलपमेंट के सचिव और डी. आर. डी. ओ. के महानिदेशक भी बन गये। इन पदों पर ये नवम्बर, 1999 तक रहे। नवम्बर, 1999 में कैबिनेट मन्त्री का दर्जा देकर इन्हें भारत सरकार का मुख्य वैज्ञानिक सलाहकार बनाया गया। डॉ. कलाम इस पद पर नवम्बर, 1999 से नवम्बर, 2001 तक रहे। इसके बाद 25 जुलाई, 2002 को इन्हें देश का राष्ट्रपति निर्वाचित किया गया।

डॉ. कलाम ने 25 जुलाई, 2007 को अपने राष्ट्रपति-कार्यकाल के पाँच वर्ष पूरे किये। अपने राष्ट्रपतित्व काल के दौरान डॉ. कलाम ने कई महत्त्वपूर्ण कार्य किये। प्रथम यह कि सियाचिन ग्लेशियर जो दुनिया का सबसे ऊँचा रण-क्षेत्र है, का दौरा किया और सुरक्षाकर्मियों का हौसला बढ़ाया। सम्प्रति वे अध्यापन कार्य में लगे हुए हैं।

डॉ. कलाम को सन् 1997 में भारत के सर्वोच्च सम्मान 'भारत रत्न' से विभूषित किया गया। सम्मान और पुरस्कार के क्षेत्र में शायद डॉ. कलाम अपने पूर्ववर्तियों से अधिक भाग्यशाली रहे। सौभाग्यवश इन्होंने अपने अध्ययन और कार्य-क्षेत्र को इस रूप में चुना, जिसका सीधा सम्बन्ध राष्ट्र की सुरक्षा से था। अतः कोई भी सम्मान इनको दिया जा सकता था और उसको लेकर इनके विरुद्ध कोई उँगली नहीं उठा सकता था। सन् 1997 में भारत-रत्न की प्राप्ति से पूर्व सन् 1981 में ये पद्म-भूषण और सन् 1990 में पद्म-विभूषण की उपाधि प्राप्त कर चुके थे।

इन सबके अलावा डॉ. कलाम को और भी कई महत्त्वपूर्ण पुरस्कारों से सम्मानित किया गया, जिनमें इन्दिरा गांधी राष्ट्रीय एकता पुरस्कार-1997, नेशनल डिजाइन अवार्ड—1980, जी. एम. मोदी पुरस्कार-1996 (विज्ञान के लिए), विज्ञान एवं प्रौद्योगिकी में श्रेष्ठ कार्य के लिए एच. के फिरोदिया पुरस्कार-1996, वीर सावरकर पुरस्कार-1998, एरोनॉटिकल सोसायटी ऑफ इंडिया द्वारा डॉ. वीरेनराय स्पेश अवार्ड-1986, विज्ञान तथा प्रौद्योगिकी के लिए ओमप्रकाश भसीन पुरस्कार, मध्य प्रदेश सरकार द्वारा इंजीनियरिंग तथा प्रौद्योगिकी के क्षेत्र का राष्ट्रीय नेहरू पुरस्कार-1990, आंध्र प्रदेश एकेडेमी ऑफ साइंसेज का प्रो. वाई. नयडम्मा मेमोरियल गोल्ड मेडल-1996, एस्ट्रोनॉटिकल सोसायटी ऑफ इंडिया का आर्यभट्ट-पुरस्कार-1996 आदि प्रमुख हैं।

डॉ. कलाम ने स्वयं को भारत के श्रेष्ठ राष्ट्रपतियों की पंक्ति में स्थापित कर लिया है। उनको डॉ. राजेन्द्र प्रसाद तथा डॉ. राधाकृष्णन् के समतुल्य स्थान दिया जायेगा।

7

राममनोहर लोहिया

भारत के अंग्रेजी समाजवादी और समाज सुधारक नेता राम मनोहर लोहिया का जन्म उत्तर प्रदेश के फैजाबाद नामक जिले में 1910 में हुआ था। राम मनोहर लोहिया भारत में एक ऐसे समाजवादी नेता थे जिन्होंने समाजवाद की विदेशी विचारधारा को भारतीय पहचान और रंग देने का प्रयास किया। स्वतन्त्र भारत की राजनीति में सक्रिय भूमिका निभाते हुए लोहिया ने स्वयं अपनी समाजवादी अवधारणाएँ विकसित कीं, जो भारतीय परिप्रेक्ष्य के अनुकूल ढली हुई थीं। विदेश नीति तथा हिन्दूपर्सनल लॉ जैसे कई मुद्दों पर जवाहरलाल नेहरू से मतभेद के बाद लोहिया और अन्य समाजवादी नेता सन् 1948 में कांग्रेस से अलग हो गये और सन् 1952 में उन्होंने प्रजा सोशलिस्ट पार्टी की स्थापना की। पार्टी की पत्रिका *मैनकाइंड* का संपादन करते हुए उन्होंने कई सामाजिक-राजनीतिक मुद्दों की ओर लोगों का ध्यान आकर्षित किया। वह एक मंत्रमुग्धकारी वक्ता, सशक्त व कल्पनाशील लेखक थे और उन्होंने हिन्दी को राष्ट्रभाषा के रूप में बढ़ावा देने तथा भारत में नागरिक स्वतन्त्रता के संरक्षण का आह्वान किया। जातिवाद के ख़िलाफ़ मुहिम छेड़ने वाले लोहिया ने अछूतों और दलित वर्ग के अधिकारों के लिए संघर्ष किया।

एक कुशल व जुझारू सांसद लोहिया सरकार की नीतियों रूढ़िवादी हिन्दू रीति-रिवाजों के आलोचक थे। यहाँ तक कि कांग्रेस के नेहरू व इन्दिरा गांधी जैसे दिग्गज नेता भी उनके साथ बहस या टकराव की स्थिति में पड़ने से कतराते थे।

व्यापारी परिवार में जन्मे लोहिया का लालन-पालन उनके दादा-दादी ने किया था। बंबई विश्वविद्यालय और बनारस हिन्दू विश्वविद्यालय में अध्ययन करने के बाद उन्होंने 1932 में यूनिवर्सिटी ऑफ़ बर्लिन से डॉक्टरेट किया। समाजवादी विचारधारा से प्रभावित होकर लोहिया सन् 1934 में समाजवादी कांग्रेस पार्टी में शामिल हो गये और इसकी साप्ताहिक पत्रिका द कांग्रेस सोशलिस्ट का संपादन करने लगे। द्वितीय विश्व युद्ध के दौरान उन्होंने भारतीय मानव क्षमता तथा संसाधन का शोषण करने के लिए अंग्रेज़ों की ज़बरदस्त आलोचना की और उनकी गतिविधियों के कारण उन्हें सन् 1939 में गिरफ़्तार कर जेल भेज दिया गया। वह भारत छोड़ो आंदोलन के एक महत्त्वपूर्ण कार्यकर्ता थे और

जयप्रकाश नारायण के साथ काम करने के लिए वह भूमिगत हो गये। परन्तु ब्रिटिश सरकार की निगाहों से वे बच न सके और अन्त में उन्हे पुनः 1944 में गिरफ्तार कर लिया गया और उन्हें 1946 तक जेल की रोटी खानी पड़ी। जेल से रिहा होने के बाद सन् 1947 में भारत की राजधानी नई दिल्ली में इनका देहान्त हो गया।

8

डॉ. राजेन्द्र प्रसाद

भारत के प्रथम राष्ट्रपति राजेन्द्र प्रसाद का जन्म 1884 को जीरोदेई (बिहार) नामक स्थान पर हुआ था। बाबू राजेन्द्र प्रसाद वकील से पत्रकार बने थे और स्वतन्त्रता के लिए आरंभिक असहयोग आंदोलन में महात्मा गांधी के सहयोगी थे। वह कांग्रेस पार्टी के अध्यक्ष (1934, 1939, 1947) भी रहे। उन्हें 1962 में भारत का सर्वोच्च नागरिक सम्मान 'भारत रत्न' दिया गया।

राष्ट्रीय हित में पत्रकारिता करते हुए उन्होंने अंग्रेजी में 'द सर्च लाइट' के लिए लेखन किया और हिन्दी साप्ताहिक 'देश' की स्थापना और संपादन किया। इस प्रकार उन्होंने हिन्दी को राष्ट्रभाषा के रूप में स्थापित करने के आजीवन अभियान की शुरुआत की। असहयोगी गतिविधियों के कारण अंग्रेज़ों द्वारा कई बार उन्हें जेल भेजा गया, उन्होंने कांग्रेस पार्टी की कार्यकारिणी समिति के साथ लगभग तीन वर्ष (अग. 1942-जून 1945) जेल में बिताए। स्वतन्त्रता से पहले सितंबर 1946 में गठित अन्तरिम सरकार में उन्हें खाद्य एवं कृषि मंत्री बनाया गया। 1946 से 1949 तक वह भारतीय संविधान सभा के अध्यक्ष रहे और संविधान को आकार देने में सहयोग किया। सन् 1950 में उन्हें सर्वसम्मति से राष्ट्रपति चुना गया और पहले आम चुनाव (1952) के बाद नए निर्वाचक मंडल ने उन्हें भारी बहुमत से चुना; 1957 में वह राष्ट्रपति पद के लिए दूसरी बार निर्वाचित हुए।

एक साधारण ज़मींदार परिवार में पले-बढ़े राजेंद्र प्रसाद ने कलकत्ता (वर्तमान कोलकाता) के प्रेज़िडेंसी कॉलेज से स्नातक उपाधि प्राप्त की। उन्होंने कलकत्ता उच्च न्यायालय में वकालत की और 1916 में वह पटना उच्च न्यायालय में आ गये तथा बिहार लॉ बीकली की स्थापना की। बिहार में नील की खेती करवाने वाले अंग्रेज़ों द्वारा शोषित ग्रामीण किसानों की स्थिति में सुधार के लिए सन् 1917 में चलाये गये अभियान में गांधी ने उन्हें अपना सहयोगी बनाया। सन् 1920 में वकालत का पेशा छोड़कर प्रसाद असहयोग आंदोलन में शामिल हो गये। भारत के प्रथम व महान राष्ट्रपति डॉ. राजेन्द्र प्रसाद की मृत्यु 28 फरवरी सन् 1968 को बिहार की राजधानी पटना में हो गयी।

9

प्रतिभा पाटिल

देश की प्रथम महिला राष्ट्रपति प्रतिभा पाटिल का जन्म महाराष्ट्र में हुआ था। इन्होंने भारत के 12वें राष्ट्रपति के रूप में 25 जुलाई, 2007 को अपना पद-भार सम्भाला। चुनाव से पहले ही इसकी जीत को निश्चित मानकर सरकारी कर्मचारी राष्ट्रपति भवन में इनकी रुचि के अनुसार सजावट करने में लग गये थे।

महामहिम राष्ट्रपति महाराष्ट्र की हैं इनका विवाह राजस्थान के शेखावत से सम्पन्न हुआ था पर इन्होंने अपने नाम के आगे शेखावत के स्थान पर पाटिल रखना ही उचित समझा। इन्हें कहाँ पता था कि एक दिन उनके इस निर्णय के चलते उन्हें भारी लाभ मिलने वाला है।

देश की दूसरी सबसे बड़ी पार्टी भाजपा ने अपने सभी सहयोगियों के साथ मिलकर उपराष्ट्रपति भैरों सिंह शेखावत को राष्ट्रपति पद का उम्मीदवार बनाया। पर भाजपा की एक घनिष्ठ तथा महत्त्वपूर्ण सहयोगी शिवसेना ने महाराष्ट्रीयता की दुहाई देते हुए 'शेखावत' के बदले 'पाटिल' का ही पक्ष लेने का निर्णय किया। शिवसेना के 'शेर' बाला साहब ठाकरे ने भाजपा की एक नहीं सुनी और उद्घोषित किया कि प्रतिभा पाटिल के राष्ट्रपति बनने से महाराष्ट्र का गौरव बढ़ेगा। भाजपा के मत तो पहले से ही अपर्याप्त थे, शिवसेना के किनारे हो जाने से उसका मनोबल पूरी तरह टूट गया।

श्रीमती प्रतिमा पाटिल देश की पहली महिला राष्ट्रपति थीं जो नारी-सशक्तीकरण की दिशा में सर्वाधिक महत्त्वपूर्ण उपलब्धि है और इस देश हेतु तो और भी, जहाँ नारियों को देवियों की मर्यादा प्राप्त है तथा जहाँ उनको लेकर यह उक्ति अति प्रसिद्ध है–'यत्र नार्यस्तु पूज्यन्ते रमन्ते तत्र देवता'–जहाँ नारियों की पूजा होती है, वहाँ देवता प्रसन्न होते हैं।

भारत को एक महिला राष्ट्रपति प्रदान करने में अनेक खट्टे-मीठे अनुभवों का सामना करना पड़ा। यहाँ संप्रग (संयुक्त प्रगतिशील गठबन्धन–कांग्रेस, वामपंथी, अन्य) की सरकार थी। स्वभावतः राष्ट्रपति चुनाव में प्रथम पहल उसे ही करनी थी। उसके खेमे में किसी नाम पर सहमति ही नहीं बन पा रही थी। सर्वश्री प्रणव मुखर्जी, डॉ. कर्ण सिंह, श्री शिंदे के नाम पहले खूब उछले पर किसी पर कांग्रेस को आपत्ति थी तो किसी पर उसके प्रमुख सहयोगी वामदल को। प्रणव मुखर्जी पर तो प्रायः सहमति बन गयी थी पर उन्हें

ठीक पता था कि कांग्रेस उनके नाम पर कभी सहमत नहीं होगी। उन्होंने अन्ततः एक बयान जारी कर दिया कि वह इस पद के उम्मीदवार नहीं है। तत्पश्चात गृहमंत्री शिवराज पाटिल का नाम उछला। कांग्रेस उनके नाम पर अड़ी रही पर वामदल ने उनकी क्षमता पर ही प्रश्न-चिह्न लगा दिया। पाटिल राष्ट्रपति बनते-बनते रह गये।

अन्ततः कांग्रेस तथा वामदलों के प्रतिनिधियों की बैठक में एक महिला पाटिल (प्रतिभा पाटिल) का नाम श्रीमती सोनिया गांधी, कांग्रेस-अध्यक्ष ने प्रस्तावित कर दिया। बात बन गयी। सबने इसे हाथों हाथ लिया। कुछ इन्हें जानते थे, कुछ नहीं भी जानते थे परन्तु एक महिला के नाम का विरोध कोई कैसे करे?

संप्रग ने श्रीमती पाटिल का नाम राष्ट्रपति पद के लिए घोषित तो कर दिया परन्तु उनके विजय-पथ पर कांटे बिछाने वाले भी कम नहीं थे। राष्ट्रपति के चुनाव अब तक प्रायः सर्वसम्मति से, पक्ष और विपक्ष के सहयोग से हुआ करते थे। वराहगिरि वेंकटगिरि इसके अपवाद थे। प्रतिभा पाटिल के नाम पर प्रतिपक्ष सहमत नहीं था। सत्तापक्ष ने उसे सहमत करने का प्रयत्न किया तो दो टूक उत्तर मिला कि नाम घोषित करने के पश्चात् सहमति नहीं बनायी जाती, वह उसके पूर्व ही बनती है। प्रतिक्रिया उचित थी। डॉ. कलाम का नाम भाजपा ने ही प्रस्तावित किया था पर इसके पूर्व उसने कांग्रेस से विचार-विमर्श कर लिया था।

विपक्ष भी अपनी तरफ से एक उम्मीदवार घोषित करना चाहता था, जिसके लिए उपराष्ट्रपति भैरों सिंह शेखावत पहले से ही उपलब्ध थे। अंकगणित उनके पक्ष में नहीं था और भाजपाई होने के कारण वह और कम था। शेखावत ने भाजपा का चोला उतार फेंका और निर्दलीय उम्मीदवार के रूप में खड़े हो गये।

आज तक हुए सभी राष्ट्रपति चुनाव में इस चुनाव का प्रदर्शन सबसे निम्न कोटि का रहा। आरोपों-प्रत्यारोपों की झड़ी लग गयी। जैसे यह राष्ट्रपति-चुनाव न होकर किसी सांसद अथवा विधायक का चुनाव हो। राष्ट्रपति-पद की गरिमा की चिन्ता नहीं की गयी और श्रीमती पाटिल के विरोधियों ने सारी मर्यादाओं को ताक पर रख दिया। गड़े मुर्दे उखाड़े कि उन्हें पराजित कर अपने उम्मीदवार भैरों सिंह शेखावत की विजय सुनिश्चित करनी थी। एक वरिष्ठ भाजपा नेता ने अपने साहस या दुस्साहस का परिचय देते हुए यहाँ तक कह दिया—आरोपी मंत्रियों के विरोध-फरियाद लेकर हम राष्ट्रपति के पास जाते थे, जब राष्ट्रपति ही आरोपी हो तो किसके पास जायेंगे?

इससे कांग्रेसी कार्यकर्ता भड़क उठे और श्री भैरों सिंह पर धावा बोलते हुए उनकी भी कुंडली खंगाल कर कुछ मुद्दे ढूँढ़ ही लिए गये।

आखिरकार जो पहले से ही तय था वही हुआ। प्रतिभा पाटिल चार लाख से अधिक मतों से विजयी हुईं और शेखावत को उपराष्ट्रपति पद से भी हाथ धोना पड़ा वह भी त्याग-पत्र देकर।

राष्ट्रपति पद का चुनाव होने से पहले श्रीमती प्रतिभा पाटिल राजस्थान की राज्यपाल थीं और इस पद को त्याग कर ही वह चुनाव में उतरी थीं। वह दो बार राज्य सभा की सदस्या भी रह चुकी थीं। इस प्रकार राजनीति के दाव-पेंच से वह पूरी तरह परिचित थीं। वह कहती भी थीं कि वह 'पोलिटिकल प्रेजिडेंट' होंगी, 'रबर-स्टाम्प प्रेजिडेंट' नहीं। वह इस बात पर खरी भी उतरी थीं। डॉ. कलाम को 'पब्लिक प्रेजिडेंट' की उपाधि प्राप्त थी।

श्रीमती प्रतिभा पाटिल महिलाओं के विकास के प्रति ज्यादा जागरूक रहती थीं वह नारी-विकास की प्रबल प्रवक्ता तथा पक्षधर थीं। सरकारी समितियों के माध्यम से नारी-विकास में वह पहले से लगी थीं और इस दिशा में अच्छा कार्य किया था।

श्रीमती प्रतिभा पाटिल के विचारों की स्पष्ट झलक उनके द्वारा 15 अगस्त, 2007, की पूर्व संध्या पर दिये गये भाषण में दिखायी देता था। वह नारी-उत्थान के साथ कृषि क्षेत्र के विकास, निरक्षरता-उन्मूलन, बेरोजगारी-समाप्ति एवं वैज्ञानिक तथा तकनीकी विकास को महत्त्व देती थीं। उनका पाँच साल का कार्यकाल यह बता दिया कि वे अपने इन एवं अन्य ऐसे ही उपयोगी उद्देश्यों को प्राप्त करने में सरकार को साथ ले चलने और उसे नेतृत्व प्रदान करने में पूर्णतया समर्थ रही थीं।

10

राजा राममोहन राय

भारत के महान समाज सुधारक राजा राममोहन राय का जन्म बंगाल के राधानगर नामक स्थान पर 22 मई सन् 1772 को हुआ था। इन्होंने पारंपरिक हिन्दू संस्कृति को चुनौती दी तथा ब्रिटिश शासन में भारतीय समाज को प्रगति का पथ दिखाया। राम मोहन राय को आधुनिक भारत का पिता भी कहा जाता है।

राजा राममोहन राय ने सन् 1803 में लिखी अपनी कृति में हिन्दू धर्म के एकेश्वरवादी स्वरूप की व्याख्या करते हुआ कहा है कि विवेक अनुगामी को 'सभी धर्मों के प्रथम सिद्धान्त, परम ब्रह्म' की ओर ले जाता है। उन्होंने उपनिषदों और वेदों में अपनी धार्मिक मान्यताओं के लिए दार्शनिक आधार ढूँढ़ने का प्रयास किया तथा इन प्राचीन संस्कृत ग्रंथों का बांग्ला, हिन्दी और अंग्रेजी में अनुवाद किया और उन पर शोध प्रबंध भी लिखे। राय के लिए इन सारे ग्रथों की केंद्रीय विषय-वस्तु थी, मानव ज्ञान से ऊपर, ब्रह्मांड के पालनहार परमेश्वर की पूजा। पवित्र सांस्कृतिक उपनिषदों का आधुनिक बांग्ला में अनुवाद करके राय ने लम्बे समय से चली आ रही परंपरा का उल्लंघन किया, लेकिन उनके अनुवादों की प्रशंसा में फ्रांस की सोसाइटी एशियाटिक ने सन् 1824 में उन्हें मानद सदस्यता के लिए चुना।

एकेश्वरवादी हिन्दू धर्म के सिद्धान्त के प्रसार के लिए सन् 1815 में राजा राममोहन राय ने आत्मीय सभा की स्थापना की। उनकी रुचि ईसाई धर्म की ओर हुई और ओल्ड तथा न्यू टेस्टामेंट के अध्ययन के लिए उन्होंने हिब्रू और ग्रीक भाषाएं सीखीं। सन् 1820 में उन्होंने चार गॉस्पेलों से संगृहीत ईसा के नीतिशास्त्रीय उपदेशों का 'प्रीसेप्ट्स ऑफ जीसस, द गाइड टू पीस ऐंड हैप्पीनेस' शीर्षक से प्रकाशित किये।

राजाराम मोहन राय के बचपन और प्रारम्भिक शिक्षा के सम्बन्ध में अधिक जानकारी प्राप्त नहीं होती है इनके विषय में इतना अवश्य ज्ञात होता है कि बहुत कम आयु में ही उनमें ग़ैर रूढ़िवादी धार्मिक विचारों का विकास हो गया था। युवावस्था में उन्होंने बंगाल में बाहर के क्षेत्रों का व्यापक भ्रमण किया और मातृभाषा बांग्ला तथा हिन्दी के साथ-साथ कई भाषाओं—संस्कृत, फारसी, अरबी और बाद में हिब्रू, ग्रीक तथा अंग्रेज़ी—में प्रवीणता प्राप्त की। लोगों को कर्ज देकर, अपनी छोटी जायदादों के प्रबंधन तथा ब्रिटिश ईस्ट इंडिया कम्पनी के बांडों के सट्टे से राय को आजीविका के लिए धन प्राप्त होता था। सन् 1805 में कम्पनी के एक निचले स्तर के अधिकारी जॉन डिग्बी ने उन्हें नौकरी पर रख लिया। डिग्बी के माध्यम

से पश्चिमी संस्कृति और साहित्य से उनका परिचय हुआ। अगले दस वर्षों तक राय, डिग्बी के सहायक के रूप में ब्रिटिश ईस्ट इंडिया कम्पनी की नौकरी करते और छोड़ते रहे।

राजा राममोहन राय एक अथक समाज सुधारक थे, फिर भी उन्होंने भारतीय संस्कृति पर पश्चिमी आक्रमण का जवाब देने के लिए वेदांत के नैतिक सिद्धान्तों में फिर से रुचि जगाई। अपनी पाठ्य पुस्तकों और शोध प्रबंधों के माध्यम से उन्होंने बांग्ला भाषा को लोकप्रिय बनाने में मदद की, साथ ही वह पहले भारतीय थे, जिन्होंने फ्रांसीसी और अमेरिकी क्रांति के आधारभूत सामाजिक तथा राजनीतिक विचारों को भारतीय परिस्थितियों में लागू किया।

सन् 1822 में राजा राम मोहन राय द्वारा आंग्ल हिन्दू स्कूल और इसके चार वर्ष बाद एकेश्वरवादी हिन्दू सिद्धान्तों के शिक्षण के लिए वेदांत महाविद्यालय की स्थापना की गयी। बंगाल सरकार द्वारा सन् 1823 में पारंपरिक संस्कृत महाविद्यालय की स्थापना का प्रस्ताव रखे जाने पर राय ने यह कहते हुए इसका विरोध किया कि भारत का शास्त्रीय साहित्य बंगाल के युवाओं को आधुनिक जीवन की माँगों के अनुरूप तैयार नहीं कर पायेगा। बदले में, उन्होंने एक आधुनिक, पश्चिमी पाठ्यक्रम का प्रस्ताव रखा। राय ने भारत में अंग्रेज़ों के पुराने क़ानूनों और लगान व्यवस्था के विरोध का भी नेतृत्व किया।

सन् 1823 में अंग्रेजों द्वारा कलकत्ता प्रेस पर सेंसर लागू किये जाने पर भारत के दो आरंभिक साप्ताहिक समाचार-पत्रों के संस्थापक तथा संपादक होने के नाते राय ने अभिव्यक्ति तथा धर्म की स्वतन्त्रता को प्राकृतिक अधिकार बताते हुए विरोध प्रदर्शन आयोजित किया। यह विरोध प्रदर्शन उन्हें धार्मिक वाद-विवाद से सामाजिक और राजनीतिक सक्रियता की ओर ले जाने वाला एक महत्त्वपूर्ण मोड़ साबित हुआ। अपने समाचार-पत्रों, प्रबंधों और पुस्तकों में राय ने लगातार पारंपरिक हिन्दू धर्म की उन मान्यताओं की आलोचना की, जिन्हें वह मूर्ति पूजन तथा अंधविश्वास मानते थे। उन्होंने जाति व्यवस्था की निंदा की और सती प्रथा पर भी चोट की। सन् 1829 में ब्रिटिश ईस्ट इंडिया प्रशासनिक परिषद् द्वारा सती प्रथा पर रोक लगाए जाने में राय का वास्तविक प्रभाव स्पष्ट नहीं है, लेकिन आमतौर पर यह माना जाता है कि उन्होंने सरकार को इस मामले में निर्णय लेने के लिए प्रोत्साहित किया था।

राजा राममोहन राय ने हिन्दुओं की सुधारवादी विचारधारा से सम्बद्ध ब्रह्म-समाज को सन् 1828 में स्थापित किया। इसके तहत एकेश्वरवाद तथा अन्य उदारवादी ईसाई तत्त्वों का समावेश था। उस शताब्दी के उत्तरकाल में हिन्दू धर्म सुधार आंदोलन के रूप में ब्रह्म समाज एक महत्त्वपूर्ण भूमिका निभाने वाला रहा। दिल्ली के नाममात्र के बादशाह के ग़ैर सरकारी प्रतिनिधि के रूप में सन् 1829 के दौरान राय को ब्रिटेन जाने का अवसर मिला। दिल्ली के बादशाह ने उन्हें राजा का खिताब दिया, हालाँकि अंग्रेज़ इसे मान्यता नहीं देते थे। इंग्लैंड में विशेषकर वहाँ के एकेश्वरवादियों और किंग विलियम IV द्वारा राय का जोरदार स्वागत हुआ। ब्रिस्टल (इंग्लैंड) में अपने एकेश्वरवादी मित्रों के साथ रहते हुए राजा राममोहन राय को तीव्र बुखार हुआ, और अन्त में 27 सितम्बर सन् 1833 को इनका देहान्त हो गया और इग्लैंड में ही उनका अन्त्येष्टि संस्कार कर दिया गया।

11

अटल बिहारी वाजपेयी

भारत के भूतपूर्व प्रधानमंत्री अटल बिहारी वाजपेयी का जन्म 25 दिसम्बर सन् 1924 को मध्य प्रदेश के ग्वालियर नामक स्थान पर हुआ था। इन्होंने भारतीय जनता पार्टी की तरफ से प्रधानमंत्री के पद पर आसीन होकर कई ऐसे महत्त्वपूर्ण कार्य किये हैं जिसे भारतवासी सदा याद रखेंगे। इन्होंने देश को उन्नतशील और शक्तिशाली बनाने हेतु काफी प्रयत्न किया। मार्च, 1996 में पहली बार अटल जी को देश के प्रधानमन्त्री के रूप में शपथ दिलायी गयी, परन्तु वे पद पर मात्र 13 दिन रहे, क्योंकि केंद्र में सरकार बनाने लायक बहुमत प्राप्त करने में वह विफल रहे। इसके बाद सन् 1998 तथा सन् 1999 के संसदीय चुनावों में भाजपा तथा उसके सहयोगी दलों ने वाजपेयी के नेतृत्व में गठबंधन सरकार बनायी, परन्तु सहयोगी दलों द्वारा समर्थन वापस लेने से 13 महीनों बाद उनकी सरकार का पतन हो गया। सन् 1999 में हुए अगले आम चुनावों तक वाजपेयी कामचलाऊ प्रधानमंत्री के रूप में कार्य करते रहे। राष्ट्रीय जनतांत्रिक गठबंधन के एक घटक के रूप में भाजपा ने पुनः चुनाव जीता और वाजपेयी ने ही पुनः उसके नेता का दायित्व सम्भाला।

अटल जी ने एक सांसद के रूप में भी काफी सराहनीय कार्य किये, वाजपेयी संसद के निचले सदन, लोकसभा के लिए आठ बार तथा राज्यसभा के लिए दो बार चुने गये। लोकसभा के लिए वह सन् 1957 में भारतीय जनसंघ (बी. जे. एस.) के सदस्य के रूप में निर्वाचित हुए। इन्दिरा गांधी के प्रधानमंत्री काल में घोषित आपातकाल (1975-77) के दौरान उन्हें हजारों विपक्षी नेताओं के साथ बन्दी बनाकर कारागार में रखा गया। सन् 1970 के दशक के उत्तरार्द्ध में वाजपेयी मोरारजी देसाई के नेतृत्व में बनी जनता पार्टी की सरकार में विदेश मंत्री बने और पाकिस्तान व चीन के साथ सम्बन्ध सुधारने के प्रयासों के लिए सराहे गये। वह सन् 1980 में भाजपा की स्थापना में सहायक सिद्ध हुए, किंतु उनके नरम रवैये पर कट्टरपंथी हावी हो गये। वाजपेयी उन चंद हिन्दू नेताओं में से हैं, जिन्होंने सन् 1992 में अयोध्या स्थित ऐतिहासिक बाबरी मस्जिद के विध्वंस की निंदा की।

अटल द्वारा अपने प्रधानमन्त्रित्व काल के दौरान मई, 1998 में पोखरण के द्वितीय परमाणु परीक्षण के बाद भारत को एक परमाणु शक्ति घोषित किया गया। विश्वव्यापी निंदा तथा पश्चिमी देशों द्वारा लगाये गये आर्थिक प्रतिबंधों के बावजूद वाजपेयी ने अपने

तीखे तेवर बरकरार रखते हुए घोषित किया। 'भारत को अपने यशस्वी अतीत और भविष्य में शक्तिसंपन्न होने की दृष्टि से स्वीकृति प्राप्त है।'

अटल जी नेतृत्वकुशल व्यक्ति हैं। ये अपने प्रखर वाक् चातुर्य तथा ठोस तर्कों के बल पर श्रोताओं को पूरी तरह मंत्रमुग्ध कर लेते हैं। बहुमुखी व्यक्तित्व वाले वाजपेयी राजनीतिज्ञ के अलावा एक साहित्यकार और अनेक पुस्तकों के लेखक हैं। विदेश मंत्री के रूप में दिये गये उनके भाषण विदेश नीति के नए आयाम शीर्षक से संकलित किये गये हैं। एक कवि के रूप में सुप्रसिद्ध वाजपेयी ने मेरी 51 कविताएं सहित कविता की भी कई पुस्तकें प्रकाशित की हैं।

अटल जी के पिता अध्यापक थे, अतः इनकी शिक्षा पर भी काफी ध्यान दिया गया। इन्होंने कानपुर और ग्वालियर में अपनी पढ़ाई पूरी की। राजनीति विज्ञान और क़ानून के छात्र के रूप में उन्होंने विदेशी मामलों में गहरी रुचि विकसित की। समय के साथ यह दक्षता बढ़ी, जिसका भरपूर उपयोग उन्होंने अपने लम्बे राजनीतिक जीवन में विश्व के अनेक द्विपक्षीय और बहुपक्षीय मंचों पर भारत का प्रतिनिधित्व करते हुए किया। वह किशोरावस्था में ही राजनीति में सक्रिय हो गये और ब्रिटेन के उपनिवेशवादी प्रशासन ने उन्हें कुछ समय के लिए कारावास में भी डाला। यद्यपि प्रारम्भ में वह साम्यवाद के प्रति आकर्षित हुए थे, तथापि जब साम्यवादियों ने 1940 के दशक में पाकिस्तान के निर्माण का समर्थन किया तो उनका उससे मोहभंग हो गया। वाजपेयी क़ानून की पढ़ाई अधूरी छोड़कर हिन्दू संस्कृति को बढ़ावा देने के उद्देश्य से स्थापित राष्ट्रीय स्वयंसेवक संघ (आर. एस. एस.) द्वारा प्रकाशित एक पत्र के संपादक बन गये।

12

सचिन तेंदुलकर

क्रिकेट के मशहूर बल्लेबाज सचिन तेंदुलकर का जन्म 24 अप्रैल सन् 1973 को महाराष्ट्र की राजधानी मुम्बई में हुआ था। सचिन तेंदुलकर का पूरा नाम सचिन रमेश तेंदुलकर है। तेंदुलकर 20वीं शताब्दी के अंतिम वर्षों में भारत के महानतम बल्लेबाज़ों में से एक हैं। 27 वर्ष की आयु तक 59 शतक (टेस्ट मैचों में 28 और एक दिवसीय क्रिकेट में 31) बना चुके हैं। 46 शतक बनाकर उन्होंने सुनील गावस्कर, डेस्मंड हेंस और विवियन रिचर्ड्स जैसे क्रिकेट के पूर्व महारथियों के स्थापित कीर्तिमान तोड़ दिये। वह एक दिवसीय क्रिकेट में 10,000 रन बनाने वाले पहले खिलाड़ी हैं। वह दो बार भारतीय टीम के कप्तान बने।

रमाकांत अचरेकर के निर्देशन में अल्पायु में ही क्रिकेट खेलना शुरू करके तेंदुलकर ने विनोद कांबली के साथ खेलते हुए 664 रन की भागीदारी बनाकर स्कूल क्रिकेट में विश्व कीर्तिमान स्थापित किया। टेस्ट और एकदिवसीय क्रिकेट खेलने वाले सबसे कम उम्र के खिलाड़ी तेंदुलकर ने 16 वर्ष की उम्र में सन् 1989 में पाकिस्तान के ख़िलाफ़ टेस्ट मैच में अपने क्रिकेट की शुरुआत की। अद्भुत बल्लेबाज़ी करते हुए 20वीं सदी के अन्त तक लगभग 11 वर्षों के पेशेवर खेल जीवन में उन्होंने 54.84 रन का ख़ासा ऊँचा टेस्ट औसत बनाये रखा, जो ग्रेग चैपल, विवियन रिचर्ड्स, जावेद मियांदाद, ब्रायन लारा और सुनील गावस्कर जैसे धुरंधरों के रन औसत से कहीं अधिक है। पाँच फुट चार इंच लम्बे तेंदुलकर अपने क़द की कमी को अपने पैरों के फुर्तीलेपन से पूरा करते हैं। क्रिकेट इतिहास के महानतम खिलाड़ियों में से एक सर डोनॉल्ड ब्रेडमैन ने तेंदुलकर को यह कहते हुए प्रशंसा की कि पिछले 50 वर्षों में अन्तर्राष्ट्रीय क्रिकेट खेलने वाले बेशुमार बल्लेबाज़ों में सिर्फ़ तेंदुलकर ही उनकी शैली के निकट पहुँच सके हैं।

13

मिल्खा सिंह

विश्व प्रसिद्ध धावक मिल्खा सिंह का जन्म 20 नवम्बर सन् 1935 को भारत में हुआ था परन्तु भारत-पाक विभाजन से आज इनका निवास स्थान पाकिस्तान में है। सन् 1957 से सन् 1961 तक 100 मीटर, 200 मीटर और 400 मीटर की दौड़ों में सफलता प्राप्त करके वह राष्ट्रीय एथलीट परिदृश्य पर छाए रहे। सन् 1958 के टोकियो एशियाई खेलों में उन्होंने 200 मीटर (21.6 सेकंड) और 400 मीटर (47 सेकंड) की दौड़ में जीत हासिल की। इसी वर्ष बाद में उन्होंने राष्ट्रमंडल खेलों में स्वर्ण पदक प्राप्त किया, लेकिन सन् 1960 में हुए ओलंपिक खेलों में 400 मीटर की फ़ाइनल दौड़ में वह कांस्य पदक जीतने से (0.1 सेकंड से) बाल-बाल चूक गये और चौथे स्थान पर रहे। उड़न (फ़्लाइंग) सिक्ख कहलाने वाले मिल्खा सिंह आज तक ओलंपिक रिकॉर्ड तोड़ने वाले अकेले भारतीय हैं। साथ ही 45.6 सेकंड का उनका एक राष्ट्रीय रिकॉर्ड है, जिसे 38 वर्षों तक कोई नहीं तोड़ पाया। सिंह ने सन् 1962 में जकार्ता में हुए एशियाई खेलों में स्वर्ण पदक (400 मीटर) जीता और तीन अन्य धावकों दलजीत सिंह, जगदीश सिंह और माखन सिंह के साथ मिलकर एक और स्वर्ण पदक (4 × 400 मीटर रिले) हासिल किया।

सन् 1969 में सिंह को पद्मश्री और हेल्म्स पुरस्कार से सम्मानित किया गया। सेवानिवृत्त होने के बाद उन्हें पंजाब में खेल विभाग का निदेशक नियुक्त किया गया। शौक़िया गोल्फ़ खेलने वाले अपने पुत्र चिरंजीव को उन्होंने इस खेल के लिए प्रेरित किया। भारत के बेहतरीन गोल्फ़ खिलाड़ियों में से एक चिरंजीव ने एशिया तथा यूरोप, दोनों जगहों पर अपनी छाप छोड़ी है।

देश के विभाजन के दौरान अनाथ हुए मिल्खा सिंह सन् 1947 में पाकिस्तान से भारत आये। जीविकोपार्जन के लिए वह एक ढाबे में काम करने लगे और बाद में भारतीय सेना में शामिल हो गये। सन् 1956 मेलबोर्न ओलिंपिक के प्रारम्भिक चरणों में जीत हासिल करके उन्होंने सन् 1956 में भारतीय खेल जगत् पर अपनी छाप छोड़ी।

14

मदर टेरेसा

इनका जन्म 27 अगस्त सन् 1910 को अल्बेनिया ऑटोमान (वर्तमान स्कपजे, यूगोस्लाविया) में हुआ था। शान्ति एवं उदारता की प्रतिमूर्ति मदर टेरेसा ने भारत में निर्बलों तथा असहायों का कल्याण करने के उद्देश्य से महिलाओं के कैथोलिक समूह की स्थापना की, जिसका नाम था 'आर्डर ऑफ मिशनरीज ऑफ चैरिटी'। इनका पूरा नाम अग्नान गोनाक्सा बोजाक्सिऊ है।

अग्नान के पिता अल्बेनिया में एक किराने के दुकानदार थे। अग्नान सन् 1928 में इंस्टिट्यूट ऑफ ब्लेसेड वर्जिन मेरी में शामिल होने के लिए आयरलैंड गईं, जहाँ से सिर्फ छः सप्ताह बाद एक शिक्षक के रूप में उन्होंने भारत के लिए समुद्री यात्रा की। यहाँ उन्होंने कलकत्ता में गरीबों के लिए काम करने की अनुमति दिये जाने का आग्रह किया। सन् 1930 में उन्हें 16वीं सदी के स्पेनिश संत, एविला के संत टेरेसा के सम्मान में टेरेसा नाम दिया गया।

मदर टेरेसा नर्सिंग की शिक्षा पूरी कर झुग्गियों में काम करने लगीं। उनकी याचना पर नगरपालिका प्रशासन ने उन्हें पवित्र काली मन्दिर के पास एक धर्मशाला प्रदान की, जहाँ उन्होंने 1948 में अपने ऑर्डर की शुरुआत की। जल्द ही लोग उनकी सहायता करने के लिए एकत्र हो गये। चिकित्सालय और खुले विद्यालय स्थापित किये गये। मदर टेरेसा ने भारतीय नागरिकता ग्रहण की और उनकी भारतीय सहायिकाएँ (नन) साड़ी पहनने लगीं। सन् 1950 में उनके ऑर्डर को पोप पायस XIII द्वारा धार्मिक मान्यता मिली और सन् 1965 में यह धर्माध्यक्षीय सभा बन गया (सिर्फ़ पोप के प्रति जवाबदेह)। इस ऑर्डर ने दृष्टिहीनों, वृद्धों, कुष्ठरोगियों, अपंगों और मरणासन्न व्यक्तियों की सेवा के लिए कई केंद्र स्थापित किये। सन् 1952 में उन्होंने मरणासन्न ग़रीबों के लिए एक गृह—निर्मल हृदय होम फॉर डाइंग डेस्टीट्यूट्स—की स्थापना की। मदर टेरेसा के मार्गदर्शन में मिशनरीज आफ़ चैरिटी ने भारत में आसनसोल के निकट ही कुष्ठरोगियों के लिए एक बस्ती बनवाई, जिसका नाम शान्ति नगर रखा गया।

भारत में मदर टेरेसा को काफी सम्मान प्राप्त था। यहाँ की सरकार ने सन् 1963 में इनको भारत के लोगों के प्रति उनकी सेवा के लिए पद्मश्री से सम्मानित किया। सन् 1964

में अपनी भारत यात्रा के दौरान पोप पॉल VI ने उन्हें अपनी समारोही लिमोजिन गाड़ी प्रदान की, जिसे उन्होंने तुरंत ही कुष्ठरोगियों की बस्ती के लिए धन जुटाने हेतु बेच दिया। सन् 1968 में उन्हें रोम में एक गृह की स्थापना के लिए बुलाया गया, जिसमें प्राथमिक तौर पर भारतीय नन ही रखी गईं। उनके धर्म प्रचार के कार्यों के लिए 6 जनवरी, 1971 को पोप पॉल ने उन्हें पहला पोप जॉन XXIII शान्ति पुरस्कार प्रदान किया। इसके बाद सन् 1979 में इनको नोबेल शान्ति पुरस्कार से सम्मानित किया गया और एक साल बाद भारत सरकार ने इनको देश का सर्वोच्च सम्मान भारत रत्न से विभूषित किया। 1985 में उन्हें रोनाल्ड रीगन द्वारा अमेरिका का सर्वोच्च नागरिक सम्मान मेडल ऑफ फ्रीडम प्रदान किया गया। सन् 1996 में वह अमेरिका की मानद नागरिकता पाने वाली चौथी हस्ती थीं।

मदर टेरेसा ने गरीबों और बेसहारा लोगों की सहृदयता से सेवा करने के लिए एक व्यापक अन्तर्राष्ट्रीय मंच प्राप्त किया। सन् 1970 के दशक के अन्त तक मिशनरीज ऑफ चैरिटी में 1,000 से अधिक नन थीं, जो कलकत्ता के 60 केंद्रों और श्रीलंका, तंजानिया, जॉर्डन, वेनेजुएला, ग्रेट ब्रिटेन और ऑस्ट्रेलिया समेत विश्व भर के 200 से अधिक केंद्रों में कार्यरत थीं। बाद के वर्षों में उन्होंने कामकाजी महिलाओं, तलाक़, गर्भनिरोध तथा गर्भपात के ख़िलाफ अपना विरोध सार्वजनिक रूप से व्यक्त करना शुरू कर दिया और अकसर चुपचाप वह अपने सामान्य प्रभाव क्षेत्र से बाहर राजनीतिक चर्चाओं में शामिल हो जाती थीं। दिनोंदिन बढ़ते हृदय रोग से पीड़ित मदर टेरेसा ने 1990 में सुपीरियर जनरल के पद से इस्तीफा दे दिया, लेकिन उन्हें अन्ततः मार्च, 1997 में भारतीय मूल की सिस्टर निर्मला को अपना उत्तराधिकारी चुन लिए जाने तक इस पद पर मजबूरन बने रहना पड़ा। इसके बाद 3 सितम्बर, 1997 को कोलकाता (कलकत्ता) में उनकी मृत्यु हो गयी। भारत सरकार ने उन्हें एक विस्तृत समारोहपूर्ण राजकीय अंत्येष्टि का सम्मान दिया, जो 'भारत के गटर की संत' के सादगीपूर्ण जीवन के ठीक विपरीत था।

15

विश्वनाथन आनंद

भारतीय शतरंज ग्रैंडमास्टर विश्वनाथन आनंद का जन्म 11 दिसम्बर सन् 1969 को चेन्नई में हुआ था। वे 1999 में गैरी कास्परोव के बाद दूसरे नंबर के विश्व खिलाड़ी बने। वे 1972 में अमेरिका के बॉबी फ़िशर के बाद विश्व ख़िताब जीतने के बिल्कुल नज़दीक पहुँचने वाले पहले ग़ैर रूसी खिलाड़ी थे।

आनंद ने अमेरिकी ग्रैंडमास्टर गैटा कैमस्की को हराने के बाद 1995 में प्रोफ़ेशनल चेस एसोसिएशन (पी. सी. ए.) वर्ल्ड चैंपियनशिप में तत्कालीन विश्व चैंपियन कास्परोव को चुनौती दी। उन्होंने 1997 में लौसां में फ़ेडरेशन इंटरनेशनल द एकेच (एफ. आई. डी.) वर्ल्ड चैंपियनशिप में अनातोली कारपोव को भी चुनौती दी। 1998 में उन्होंने प्रतिष्ठित 'लिनारे सुपर टूर्नी' जीती, जो 'शतरंज के विंबल्डन' के रूप में विख्यात है। 1997 में उन्हें कास्परोव से 3047 अंक अधिक प्राप्त करने पर चेस ऑस्कर से सम्मानित किया गया। उनकी अद्वितीय उपलब्धियों को देखते हुए भारत सरकार ने 1986 में उन्हें अर्जुन पुरस्कार, 1988 में पद्मश्री और वर्ष 2000 के लिए राजीव गांधी खेल रत्न पुरस्कार से सम्मानित किया।

आनंद ने एक पुस्तक माई बेस्ट गेम्स ऑफ़ चेस भी लिखी है। वह उनकी 40 सर्वश्रेष्ठ बाज़ियों का संकलन है। शतरंज प्रेमियों के लिए लिखी इस पुस्तक के लिए उन्हें 1998 में ब्रिटिश चेस फ़ेडरेशन द्वारा 'बुक ऑफ़ द इयर' पुरस्कार प्राप्त हुआ। आनंद 26 दिसंबर 2000 को तेहरान में स्पेन के एलेक्सई शिरोव को 3-5, 0-5 से हराकर 16वें और पहले ग़ैर रूसी विश्व चैंपियन बन गये।

आनंद ने छः वर्ष की आयु में अपनी माता से खेल सीखना शुरू किया और शीघ्र ही अपनी तेज़, अन्तर्ज्ञानी चालों के लिए 'बिजली की तरह तेज़ बालक' के रूप में पहचाने जाने लगे। उन्होंने 14 वर्ष की आयु में राष्ट्रीय सब-जूनियर्स चैंपियनशिप और चार वर्ष बाद फ़िलीपींस में वर्ल्ड जूनियर चैंपियनशिप जीत ली। 1988 में वह ग्रैंडमास्टर का ख़िताब प्राप्त करने वाले पहले भारतीय खिलाड़ी बन गये। 1990 में विश्व चैंपियनशिप चक्र के उम्मीदवार के रूप में सफल होने पर वह चोटी के शतरंज खिलाड़ियों में आ गये। यह गौरव केवल एक अन्य एशियाई खिलाड़ी को प्राप्त हुआ है। यद्यपि आगामी कुछ वर्षों में आनंद विश्व चैंपियनशिप की सीढ़ी पर और ऊँचे चढ़े तथा मैचों व टूर्नामेंटों में आसानी से विजय हासिल की, परन्तु बीच में उन्हें कुछ असफलताएँ भी हाथ लगीं।

16

चन्द्रशेखर वेंकट रमन

महान भारतीय सपूत डॉ. चन्द्रशेखर वेंकट रमन एक प्रसिद्ध भौतिकशास्त्री थे जिनका जन्म 7 नवम्बर, सन् 1888 को तिरुचिरापल्ली में एक ब्राह्मण परिवार में हुआ था। श्री रमन बाल्यकाल से ही प्रतिभाशाली थे। इन्होंने मात्र बारह साल की आयु में मैट्रिक की परीक्षा पास कर ली। इसके दो साल बाद वाल्टेयर कॉलेज से इण्टर परीक्षा में प्रथम श्रेणी से उत्तीर्ण हुये। सन् 1904 में प्रेसीडेन्ट कॉलेज मद्रास से बी.एस-सी. की परीक्षा को भी प्रथम श्रेणी में उत्तीर्ण किया। इसके बाद सन् 1907 में रमन ने उन्नीस साल की आयु में एम.एस-सी. की परीक्षा में प्रथम स्थान प्राप्त किया। इस परीक्षा में मिले इनके अंक की अब तक कोई भी भौतिक विज्ञान परीक्षार्थी बराबरी नहीं कर सका है।

सन् 1907 में मद्रास विश्वविद्यालय के प्रेजिडेंसी कॉलेज से भौतिकशास्त्र में स्नातकोत्तर उपाधि प्राप्त करने के बाद रमन भारत सरकार के वित्त विभाग में लेखाकार बन गये। सन् 1917 में वह कलकत्ता विश्वविद्यालय में भौतिकशास्त्र के प्राध्यापक बने। विभिन्न पदार्थों में प्रकाश के प्रकीर्णन के अध्ययन के दौरान सन् 1928 में उन्होंने पाया कि जब एक सामान आवृत्ति के किरणपुंज से पारदर्शी पदार्थ को प्रदीप्त किया जाता है, तो प्रकाश का एक छोटा हिस्सा मूल दिशा के समकोण पर निकलता है और इसमें से कुछ प्रकाश आपतित प्रकाश की तुलना में भिन्न आवृत्तियों वाला होता है। ये तथाकथित रमन आवृत्तियाँ प्रकीर्णित पदार्थों की अवरक्त आवृत्तियों (इन्फ्रारेड फ्रीक्वेंसीज) के बराबर होती हैं और प्रकाश एवं पदार्थ के बीच ऊर्जा के आदान-प्रदान के कारण उत्पन्न होती हैं।

सन् 1929 में डॉ. रमन को 'नाइट' की उपाधि प्रदान की गयी। इसके बाद सन् 1930 में इनको विश्व के सर्वोच्च सम्मान नोबेल पुरस्कार से विभूषित किया गया। सन् 1933 में वह बंगलोर में इंडियन इंस्टिट्यूट ऑफ साइंस में भौतिकशास्त्र के विभागाध्यक्ष नियुक्त हुए। सन् 1947 में उन्हें वहाँ रमन अनुसंधान संस्थान का निदेशक बनाया गया तथा सन् 1961 में पौंटिफिकल साइंस एकेडेमी के सदस्य बने। उन्होंने अपने समय के लगभग प्रत्येक भारतीय अनुसंधान संस्थान की स्थापना में योगदान किया, उन्होंने इंडियन जर्नल ऑफ फिजिक्स तथा भारतीय विज्ञान अकादमी की स्थापना की और सैकड़ों विद्यार्थियों

को प्रशिक्षित किया, जिन्होंने विश्वविद्यालयों तथा भारत एवं म्यांमार (भूतपूर्व बर्मा) की सरकारों में महत्त्वपूर्ण पद प्राप्त किये।

डॉ. चन्द्रशेखर वेंकट रमन द्वारा किये गये आविष्कारों में 'रमण किरण' सर्वाधिक महत्त्वपूर्ण है। इसे उन्होंने सन् 1928 में 28 फरवरी को पूर्ण किया। इस आविष्कार से रमन ने सिद्ध किया कि जब अणु प्रकाश को बिखेरते हैं तो उस समय मूल प्रकाश में परिवर्तन हो जाता है। नवीन किरणों की उपस्थिति से हम यह परिवर्तन देख सकते हैं। परक्षिप्त (Diffused) प्रकाश में जो किरणें दीख पड़ीं, वे 'रमन प्रभाव' अथवा 'रमन किरणें' कहलाईं। इस आविष्कार के उपलक्ष्य में आपको विश्व का सबसे महान एवं सर्वश्रेष्ठ पुरस्कार 'नोबल पुरस्कार' सन् 1930 में प्रदान किया गया।

भारत में डॉ. रमन ने वैज्ञानिक अध्ययन और अनुसंधान को हमेशा प्रोत्साहित करने का प्रयास किया, जिसके परिणामस्वरूप देश में अनेक स्वतन्त्र अन्वेषणशालायें, विश्वविद्यालय और वैज्ञानिक संस्थायें स्थापित हुईं। ऐसे महान वैज्ञानिक को भारत सरकार ने सन् 1954 में सर्वोच्च भारतीय पुरस्कार 'भारत रत्न' से सम्मानित किया।

इनके द्वारा किये गये अन्य आविष्कार की ध्वनि शास्त्र एवं भौतिक शास्त्र से जुड़े हैं। इनमें चुम्बकीय शक्ति, एक्स-किरणें, सामुद्रिक जल तथा वर्ण और ध्वनि पर किये गये अनुसन्धान उल्लेखनीय हैं। अपने अत्यन्त महत्त्वपूर्ण खोज द्वारा सन् 1960 में रमन ने आँख के रेटिना (Retina) के काले भाग को देखने के लिए ऑपथैलेमोस्कोप (Ophthalmoscope) नामक यन्त्र बनाया। इससे आँख के अन्दर की संरचना और प्रक्रिया को बड़ी सरलता से देखा जा सकता है। यही नहीं, रमन ने रेटिना में तीन रंग (Pigments) की खोज की। रमन ने राष्ट्रीय भौतिकी प्रयोगशाला, बंगलौर में कण विज्ञान (Crystallography) पर अनुसन्धान कार्य किया। इन्होंने 'इण्डियन जर्नल ऑफ फिजिक्स' का प्रकाशन एवं सम्पादन किया। सन् 1933 में भारत सरकार ने इनको 'इण्डियन इंस्टीट्यूट ऑफ साइन्स' बंगलौर का संचालक नियुक्त किया। इनके प्रयत्नों से आन्ध्र विश्वविद्यालय तथा विज्ञान एवं टेक्नोलॉजी महाविद्यालय, वाल्टेयर की स्थापना हुई। सन् 1934 में भारतीय विज्ञान अकादमी की स्थापना आपने ही की। बंगलौर से 'करेण्ट साइन्स (Current Science) पत्रिका का प्रकाशन किया। अन्त में 82 वर्ष की अवस्था में महान भौतिकशास्त्री चन्द्रशेखर वेंकट रमन का 21 नवम्बर, सन् 1970 को देहान्त हो गया।

17

जगदीशचन्द्र बसु

जगदीशचन्द्र बसु एक प्रसिद्ध वैज्ञानिक थे जिनका जन्म सन् 1858 में पूर्वी बंगाल के मैमन सिंह नामक जिले में हुआ था। इनके पिता कलेक्टर थे। सन् 1980 में उच्च शिक्षा प्राप्त करने के लिये कलकता में कैम्ब्रिज के क्राइट्स कालेज में प्रवेश लिया। स्नातक की डिग्री प्राप्त करने के बाद बोस प्रेसीडेन्सी कॉलेज, कोलकाता (कलकत्ता) में भौतिक विज्ञान के प्रोफेसर बने।

जगदीश चन्द्र बसु एक विख्यात प्लाण्ट फिजियोलाजिस्ट होने के साथ-साथ भौतिक के भी महान विद्वान थे। इन्होंने अतिसंवेदी उपकरणों की खोज की। इनकी सहायता से बाह्य उद्दीपनों द्वारा प्राणियों में उत्पन्न सूक्ष्मतम अनुक्रियाओं का प्रेक्षण किया जा सकता है। इससे सरलता से पशु और वनस्पति तन्तुओं में साम्यता स्थापित किया जा सका। इस पर बाद में जन्तु भौतिकीविदों को कार्य करने में सहायता मिली। सूक्ष्म रेडियो तरंगों के अर्द्ध-प्रकाशिकी गुणधर्मों पर इनके प्रयोगों से सन् 1945 में रेडियो डिटेक्टर के पूर्व स्वरूप के आशोधन में सहायता मिली। इससे सॉलिडस्टेट फिजिक्स के विकास में अहम योगदान प्राप्त हुआ।

जगदीश चन्द्र बसु ने कई शोध और अन्वेषण कार्य किये हैं। सन् 1894 में उन्होंने विद्युत-चुम्बकीय तरंगों के ध्रुवीकरण की महत्त्वपूर्ण खोज की। बोस की विद्युत्-चुम्बकीय तरंगों की खोज के आधार पर मारकोनी ने वायरलेस टेलीग्राफी का आविष्कार किया। यन्त्रों से उन्होंने विद्युत् व प्रकाशकीय पुंजों की एकता सिद्ध की। यह संचार क्रान्ति को नवीन दिशा प्रदान करने में सहायक साबित हुई। उन्होंने हर्ट्ज के साथ मिलकर रेडियो तरंगों के क्षेत्र में अनेक सफल अनुसन्धान किये। जगदीशचन्द्र सन् 1898 से जीव-भौतिकी के क्षेत्र में अनुसन्धान कार्य करने लगे। सन् 1902 में बोस ने क्रेस्कोग्राफ का आविष्कार किया, जो पौधों की वृद्धि को एक करोड़ गुना विपुलन कर दिखाता था। इस यन्त्र में सेकंड के हजारवें भाग तक पौधों की गति अंकित होती है। सन् 1916 में सरकार ने इन्हें नाइट (सर) की उपाधि से विभूषित किया। अन्ततः 23 नवम्बर सन् 1937 को भारत के उस महान भौतिकशास्त्री का देहान्त हो गया।

186 निबन्ध-संग्रह

18

एम.एस. स्वामीनाथन

3 अगस्त, 1925 को तमिलनाडु में कोयम्बटूर जिले के कुम्भकोणम कस्बे में जन्मे एम.एस. स्वामीनाथन विश्वप्रसिद्ध कृषि वैज्ञानिक थे। इनका पूरा नाम मनकोंबू सांबशिवन स्वामीनाथन है। इनके पिता की मृत्यु जिस समय हुई उस समय इनकी उम्र मात्र 10 वर्ष थी। बचपन में इनकी इच्छा कृषि कार्य करने की थी, परन्तु इनकी माता ने पढ़ाई के प्रति ध्यान देने के लिये प्रोत्साहित किया। इसके बाद बी.एस-सी. उत्तीर्ण होने पर उन्हें दिल्ली के पूसा इंस्टीट्यूट में एम.एस-सी. (वनस्पति विज्ञान) की शिक्षा प्राप्त करने के लिए भेज दिया गया। वे प्रशासनिक सेवा की परीक्षा में बैठे और आई.पी.एस. के लिए चुन भी लिये गये। लेकिन वनस्पति विज्ञान के प्रति अनुराग के कारण शैक्षिक जगत् में चले आये।

स्वामीनाथन को एम.एस.सी. करने के पश्चात् यूनेस्को छात्रवृत्ति मिली। फलस्वरूप उच्च शिक्षा प्राप्त करने के उद्देश्य से वे हॉलैंड चले गये। सन् 1950 में वे कॉमनवेल्थ राष्ट्र के आलू कार्यक्रम के अन्तर्गत कैंब्रिज पहुँचे। वहीं आलू की आनुवंशिकी पर सन् 1952 में डॉक्टरेट की उपाधि प्राप्त की। इसके बाद सन् 1959 में स्वदेश वापसी की और परमाणु विकिरण द्वारा गेहूँ की अनेक प्रजातियाँ विकसित कीं। जिस जाति में सीकुर नहीं आते थे उनकी बालों में सीकुर पैदा कर दिये। इतना ही नहीं, मेक्सिको के बौने गेहूँ का रंग बदल डाला। जूट की किस्मों में भी उन्होंने सुधार किया। भारतीय कृषि अनुसंधान परिषद् के महानिदेशक नियुक्त हुए। पूसा में गामा गार्डन का निर्माण उन्हीं के योगदान का परिणाम है। इसमें सेकोबाल्ट-60 से निकलने वाले विकिरणों से गेहूँ मेक्सिकन किस्म सोनोरा-64 का लाल रंग बदलकर उन्होंने सोनोरा शर्बती निकाला, जो हरित क्रांति में सहायक सिद्ध हुआ।

डॉ. स्वामीनाथन ने धान उत्पादक विश्वसंस्था में पाँच साल तक कार्य करने के बाद जनवरी, 1988 में स्वदेश वापस आ गये। इसके पश्चात् वे कई महत्त्वपूर्ण पदों पर काफी सराहनीय कार्य किया। जैसे—पूसा इंस्टीट्यूट के निदेशक, भारतीय कृषि अनुसंधान परिषद् के महानिदेशक, कृषि मंत्रालय के सचिव, योजना आयोग के उपाध्यक्ष इत्यादि। विश्व के अनेक विज्ञान परिषदों ने इनको अपने मानद सदस्य के रूप में चुना है। कई विश्वविद्यालयों द्वारा डॉक्टर की मानद उपाधि प्राप्त करने के साथ ही भारत सरकार इनको

सन् 1967 में पद्मश्री, सन् 1971 में मैग्सेसे और सन् 1972 में पद्मविभूषण के पुरस्कार से सम्मानित किया गया।

भारतीय किसान डॉ. स्वामीनाथन को काफी सम्मान देते हैं। वे टेनिस खिलाड़ी रह चुके हैं और शास्त्रीय संगीत भी जानते हैं। उन्होंने टिकाऊ खेती, बौद्धिक संपदा आदि विषयों पर सफल आंदोलन चलाया।

डॉ. स्वामीनाथन रिसर्च फाउंडेशन फॉर रिसर्च ऑन सस्टेनेबल एग्रीकल्चरल एंड रुरल डेवलपमेंट के निदेशक रहे हैं। यहाँ से अवकाश प्राप्त करने के पश्चात् इन्होंने दक्षिण भारत में स्वयं का एक संस्थान स्थापित किया और देश की सेवा में संलग्न हो गये। डॉ. स्वामीनाथन इन सबके अलावा एक वक्ता के रूप में भी काफी प्रसिद्ध हैं।

19

धीरूभाई अंबानी

इनका जन्म 28 दिसम्बर, सन् 1932 को गुजरात में हुआ था। इनका पूरा नाम धीरजलाल हीराचन्द अंबानी है। इनकी शिक्षा-दीक्षा कुछ विशेष नहीं हो पायी थी। ये मात्र हाईस्कूल तक ही शिक्षा प्राप्त कर सके। इसके बाद इन्होंने छोटे स्तर पर मसालों का व्यापार शुरू किया और धीरे-धीरे विकास करते हुये आज की सबसे बड़ी कम्पनी रिलायंस की स्थापना की और मात्र तीन दशक से कुछ ज्यादा समय में ही महान उद्योगपतियों में शामिल हो गये।

शक्ति और संपत्ति के क्षेत्र में अंबानी का नाटकीय उदय उन ख़ानदानी व्यापारियों के बिल्कुल विपरीत है जिनका कभी भारतीय व्यापार पर प्रभुत्व था। एक तरह से अंबानी ने ही वित्तीय जादूगर के रूप में आधुनिक भारतीय शेयर बाजार का निर्माण किया। धन एकत्रित करने की क्षमता की छवि से रिलायंस स्पर्द्धा में दूसरों को पीछे छोड़ दिया। जोखिम उठाने की योग्यता तथा अचूक सहज बुद्धि ने अंबानी को अरबपतियों की फोर्ब्स सूची में पहुँचा दिया।

बीसवीं सदी के दौरान धीरूभाई अंबानी के द्वारा उद्योग विस्तार और शेयर मार्केट में शेयर होल्डरों को लाभ दिलवाये जाने से बड़े-बड़े उद्योगपति और पूँजीपति संकट में पड़ गये। उन्होंने भारतीय अर्थव्यवस्था को ही नया मोड़ देकर बदल दिया। इन्होंने शेयर मार्केट की सस्ती दर पर धन इकट्ठा करने का नया तरीका निकाला जबकि कम्पनियाँ भारी ब्याज पर बैंकों से पैसा उधार लेती थीं। अंबानी ने इस प्रकार धन इकट्ठा करके साहसपूर्वक अपनी कम्पनियों के ऋण को समाप्त कर दिया। यह सब परिवर्तनीय ऋणपत्रों द्वारा किया गया। ऐसा अब तक शायद ही कभी किया गया था। इस प्रकार उन्होंने किसी को हानि पहुँचाए बिना प्रगति कर स्वयं को भारत के एक प्रमुख उद्योगपति के रूप में स्थापित किया है।

उन्होंने वस्त्र निर्माण के लिए नरौरा में कपड़ा मिलें खरीदी, पोलिएस्टर के लिए पातालगंज में और पेट्रो केमिकल उत्पादन के लिए हजीरा और गुजरात के तट पर एक तेलशोधक रिफाइनरी की स्थापना की जो एशिया में सबसे बड़ी मानी जाती है। इतने विशाल साम्राज्य का निर्माण करने पर भी अंबानी कहते थे, 'मैं पानी का एक बुलबुला

हूँ, जो कभी भी फूट सकता है।' परन्तु साथ ही वे यह भी कहते थे कि मैंने अपने कार्य की योजनाएँ इस प्रकार बनाता था कि मुझे कभी असफलता का मुँह नहीं देखना पड़ा। सन् 1990 से इनको दिल को दौरा पड़ना प्रारम्भ हो गया। इसके बाद सन् 2002 में इस कुशल और दूरदृष्टि रखने वाले उद्योगपति का देहावसान हो गया और रिलायंस ग्रुप की जिम्मेदारी इनके बेटे मुकेश और अनिल अंबानी पर आ गयी। जब कभी भी ये दोनों अवकाश के क्षणों में स्विटजरलैण्ड अथवा सफर के लिए अफ्रीकी देशों में जाते हैं तो कभी न कभी उनके मन में यह बात अवश्य उठती होगी कि तीस वर्षों की छोटी-सी अवधि में यह सब कैसे हो गया।

अंबानी परिवार मुम्बई की एक खस्ताहाल परिस्थिति से अपना सफर प्रारम्भ किया और वर्तमान समय में विश्व के प्रमुख पूँजीपतियों में शामिल हो गये। अंबानी सम्पति का दोनों भाइयों मुकेश और अनिल में बँटवारा हो जाने के बाद भी दोनों भाई भारत के प्रथम पूँजीपति हो गये हैं। इस साम्राज्य विस्तार का कारण उनकी कुशलता और दूरदृष्टि है।

20

कल्पना चावला

भारतीय नारी अब अन्तरिक्ष की ओर भी उड़ान भरने लगी हैं। कल्पना चावला भारतीय मूल की एक ऐसी नारी का नाम है, जिसने 19 नवंबर 1997 को कोलंबिया एसटीएस-87 से अन्तरिक्ष में उड़ान भर एक ऐतिहासिक कीर्तिमान स्थापित किया। कल्पना चावला अन्तरिक्ष में कदम रखने वाली प्रथम भारतीय महिला थीं जिन्होंने यह हैरतअंगेज कारनामा कर दिखाया। वह दृढ़ इच्छा शक्ति की प्रतिमूर्ति थीं। जोखिमशीलता, आत्मविश्वास, विषम परिस्थितियों से संघर्ष करने की क्षमता व अदम्य साहस उनकी महान सफलता के राज थे।

अन्तरिक्षपरी कल्पना चावला का जन्म 1 जुलाई सन् 1961 को हरियाणा प्रान्त के करनाल में हुआ था। उनके पिता का नाम बनारसी लाल चावला, माता का नाम संयोगिता देवी व पति का नाम ज्यां पियरे हैरिसन है। कल्पना के माता-पिता पश्चिम पंजाब के शेखपुरा सम्प्रति पाकिस्तान के मूल निवासी थे। देश विभाजन के बाद उनके माता-पिता पाकिस्तान छोड़ भारत आ बसे। प्रारम्भ में अमृतसर में उन्होंने व्यवसाय शुरू किया, फिर बाद में करनाल आकर वहाँ रबर बेल्टव टायर निर्माण उद्योग स्थापित किया। वहीं भारत की महान अन्तरिक्ष पुत्री कल्पना चावला का जन्म हुआ। बाद में चावला परिवार दिल्ली आ बसा।

कल्पना चावला बचपन से ही प्रतिभा सम्पन्न बालिका थी। उसने प्रारम्भिक शिक्षा हरियाणा के करनाल स्थित टैगोर बाल निकेतन से हासिल की। विद्यालय के दिनों में ही उसे विज्ञान, खगोल व चाँद-तारों में गहरी दिलचस्पी थी। चावला के बारे में ऐसा उल्लिखित है कि वह विद्यालय में अकसर हवाई जहाज, आकाश-तारों के चित्र चार्ट समेत माडल बनाया करती थी। विज्ञान में गहरी अभिरुचि और उसके अन्दर छिपी प्रतिभा को देखकर विद्यालय के अध्यापक उसे काफी प्यार व सम्मान दिया करते थे। उसने उच्चतर शिक्षा (प्री. यूनिवर्सिटी डिग्री.) के. वी. ए. डी. ए. वी. कालेज फार विमेन, करनाल व एयरोनाटिक्स इंजीनियरिंग की स्नातक डिग्री पंजाब इंजीनियरिंग कॉलेज से सन् 1982 में उत्तीर्ण की। भारत में शिक्षा ग्रहण करने के बाद वह स्नातकोत्तर शिक्षा प्राप्त करने के लिए टेक्सास (अमेरिका) चली गयीं। सन् 1984 में उसने टेक्सास विश्वविद्यालय (यू. टी. एल)

से स्नातक की डिग्री हासिल की। पी-एच. डी. प्राप्ति के बाद उसने एमसीएटी इंस्टीट्यूट, सान जोस कैलिफोर्निया में सन् 1988 में शोध वैज्ञानिक के रूप में काम करना प्रारम्भ किया। उसे नासा एम्स रिसर्च सेंटर कैलिफोर्निया में पावर्ड लिफ्ट के क्षेत्र में शोधार्थी नियुक्त किया गया। कल्पना चावला ने नासा एम्स रिसर्च सेंटर कैलिफोर्निया में हैरियर जैसे पावर्ड लिफ्ट हवाई जहाजों के जमीन पर संचालन सम्बन्धी बहाव, भौतिकी के अनुकरण, विश्लेषण व पावर लिफ्ट वायुयान के महत्त्वपूर्ण पुर्जों समेत उनके विभिन्न संरचनाओं की माडलिंग और उनके संख्यात्मक सिमुलेशन से सम्बन्धित गहरा अध्ययन किया। उसने सुपर कंप्यूटर की मदद से नेवियर-स्टोक्स सोल्वर्स से भी सम्बन्धित तकनीकी प्रशिक्षण हासिल की। एयरोस्पेस इंजीनियरिंग, फ्लो सोल्वर्स मैपिंग परीक्षण व पावर्ड लिफ्ट में महारथ हासिल करने के बाद वह अन्तरिक्ष उड़ान के अपने मिशन-अभियान में लग गयीं। बचपन का सपना साकार हो उठा और वह सन् 1995 में अन्तरिक्ष में जानेवाले अन्तरिक्ष यात्रियों के 15वें ग्रुप में शामिल कर ली गईं। कल्पना चावला एशियाई मूल की पहली महिला थी जिनका चयन नासा अन्तरिक्ष यात्री के रूप में हुआ था।

कल्पना चावला ने अन्तरिक्ष यात्री के रूप में उड़ान भरने के लिए गहन प्रशिक्षण प्राप्त किया। प्रशिक्षणोपरांत वह अन्तरिक्ष चालक दल के प्रतिनिधि के रूप में चुन ली गयीं। सन् 1993 में उन्होंने ओवरसेट मेथड्स इंक, कैलिफोर्निया के उपाध्यक्ष पद को भी सुशोभित किया। उसने नासा के एस्ट्रोयट आफिस एक्सट्रावेहिकूलर गतिविधियों, रोबोटिक्स अन्तरिक्ष में चलने सम्बन्धी तकनीकी पहलुओं का गहरा अध्ययन किया और शटल एविओनिक्स इंटीग्रेशन लेबोरेटरी में अन्तरिक्ष नियंत्रण साफ्टवेयर के परीक्षण में भी अपनी मुख्य भूमिका निभाई। उसने एसटीएस-87 पर मिशन विशेषज्ञ व प्राइम रोबोटिक आर्म आपरेटर के रूप में भी कार्य किया। कल्पना चावला ने अन्तरिक्ष कक्षा में घूम रहे उपग्रहों के मैन्युल कैप्चर में भी भाग लिया।

कल्पना चावला का कोलंबिया मिशन एसटीएस-107, 16 दिन का समर्पित मिशन था। यह अन्तरिक्ष शटल की 107वीं उड़ान थी। कोलंबिया मिशन एसटीएस-107 कल्पना चावला की अन्तिम अन्तरिक्ष यात्रा साबित हुई। वह 16 दिन अन्तरिक्ष में गुजारने के बाद धरती पर कदम रखने ही वाली थी कि भगवान को प्यारी हो गयीं। पृथ्वी पर उतरने से पहले ही कोलंबिया यान का सम्पर्क मिशन नियंत्रण कक्ष से टूट गया। पृथ्वी के वायुमण्डल में प्रवेश करते ही शटल के पंखों के अग्रिम कोनों का अधिकतम तापमान लगभग 1650 डिग्री सेल्सियस तक जा पहुँचा और शटल के हजारों टुकड़े हो गये।

21

सुनीता विलियम्स

कल्पना चावला के बाद एक और भारतीय मूल की महिला का नाम अन्तरिक्ष यात्री के रूप में जुड़ने जा रहा है और वह नाम है सुनीता विलियम्स। कोलंबिया हादसे में कल्पना चावला के दुखद अन्त के करीब तीन साल बाद अब सुनीता विलियम्स नासा के अन्तरिक्ष मिशन का नया केन्द्र बनकर उभरी है। सुनीता का नासा में चयन वर्ष जून 1998 में हुआ था।

सुनीता विलियम्स के पिता का नाम दीपक और माता का नाम बोनी पंड्या है। उसके पति का नाम माइकल विलियम्स है जो अमेरिकी नागरिक हैं। सुनीता विलियम्स नासा के छः महीने के नए अभियान में फ्लाइट इंजीनियर की हैसियत से काम की थीं। सुनीता की अन्तरिक्ष में उड़ान का यह पहला अवसर था, जब वह 'एक्सपेडिशन-14' में शामिल हुईं। सुनीता के साथ अभियान में माइकल लोपेज और मिखाइल टूरिन जैसे नामी अन्तरिक्ष यात्री भी गये थे। सुनीता ने नासा में चयन पाने से पहले करीब 30 विभिन्न तरह के एयरक्राफ्ट को उड़ाने का अनुभव हासिल किया। अमेरिकी नौ सेना में सेवाएँ दे चुकीं सुनीता ने फ्लोरिडा इंस्टीट्यूट ऑफ टेक्नॉलाजी से स्नातक किया। अमेरिकी नौसेना में वह वर्ष 1987 में कार्यभार सम्भाला। वर्ष 1993 में उन्होंने नोबेल टेस्ट पायलट स्कूल से स्नातक किया।

सुनीता विलियम्स भारतीय समयानुसार रविवार 10 दिसंबर 2006 को सुबह 7.17 बजे अन्तरिक्ष में पहुँची। पूर्व नौ सेना प्रशिक्षण पायलट सुनीता मिशन में उड़ान इंजीनियर थीं और वह छः माह की अवधि के लिए अन्तर्राष्ट्रीय अन्तरिक्ष केन्द्र में रुकी थीं। वह अन्तरिक्ष केन्द्र में जर्मन खगोल विज्ञानी टामस रीटर का स्थान ली थीं। इन्होंने अन्तरिक्ष केन्द्र में पदार्पण डिस्कवरी यान से की जो फ्लोरिडा के नासा केन्द्र से छोड़ा गया। ओहियो में जन्मी 41 वर्षीय सुनीता विलियम्स के साथ अन्तरिक्ष में जाने वाले अन्य अन्तरिक्ष यात्रियों के नाम क्रमशः कमांडर मार्क पोलास्की, पायलट विलियम औफेलिन, मिशन विशेषज्ञ जोन हिग्गिनबोथम, निकोलस पैट्रिक, स्पेशवॉकर रॉबर्ट कार्बिम व यूरोपीय स्पेश एजेंसी के क्रिस्टर फुगले सैंग थे। अपने अन्तरिक्ष अभियान के दौरान सुनीता ने अन्तरिक्ष में चहलकदमी की तथा अन्तरिक्ष प्रयोगशाला की बिजली के तारों को दोबारा ठीक किया। उन्होंने अन्तरिक्ष केन्द्र की रोबेट बाँह का संचालन भी किया। यह अन्तरिक्ष में मरम्मत

सम्बन्धी कार्य का सबसे बड़ा जटिल अभियान था। सुनीता ने सितम्बर में लगाये गये सौर पैनल को भी सक्रिय किया। फ्लोरिडा के केप कैनवेरल कैनेडी अन्तरिक्ष केन्द्र से रॉकेट द्वारा प्रक्षेपित किया गया बुस्टर अन्तरिक्ष यान भारतीय समयानुसार मंगलवार को सुबह तीन बजकर 35 मिनट पर अन्तर्राष्ट्रीय अन्तरिक्ष स्टेशन से जुड़ा।

सुनीता विलियम्स ने अपने अन्तरिक्ष यात्रा के दौरान अन्तरिक्ष में एक नये विद्युत् सिस्टम को स्थापित किया। भारतीयों के लिए अन्तरिक्ष से दिये अपने पहले संदेश में सुनीता ने कहा कि—'मैं भी चाहती हूँ कि भारत के लोग उनकी तरह ख्वाब देखें।' दीपक व बोनी पांड्या के ओहियों में जन्मी पुत्री सुनीता ने यह भी कहा कि मैं आधा भारतीय हूँ। मुझे विश्वास है कि भारत के लोग मुझे अन्तरिक्ष में जाने को लेकर काफी प्रसन्न होंगे। वह अन्तरिक्ष में अपने साथ गीता की एक प्रति, भगवान गणेश की छोटी प्रतिमा और पिता द्वारा हिन्दी में लिखा एक पत्र भी ले गयी थी। कल्पना चावला के बाद अन्तरिक्ष में गयी द्वितीय भारतीय मूल की नारी सुनीता विलियम्स पर सम्पूर्ण देशवासियों समेत राष्ट्र को गर्व है।

22

बिस्मिल्ला खां

अद्भुत प्रतिभा से संपन्न बिस्मिल्ला खां का जन्म 21 मार्च, 1916 को डुमरावं (बिहार) में हुआ था। यह एक प्रसिद्ध शहनाईवादक थे। इनका परिवार कई पीढ़ियों से इस क्षेत्र में था, अतः इन पर भी शहनाई का व्यापक प्रभाव पड़ा। परदादा शहनाईवादक उस्ताद सालार हुसैन खां से शुरू यह परिवार पिछली पाँच पीढ़ियों से शहनाई वादन का प्रतिपादक रहा है। बिस्मिल्ला खां ने संगीत की शिक्षा अपने चाचा अली बक्श 'विलायत' से प्राप्त की थी। इनके चाचा बनारस के पवित्र विश्वनाथ मन्दिर में अधिकृत शहनाई वादक थे। खां ने जटिल संगीत रचना, जिसे तब तक शहनाई के विस्तार से बाहर माना जाता था, में परिवर्द्धन करके अपनी प्रतिभा का प्रदर्शन किया और शीघ्र ही उन्हें इस वाद्य से ऐसे जोड़ा जाने लगा, जैसे किसी अन्य वादक के साथ नहीं हुआ। खां ने भारत के पहले गणतन्त्र दिवस समारोह की पूर्व संध्या पर नई दिल्ली में लाल क़िले से अत्यधिक मर्मस्पर्शी शहनाई वादन प्रस्तुत किया। उन्होंने अफ़ग़ानिस्तान, यूरोप, ईरान, इराक, कनाडा, पश्चिम अफ्रीका, अमेरिका, भूतपूर्व सोवियत संघ, जापान, हांगकांग और विश्व भर की लगभग सभी राजधानियों में प्रदर्शन किया है।

उस्ताद बिस्मिल्ला खां एशिया के मुसलमान होने के बाद भी विद्या की देवी मानी जाने वाली हिन्दू देवी सरस्वती के अच्छे भक्त थे। वाराणसी विश्वविद्यालय और शान्ति निकेतन द्वारा इन्हें डॉक्टरेट की मानद उपाधि भी प्रदान की गयी थी। इसके अलावा उन्होंने काफी पुरस्कार प्राप्त किये। उनको संगीत नाटक अकादमी, मध्यप्रदेश सरकार का तानसेन पुरस्कार देने के साथ ही भारत सरकार द्वारा सन् 2001 में देश के सर्वोच्च सम्मान 'भारत रत्न' से विभूषित किया गया। इसके बाद सन् 2006 में इस महान शहनाई वादक का देहावसान हो गया। शहनाई वादन में इनकी कुशलता और समर्पण को हमेशा याद रखा जायेगा।

23

एम. एस. सुब्बुलक्ष्मी

प्रसिद्ध गायिका एम.एस. सुब्बुलक्ष्मी का जन्म तमिलनाडु के मदुरै में 16 सितम्बर, 1916 को हुआ था। इनका पारिवारिक माहौल भी संगीतमय था। इनकी माता मदुरई सनमुखवदी एक प्रसिद्ध वीणावादक थीं। सुब्बुलक्ष्मी का लालन-पालन संगीत के माहौल में हुआ।

बचपन में वह अपने घर के पास स्थित प्रसिद्ध मीनाक्षी मन्दिर में बजने वाले नादस्वरम और अपनी मां द्वारा बजाई जाने वाली वीणा के स्वरों के साथ गुनगुनाती थीं। सुब्बुलक्ष्मी ने अपनी शिक्षा चौथी कक्षा में ही छोड़ दी और संगीत साधना में संलग्न हो गयीं। अपनी माता के अलावा वह कर्नाटक संगीत की एक महान् हस्ती थीं उन्होंने अपना पहला एलबम रिकॉर्ड किया और एकल प्रस्तुति देने लगीं, जिनमें वह श्रोताओं को अपनी सुरीली आवाज से सम्मोहित कर लेती थीं।

अद्वितीय प्रतिभा वाली इस गायिका ने कर्नाटक संगीत की तीन महान् हस्तियों—त्यागराजा, मुत्थुस्वामी दीक्षितर और श्यामा शास्त्री की धुनों को अपना स्वर प्रदान किया है। विभिन्न भाषाओं में गाए अपने भक्ति गीतों, भजन और श्लोक, के लिए विख्यात् सुब्बुलक्ष्मी ने वैष्णव जन तो भजन गाकर महात्मा गांधी को अश्रुविह्वल कर दिया था। सुब्बुलक्ष्मी की सबसे अधिक लोकप्रिय रिकॉर्डिंग हैं—भगवान् वेंकटेश्वर की श्लोक स्तुति श्री वेंकटेश सुप्रभातम्, श्री विष्णु सहस्त्रनाम, मीरा भजन और हनुमान चालीसा। सुब्बुलक्ष्मी को कई महत्त्वपूर्ण पुरस्कारों से सम्मानित किया गया है। सन् 1954 में पद्मभूषण से सम्मानित होने के बाद सन् 1974 में मैग्सेसे पुरस्कार प्राप्त किया और सन् 1975 में पद्मविभूषण से विभूषित की गयीं। इन्होंने सन् 1998 में देश का सर्वोच्च नागरिक सम्मान 'भारत रत्न' भी प्राप्त किया।

सुब्बुलक्ष्मी ने सन् 1938 में 'सेवासदनम' के साथ फिल्म जगत् में प्रवेश किया। यह फिल्म महिला मुक्ति विषय पर आधारित थी। सन् 1940 में सुब्बुलक्ष्मी ने त्यागराजन सदाशिवम से विवाह किया, जो फिल्म निर्माण से जुड़े पूर्व स्वतन्त्रता सेनानी थे। सदाशिवम ने उनके पथ-प्रदर्शक की भूमिका निभाई और उनके संगीत जीवन को रूप दिया। शकुंतलै (1940), सावित्री (1941) और हिन्दी तथा तमिल, दोनों भाषाओं में बनी मीरा (1945) जैसी फिल्मों में गायिका और अभिनेत्री के रूप में प्रदर्शन से सुब्बुलक्ष्मी को बहुत ख्याति मिली। सदाशिवम द्वारा निर्देशित फिल्म मीरा की सफलता ने सुब्बुलक्ष्मी को देश भर में एक सुपरिचित नाम बना दिया। सन् 2004 में इस महान् गायिका की इहलीला समाप्त हो गयी।

24

पं. रविशंकर

प्रसिद्ध सितारवादक पंडित रविशंकर का जन्म सन् 1920 में उत्तर प्रदेश के वाराणसी में हुआ था। इन्होंने शास्त्रीय संगीत के क्षेत्र में सराहनीय कार्य किया है। इनके प्रयासों के फलस्वरूप पश्चिमी देशों में भारतीय शास्त्रीय संगीत को काफी सम्मान प्राप्त हुआ। यह एक सितार वादक संगीतकार होने के साथ-साथ भारत के राष्ट्रीय वाद्य वृंद के संस्थापक भी थे।

पंडित रवि शंकर को काफी सम्मान प्राप्त है। इन्होंने लगभग छः दशकों के कार्यकाल में अनगिनत पुरस्कार और सम्मान अर्जित किये हैं, जिनमें विभिन्न राष्ट्रीय और अन्तर्राष्ट्रीय विश्वविद्यालयों द्वारा प्रदत्त डॉक्टरेट की 14 उपाधियाँ तथा पद्म भूषण (1967), तीन ग्रैमी पुरस्कार (1966, 1972 और 2001), पद्म विभूषण (1981), मैग्सेसे पुरस्कार (1992), भारत रत्न (1999) और फ्रांस का सबसे बड़ा नागरिक पुरस्कार 'कमांडर द ला लीजन द ऑनर अवार्ड' शामिल हैं।

पंडित रवि शंकर के भाई उदय शंकर एक प्रसिद्ध नर्तक थे। इन्होंने पहले अपने भाई के साथ-साथ नृत्य-मंडली में शामिल होकर संगीत और नृत्य का अध्ययन किया और भारत व यूरोप की विस्तृत यात्राएँ कीं। 18 वर्ष की आयु में रविशंकर ने नृत्य छोड़ दिया और अगले सात वर्षों तक प्रख्यात् संगीतज्ञ अलाउद्दीन खां से सितार की शिक्षा प्राप्त की। सन् 1948 से सन् 1956 तक ऑल इंडिया रेडियो में संगीत निर्देशक के पद पर रहने के पश्चात् यूरोपीय देशों तथा अमेरिका की कई यात्राएँ कीं और पाश्चात्य जगत् को भारतीय शास्त्रीय संगीत से परिचित कराया। रविशंकर ने सत्यजीत राय की तीन प्रसिद्ध फिल्मों की अप्रू श्रृंखला के लिए सन् 1955 से सन् 1959 तक संगीत रचना की। सन् 1962 में उन्होंने पहले बंबई (वर्तमान मुंबई) और लॉस एंजेलिस (1967) में किन्नर स्कूल ऑफ म्यूजिक की स्थापना की। वायलिन वादक यहूदी मेनुहिन के साथ संगीत कार्यक्रमों में प्रदर्शन और बीटल्स के जॉर्ज हैरीसन के साथ उनके सम्बन्धों में भारतीय संगीत की ओर पश्चिम का ध्यान आकर्षित करने में मदद मिली। सन् 1969 में उनकी आत्मकथा माई लाइफ, माई म्यूजिक़ प्रकाशित हुई। सन् 1986 में उन्हें राज्यसभा का सदस्य मनोनीत किया गया था।

25

लता मंगेशकर

भारतीय फिल्मों में अपने स्वर का जादू बिखेरने वाली महान गायिका लता मंगेशकर का जन्म 29 सितम्बर, 1929 को इंदौर में हुआ था लता जी द्वारा अब तक लगभग 200 से ज्यादा फिल्मों के लिए गाने गा चुकी हैं।

30 हजार एकल, युगल और पृष्ठभूमि के गीत गाने की उपलब्धि के कारण सन् 1991 में उनका नाम गिनीज बुक ऑफ वर्ल्ड रिकॉर्ड में दर्ज किया गया। फिल्म मधुमती (1958) के गीत आ जा रे परदेसी, बीस साल बाद (1962) के कहीं दीप जले कहीं दिल, खानदान (1965) के तुम्हीं मेरे मन्दिर और जीने की राह (1969) के आप मुझे अच्छे लगने लगे के लिए उन्हें चार बार फिल्म फेयर पुरस्कार मिलें। लंदन के रॉयल अल्बर्ट हॉल ने कम्प्यूटर की मदद से उनकी आवाज का ग्राफ रिकॉर्ड किया और इसे विश्व में अब तक की 'सबसे सम्पूर्ण आवाज' का दर्जा दिया गया। सन् 1969 में उन्हें पद्मभूषण; सन् 1999 में पद्मविभूषण; सन् 1989 में दादा साहब फाल्के पुरस्कार; और सन् 1993 में फिल्मफेयर लाइफटाइम अचीवमेंट अवार्ड से सम्मानित किया गया। सन् 2001 में भारत सरकार ने उन्हें भारत रत्न से सम्मानित किया।

सन् 1949 में निर्मित फिल्म अंदाज के गीत ने लता को फिल्म गायन के क्षेत्र में ख्याति दिलायी। उसके बाद से उन्होंने हिन्दी सिनेमा की हर पीढ़ी का प्रतिनिधित्व करने वाली प्रमुख अभिनेत्री के लिए गीत गाए, जिनमें नरगिस, नूतन, वहीदा रहमान, मधुबाला, हेमा मालिनी, रेखा, श्रीदेवी, माधुरी दीक्षित और काजोल शामिल हैं। उनकी सफलता के पीछे संगीतकारों, गीतकारों और सह-गायकों से लता के बेहतरीन सम्बन्धों, काम के प्रति समर्पण और कठिन साधना का हाथ है। नौशाद, मदन मोहन और एस.डी. बर्मन जैसे संगीत निर्देशकों ने ऐसी धुनें तैयार कीं, जो स्वर में तीनों उच्चतम स्तरों पर प्रवाहित उनकी कंठ क्षमता के भरपूर उपयोग के लिए खासतौर पर बनायी गयी थीं। महल (1949), बरसात (1949), सत्यम शिवम सुन्दरम (1978) और मैंने प्यार किया (1989) जैसी कई फिल्मों की बॉक्स ऑफिस सफलता प्राप्त करने में उनके गीतों का महत्त्वपूर्ण योगदान रहा है। युद्ध के दौरान कवि प्रदीप द्वारा रचित गीत 'ए मेरे वतन के लोगों', गाकर लता ने सबको भाव विभोर कर दिया था। प्रधानमंत्री जवाहर लाल नेहरू तो इस गीत को सुनकर इतने

भाव विभोर हुए थे कि उनकी आँखों में आँसू आ गये। लता की पारिवारिक पृष्ठभूमि संगीत और गायन से जुड़ी है उनके भाई हृदयनाथ मंगेशकर एक जाने माने संगीतकार हैं और बहन आशा भोंसले प्रतिभा और संगीत समृद्धि में उनकी बराबरी करने वाली अकेली गायिका हैं, जो शास्त्रीय, उपशास्त्रीय, ग़ज़ल, भजन और पॉप सब कुछ सहजता से गा सकती हैं।

लता मंगेशकर मराठी रंगमंच के महान कलाकार और संगीतकार दीनानाथ मंगेशकर की सबसे बड़ी पुत्री हैं। बहुत कम आयु में ही उन्होंने संगीत की दुनिया में क़दम रख दिया था और 13 वर्ष की आयु में वसंत जोगलेकर की मराठी फिल्म किती हसाल के लिए अपना पहला गीत रिकॉर्ड किया। ग्वालियर घराने के शिष्य रहे अपने पिता से पाँच वर्ष की आयु से ही संगीत में प्रशिक्षण लेने वाली लता की संगीत शिक्षा, अमान अली खां साहब और बाद में अमानत खां जैसे उस्तादों से हुई। उन्हें अपने परिवार की आजीविका के लिए और सन् 1940 के दशक में हिन्दी फिल्म उद्योग में स्वयं को पार्श्वगायिका के रूप में स्थापित करने के लिए काफी संघर्ष करना पड़ा। उस समय के संगीत जगत् में शमशाद बेगम और नूरजहाँ जैसी हस्तियों का बोलबाला था, किन्तु प्रसिद्ध गायिका के बीच में लता जी ने अपनी अलग पहचान बनायी। प्रत्येक संगीतकार चाहे वे बड़े हों या छोटे सभी के लिए लता जी समान भाव से गाती हैं। लता जी एक ऐसी महान गायिका हैं, जिनका नाम भारत में ही नहीं सम्पूर्ण विश्व में प्रसिद्ध है।

26

रवीन्द्र नाथ टैगोर

सन् 1861 ई. में बंगाल के एक नामी परिवार में रवीन्द्र नाथ टैगोर का जन्म हुआ था। इनके पिता का नाम देवेन्द्र नाथ था जो हिन्दू समाज में एक क्रान्तिकारी बदलाव के पोषक थे। बालक रवीन्द्र ने अपनी प्रारम्भिक शिक्षा स्कूल में प्राप्त की, पर कुछ ही समय बाद घर पर ही शिक्षक नियुक्त करके उन्हें शिक्षा देने की व्यवस्था की गयी। संस्कृत-व्याकरण, बंगला, अंग्रेजी, गणित, इतिहास, भूगोल, शरीर विज्ञान आदि के साथ ही उन्हें संगीत की भी शिक्षा मिली। घर पर सुयोग्य शिक्षकों की देख-रेख में उनका अध्ययन चलता रहा और पद्यात्मक रचनाओं का उनका शौक भी जारी रहा। सितम्बर, 1878 में अपने भाई सत्येन्द्रनाथ ठाकुर के साथ इंग्लैंड गये। इसके पूर्व उनका प्रथम काव्य संग्रह 'कवि-काहिनी' प्रकाशित हो चुका था। इंग्लैंड के प्रवास काल में भी उनकी कविताएँ 'भारती' में छपती रही। 1880 में वे भारत लौट आये। मई, 1881 में कलकत्ता मेडिकल कॉलेज के लेक्चर थिएटर में उन्होंने 'संगीत एवं वेदना' विषय पर विद्वतापूर्ण प्रवचन दिया। एक सार्वजनिक वक्ता के रूप में वे प्रथम बार उपस्थित हुए थे। दिसम्बर, 1883 में उनका विवाह भवतारिणी देवी (जिन्हें बाद में भ्रणालिनी कहा जाने लगा) से हुआ। इन्हें म्रणालिनी के नाम से भी जाना जाता है। 1884 में आदि ब्रह्म समाज के मन्त्री नियुक्त हुए। 1888 में उन्होंने बड़ी कुशलता और उदार हृदयता के साथ अपनी जमींदारी का प्रबन्ध सम्भाला। इस समय तक उनकी लेखनी बहुत परिवक्व हो चली थी और उनके अनेक काव्य-संग्रह, निबन्ध आदि प्रकाशित हो चुके थे। सन् 1895 में रवीन्द्र के कई शक्तिशाली राजनीतिक लेख प्रकाशित हुए। तिलक पर राजद्रोह के मुकदमें के समय उन्होंने ब्रिटिश सरकार की प्रतिक्रियावादी नीति के विरुद्ध और तिलक के साथ किये गये अन्यायपूर्ण व्यवहार के विरुद्ध एक अत्यन्त रोषपूर्ण लेख लिखा। उन्होंने बंगाल प्रादेशिक सम्मेलन के अधिवेशन में उपस्थित होकर बंगाल को राजनीतिक एवं सांस्कृतिक दृष्टि से विभक्त करने की साम्राज्यवादी कुटिल नीति की प्रखर आलोचना की।

कवि रवीन्द्र के जीवन में न केवल कविता ही घुली-मिली थी बल्कि साहित्य सभ्यता, कला और शिक्षा का भी उनमें अद्भुत समन्वय था। सन् 1905 के बंग-भंग के बाद वे राष्ट्रीय आन्दोलन में खुलकर भाग लेने लगे। उनके राष्ट्रीय गीतों ने सम्पूर्ण बंगाल में जागृति पैदा कर दी। उन्होंने घूम-घूम कर जन-सभाओं में जोशीले भाषण दिये और अपने

जादू भरे शब्दों से जनता को प्रभावित किया। उन्होंने विशाल जुलूसों का नेतृत्व किया। कवि रवीन्द्र शीघ्र ही राष्ट्रीय आन्दोलन के एक अग्रणी नेता और राष्ट्रीयता के प्रमुख व्याख्याता बन गये। बंगाल की राजनीति में जब गरम और नरम दल दो भागों में बँट गये तो कवि ने इस फूट पर भारी खेद व्यक्त करते हुए सुरेन्द्रनाथ बनर्जी के नेतृत्व का समर्थन किया। राष्ट्रीय आन्दोलन में भाग लेने के मूल में रवीन्द्र का उद्देश्य था कि नवोदित राष्ट्रीय स्वतन्त्र प्रेम का उपयोग रचनात्मक कार्यक्रम के लिए किया जा सकेगा, किन्तु इस कार्य में उन्हें पूर्णतया सफलता हासिल नहीं हो सकी क्योंकि राष्ट्रीय आंदोलन का स्वरूप क्रान्तिकारी होने लगा था तथा जगह-जगह हिंसात्मक घटनाएं घटित हो रही थीं। रवीन्द्र नाथ इन सब परिस्थितियों से निराश होकर शान्ति निकेतन में निवास करने लगे। रवीन्द्र ने सक्रिय राजनीतिक आन्दोलन से अवश्य संन्यास ले लिया, लेकिन साहित्य सृजन के माध्यम से वे देशवासियों में पुनर्जागरण की भावनाएँ फैलाते रहे। अपने लेखों में उन्होंने प्रचलित राजनीतिक विचारधारा के प्रति असहमति प्रकट की । उनका विचार था कि वास्तविक स्वाधीनता प्राप्त करने के लिए हृदय परिवर्तन, आन्तरिक शुद्धि और साथ ही आद्योपान्त सामाजिक कार्यक्रम स्वीकार करके तद्नुसार कार्य करना आवश्यक है। सन् 1908 में बंगाल प्रान्तीय राजनीतिक सम्मेलन के अपने अध्यक्षीय भाषण में उन्होंने रचनात्मक कार्यक्रम और हिन्दू-मुस्लिम एकता पर विशेष बल दिया। रवीन्द्र ने देशवासियों को चेतावनी भी दी कि वे अपने स्वाभाविक क्रोध को घातक रूप में व्यक्त न करें।

रवीन्द्र नाथ टैगोर द्वारा लिखित बंगाली भाषा की श्रेष्ठ पुस्तक 'गीतांजलि' के अंग्रेजी संस्करण के प्रकाशित होने पर चारों ओर साहित्यिक समाज में उनकी धूम मच गयी। इस पुस्तक पर उन्हें नोबेल पुरस्कार भी प्रदान किया गया। मई 1912 में यूरोप की यात्रा के दौरान रवीन्द्र ने जगह-जगह भाषण दिये। उनका मुख्य उद्देश्य था—भारत की संस्कृति में जो कुछ सर्वोत्तम है उसे यूरोप के लोगों के सामने प्रस्तुत करना। अक्तूबर, 1913 में वे पुनः भारत लौट आये और 15 नवम्बर को उन्हें यह सुखद समाचार मिला कि 'गीतांजलि' पर उन्हें नोबेल पुरस्कार देकर सम्मानित किया गया है। अब रवीन्द्र का साहित्यिक यश-गौरव चारों ओर फैल गया। जून, 1915 में सरकार ने उन्हें 'सर' की उपाधि प्रदान की। रवीन्द्र ने बराबर विदेश यात्राएँ कीं और भारत के लिए एक गैर-सरकारी सांस्कृतिक दूत का काम करते हुए संसार की दृष्टि में भारत को ऊँचा उठाया। विभिन्न विश्वविद्यालयों ने उन्हें 'डॉक्टर ऑफ लिटरेचर' की सम्मानसूचक उपाधियों से विभूषित किया जबकि उन्होंने किसी विश्वविद्यालय में शिक्षा प्राप्त नहीं की थी और यहाँ तक कि वे मैट्रिक्यूलेशन की परीक्षा में भी नहीं बैठे थे। रवीन्द्र एक ओर तो विदेशों में भारत की यश-पताका फहराते रहे और दूसरी ओर भारत में ब्रिटिश शासन की साम्राज्यवादी और दमनकारी नीति पर भी प्रहार करते रहे। अमेरिका के एक पत्रकार सम्मेलन में उन्होंने स्पष्ट शब्दों में कहा कि "आपके देश के लोग एशियावासियों के साथ जैसा व्यवहार करते हैं, वह आपके राष्ट्रीय जीवन का अत्यन्त निन्दनीय पक्ष है।" सन् 1918 में रौलट एक्ट के विरुद्ध देश में आन्दोलन चला और सरकार ने घोर दमनकारी नीति अपनाई। इस पर मई, 1919 में

रवीन्द्र ने अपनी 'सर' की उपाधि का परित्याग कर दिया और पत्र में गवर्नर जनरल को लिखा कि सरकार ने जो पाशविक दमन-चक्र चलाया है उसका उदाहरण सभ्य शासन के इतिहास में कहीं नहीं मिलता।

22 सितम्बर, 1918 को रवीन्द्र नाथ टैगोर द्वारा विश्व भारती की स्थापना की गयी और जुलाई, 1919 में उसमें शिक्षण कार्य प्रारम्भ हुआ। विश्व-भारती आज भी महाकवि का यशोगान कर रही है, जहाँ देश-विदेश के छात्र भारतीय सभ्यता और संस्कृति का पाठ पढ़ने आते हैं। सन् 1920 में रवीन्द्र पुनः विदेश यात्रा पर गये और अपने अधिकांश भाषणों में उन्होंने जहाँ 'पूर्व का सन्देश' व्यक्त किया वहाँ 'पूर्व और पश्चिम के मिलन' पर भी प्रकाश डाला। उनकी साहित्य रचना निरन्तर फलती-फूलती रही। उनका कर्ममय जीवन वर्ष पर वर्ष पार करता रहा। 14 अप्रैल, 1941 को उन्होंने अपनी 80वीं वर्षगांठ मनाई। महाकवि का स्वास्थ्य क्रमशः बिगड़ता गया और 7 अगस्त, 1941 को वे चल बसे। इस प्रकार वह दिव्य ज्योति जो अर्द्धशताब्दी से भी अधिक समय तक सम्पूर्ण विश्व को आलोकित करती रही, सदा के लिए बुझ गयी। भारत के राष्ट्रीय गान 'जन गण मन अधिनायक' के रचयिता, इस विश्वकवि ने अपनी कविताओं, रचनाओं तथा कार्यों के द्वारा शिक्षा और संस्कृति को एक वैज्ञानिक स्वरूप देने का प्रयास किया। इनके कार्यों और रचनाओं के लिए इन्हें हमेशा याद किया जायेगा।

27

प्रेमचंद

इनका जन्म 31 जुलाई सन् 1880 को बनारस (उत्तर प्रदेश) के लमही नामक गाँव में हुआ था। मुंशी प्रेमचंद हिन्दी साहित्य के महान उपन्यासकार थे। इनके पिता का नाम अजायबलाल तथा माता का नाम आनन्दी देवी है। इन्होंने प्रारम्भिक शिक्षा उर्दू, फारसी में लमही में ही एक मौलवी से ग्रहण की। यह भारतीय विषय-वस्तु पर उपन्यास व कहानियों को पाश्चात्य साहित्य शैली में प्रस्तुत करने वाले हिन्दी तथा उर्दू के अग्रणी लेखक थे।

प्रेमचंद की अधिकांश श्रेष्ठ कृतियां उनकी लगभग 250 कहानियों में निहित हैं, जिन्हें *मानसरोवर* शीर्षक से संगृहीत किया गया है। उनके उपन्यासों की ही भाँति अपने स्वरूप तथा शैली में सुगठित इस संग्रह में भी उत्तर भारतीय जीवन के विस्तृत आयामों को विषय-वस्तु बनाया गया है। आमतौर पर ये कहानियाँ किसी नैतिकता की ओर इंगित करती हैं या इनमें किसी मनोवैज्ञानिक सत्य का उद्घाटन होता है।

प्रेमचंद द्वारा लिखित उपन्यासों में मुख्य रूप से *प्रेमाश्रम* (1922); *रंगभूमि* (1924); *ग़बन* (1928); *कर्मभूमि* (1931) और *गोदान* (1936) शामिल हैं। *गोदान* को प्रेमचंद की सबसे महत्त्वपूर्ण कृति माना जाता है। इनकी प्रसिद्ध कहानियों में 'प्रेम पच्चीसी' नमक का दरोगा, पूस की रात, कफन आदि हैं।

सन् 1921 में महात्मा गांधी के असहयोग आंदोलन में शामिल होने तक प्रेमचंद ने शिक्षक के रूप में काम किया। लेखक के रूप में पहले इन्हें उर्दू में लिखे उपन्यासों और कहानियों के लिए ख्याति मिली। प्रेमचंद की कृतियों के आगमन से पहले बंगाल की तरह उत्तरी भारत में कहानी एक स्वीकृत साहित्यिक विधा नहीं थी। यद्यपि प्रेमचंद अपनी हिन्दी रचनाओं के लिए जाने जाते हैं, लेकिन मध्य वय तक इस भाषा में उनका पूरा प्रवाह नहीं बन पाया था। 1918 में इनके पहले प्रमुख हिन्दी उपन्यास *सेवासदन* में वेश्यावृत्ति और भारतीय मध्यम वर्ग में नैतिक भ्रष्टाचार की समस्याओं का चित्रण किया गया है। प्रेमचंद की कृतियों में नियोजित विवाह की बुराइयों, अंग्रेज नौकरशाही के दुर्व्यवहार और महाजनों व अधिकारियों द्वारा ग्रामीण कृषकों के शोषण का चित्रण है। सन् 1936 में इस महान लेखक की मृत्यु हो गयी।

28

दादासाहब फाल्के

सन् 1870 में जन्मे दादासाहब फाल्के भारतीय सिनेमा जगत् के एक प्रसिद्ध निर्देशक थे। इनका पूरा नाम धुंडीराज गोविंद फाल्के है। इस फिल्म निर्देशक को भारतीय फिल्म उद्योग का जनक कहा जाता है। दादासाहब फाल्के ने भारत में पहली स्वदेशी फीचर फिल्म का निर्माण किया और इस प्रकार भारतीय सिनेमा के विकास की नींव रखी।

प्रारम्भ से ही दादा साहब फाल्के की रुचि सृजनात्मक कला में थी। सन् 1885 में वह बंबई (वर्तमान मुंबई) के सर जे.जे. स्कूल ऑफ आर्ट में दाखिल हुए। उनकी रुचि कई विषयों में थीं और उन्होंने फोटोग्राफी, वास्तुशिल्प और अव्यवसायी नाट्यकर्म की शिक्षा ली, यहाँ तक कि जादू में भी निपुणता प्राप्त की। कुछ समय तक उन्होंने चित्रकार, थिएटर के मंच सज्जाकार और राज्य के पुरातत्त्व विभाग में फोटोग्राफर के रूप में काम किया। प्रख्यात् चित्रकार राजा रवि वर्मा के लिथोग्राफी छापेखाने में काम करने के दौरान उन पर वर्मा द्वारा बनायी गयी हिन्दू देवताओं की चित्र शृंखला का महत्त्वपूर्ण प्रभाव पड़ा। इन चित्रों ने बाद में फाल्के द्वारा बनायी गयी पौराणिक फिल्मों में विभिन्न देवी-देवताओं के चित्रण को प्रभावित किया।

गोविन्द फाल्के ने अपने एक सहयोगी के साथ मिलकर फाल्केज आर्ट प्रिंटिग एंड एनग्रेविंग वर्क्स की स्थापना की, किन्तु वैचारिक भिन्नता की वजह से इनका व्यवसाय शीघ्र ही खत्म हो गया। अनायास ही लाइफ ऑफ क्राइस्ट (1910) फिल्म देखने का मौक़ा मिलना फाल्के के जीवन में एक महत्त्वपूर्ण मोड़ साबित हुआ। इस फिल्म से प्रभावित होकर, भारतीय छवियों को जीवंत रूप में परदे पर लाना उनका ध्येय बन गया। सन् 1913 में फाल्के ने भारत की पहली मूक फिल्म *राजा हरिश्चन्द्र* प्रदर्शित की। उनके द्वारा लिखित, निर्मित, निर्देशित और वितरित यह फिल्म बेहद सफल रही। उस जमाने में अभिनय का पेशा स्त्रियों के लिए वर्जित था, उस समय फाल्के ने अपनी फिल्म *भस्मासुर मोहिनी* (1913) में पहली बार प्रमुख भूमिका में एक अभिनेत्री को उतारा। सन् 1917 में फाल्के ने हिन्दुस्तान फिल्म कम्पनी की स्थापना की और कई फिल्मों का निर्माण किया। लगभग 19 वर्षों के कार्यकाल में उन्होंने 95 फिल्मों और 26 लघु फिल्मों का निर्माण किया। प्रतिभावान फिल्म तकनीशियन फाल्के ने विभिन्न प्रकार के विशेष प्रभावों का

प्रयोग किया। उनकी फिल्मों की पौराणिक विषय-वस्तु और ट्रिक फोटोग्राफी ने दर्शकों को चमत्कृत कर दिया। *लंकादहन* (1917), *कृष्ण जन्म* (1918), *गंगा व तरण* (1937) और *परशुराम* (1928) उनकी अन्य सफल फिल्में थीं। सिनेमा में आवाज की शुरुआत और फिल्म उद्योग के विस्तार के साथ ही फाल्के की बनायी मूक फिल्मों की लोकप्रियता समाप्त हो गयी। उन्होंने सन् 1930 के दशक में फिल्म निर्माण छोड़ दिया और एक अकेले और बीमार व्यक्ति के रूप में सन् 1944 में उनकी मृत्यु हो गयी। सरकार ने इसकी क्षतिपूर्ति का प्रयास किया और उनके नाम पर एक फिल्म पुरस्कार की शुरुआत की गयी, जिसे भारत के राष्ट्रपति स्वयं प्रदान करते हैं।

30

आर.के. नारायण

10 अक्टूबर सन् 1906 को चेन्नई में जन्मे आर. के नारायण अंग्रेजी भाषा के महान ज्ञाता थे। इनका पूरा नाम रासीपुरम कृष्णास्वामी नारायण स्वामी था। बचपन में ही इनको ननिहाल भेज दिया गया था, परन्तु किशोरावस्था में अपने घर वापस आ गये। नारायण कॉलेज में प्रवेश पाने के लिये ली गयी अंग्रेजी की परीक्षा में फेल हो गये, तत्पश्चात् दुबारा परीक्षा दिये और मैसूर विश्वविद्यालय से स्नातक की डिग्री प्राप्त की।

आर.के. नारायण लेखक बनने से पहले अध्यापक के रूप में भी कार्य करते थे। उनके पहले उपन्यास *स्वामी एंड फ्रेंड्स* (1935) में स्कूली लड़कों के एक दल के रोमांचक कारनामों का विभिन्न प्रकरणों में वर्णन है। इस पुस्तक और नारायण की इसके बाद की सभी कृतियों की पृष्ठभूमि दक्षिण भारत का एक काल्पनिक शहर *मालगुडी* है। नारायण आमतौर पर मानवीय सम्बन्धों की विशेषताओं तथा भारतीय दैनिक जीवन की विडंबनाओं का चित्रण करते हैं, जिनमें आधुनिक शहरी जीवन, पुरानी परंपराओं के साथ टकराता रहता है। उनकी शैली शालीन है, जिसमें सुसंस्कृत हास्य, लालित्य और सहजता का मिश्रण है। नारायण की प्रसिद्ध रचनाओं में *द इंग्लिश टीचर* (1945), *वेटिंग फॉर द महात्मा* (1955), *द गाइड* (1958), *द मैन ईटर ऑफ मालगुडी* (1961), *द वेंडर ऑफ स्वीट्स* (1967) और *द टाइगर फॉर मालगुडी* (1983) शामिल हैं। नारायण ने कई कहानियां भी लिखी हैं; जो *लॉली रोड* (1956), *द हॉर्स एंड टू गोट्स एंड अदर स्टोरीज* (1970) तथा *अंडर द बैनियन ट्री एंड अदर स्टोरीज* (1985) में संकलित हैं। इसके अतिरिक्त उन्होंने ग़ैर कथा कृतियों (मुख्यतः संस्मरण) के साथ-साथ दो भारतीय महाकाव्यों (*रामायण* 1972) और महाभारत 1978) का संक्षिप्त आधुनिक गद्य संस्करण भी प्रकाशित किया है। उनकी दो खंडों वाली आत्मकथा का शीर्षक *माई डेज : अ मेम्वा एंड माई डेटलेस डायरी : एन अमेरिकन जर्नी* है। आर.के. नारायण को कई पुरस्कार प्रदान किये गये जो उनकी श्रेष्ठ लेखनी का उदाहरण है। भारत सरकार ने इनको सन् 1964 में पद्म भूषण और सन् 2000 में पद्म विभूषण से विभूषित किया था। 1958 में उनकी कृति *द गाइड* के लिए उन्हें साहित्य अकादमी पुरस्कार प्राप्त हुआ। वह रॉयल सोसाइटी ऑफ लिटरेचर के फेलो और अमेरिकन अकेडमी ऑफ आर्ट्स एंड लेटर्स के मानद सदस्य भी हैं। नारायण को रॉयल सोसाइटी ऑफ लिटरेचर द्वारा 1980 में ए.सी. बेंसन पुरस्कार से सम्मानित किया गया। 13 मई सन् 2001 को चेन्नई में इस महान लेखक का देहान्त हो गया।

31

अमर्त्य कुमार सेन

अमर्त्य कुमार सेन का जन्म सन् 1933 में हुआ था। प्रारम्भिक शिक्षा के उपरांत अमर्त्य सेन सन् 1953 में कलकत्ता विश्वविद्यालय से स्नातक की उपाधि प्राप्त की। उसके बाद इंग्लैंड जाकर उन्होंने कैम्ब्रिज विश्वविद्यालय से एम.ए. और डाक्टरेट की उपाधियां प्राप्त कीं। स्वदेश लौटने पर मात्र 23-24 वर्ष की अवस्था में जादवपुर विश्वविद्यालय में अर्थशास्त्र विभाग के प्रोफेसर-अध्यक्ष नियुक्त किये गये।

1963 में उनकी नियुक्ति दिल्ली विश्वविद्यालय के स्कूल ऑफ इकॉनोमिक्स में हुई। उस समय इनके साथ वी.के.आर.वी. राव और के.एन. राज जैसे अर्थशास्त्री कार्य कर रहे थे। अमर्त्य सेन सन् 1971 तक इस संस्था से जुड़े रहे। उसके बाद वे इंग्लैण्ड चले गये। तब से आज तक इंग्लैण्ड के विभिन्न विश्वविद्यालयों में कार्य कर रहे हैं। लंदन स्कूल ऑफ इकॉनोमिक्स ऑक्सफोर्ड यूनिवर्सिटी, कैम्ब्रिज यूनिवर्सिटी और हार्वर्ड यूनिवर्सिटी में स्थायी पदों और पीढ़ी दर पीढ़ी पर कार्य किया। उन्हें कई विजिटिंग पद और मानद उपाधियाँ भी मिलीं। सम्प्रति वे ट्रिनिटी कॉलेज के अध्यक्ष हैं।

सन् 1960 में उनका विवाह बंगला की प्रसिद्ध लेखिका नवनीता देव से हुआ लेकिन यह सम्बन्ध 1974 तक ही चल सका। इनसे दो संतानें हुईं। 1977 में दूसरा विवाह दिल्ली स्कूल ऑफ इकोनॉमिक्स की इवा नामक एक विदेशी छात्रा से किया लेकिन उनका साथ भी उन्हें ज्यादा दिनों तक नहीं मिला। सन् 1985 में उनकी मृत्यु हो गयी। इसके बाद वे इंग्लैंड चले गये और 1991 में एम्मा रोथ्सचाइल्ड नामक महिला से विवाह किया जो स्वयं ट्रिनिटी कॉलेज में शिक्षक के रूप में कार्य कर रही हैं।

डॉ. अमर्त्य कुमार सेन ने अर्थशास्त्र के सम्बन्ध में चले आ रहे सदियों पुराने विचारों को बदल कर नया कीर्तिमान स्थापित किया। उन्होंने वर्षों से चली आ रही अर्थशास्त्र के सम्बन्ध में अमेरिकी अथवा यूरोपीय विचारधाराओं को नई दिशा दी। जब सन् 1998 में स्वीडन की रायल विज्ञान अकादमी ने उन्हें अर्थशास्त्र के लिए नोबेल पुरस्कार दिया तो उनके विचारों पर पुष्टि की मोहर लगा दी। उन्होंने यह भी सिद्ध कर दिया कि भारतीय किसी भी क्षेत्र में संसार के अन्य लोगों से पीछे नहीं हैं। उनकी यह विशेषता भारत जैसे विकासशील देश के लिए उम्मीदों, उत्कंठाओं एवं गर्व का प्रतीक बन गयी।

अमर्त्य सेन ने अर्थशास्त्र के कल्याणकारी स्वरूप को उभारा है। उन्होंने निर्धनता और अकाल पड़ने के वास्तविक कारणों का उल्लेख करते हुए अनेक ऐसी बातों पर प्रकाश डाला है जिन पर आज तक किसी ने विचार तक नहीं किया था। उनके विचारों की यह सबसे बड़ी विशेषता है।

उन्होंने ब्रिटिश शासन काल में बंगाल में पड़े भयंकर अकाल को अपनी आँखों से देखा था, भले ही वे उस समय 9 वर्ष के थे, लेकिन वह उसकी विभीषिका को कभी भुला नहीं पाये। इस अकाल का विश्लेषण करते हुए वे कहते हैं कि अकाल का कारण अनाज की कमी या उत्पादन में गिरावट नहीं था। इसका कारण यह था कि निर्धन लोगों में पेट भरने के लिए अनाज खरीदने की शक्ति नहीं थी। उस समय अनाज के दाम बहुत अधिक बढ़ गये थे, लेकिन निर्धन व्यक्तियों को बढ़ी हुई कीमतों के अनुरूप बढ़ी हुई मजदूरी नहीं मिली और न उनके लिए कोई ऐसे प्रबंध किये गये कि वे अपना पेट भरने के लिए इतने पैसे जुटा सकें जिससे अनाज खरीदा जा सके। बंगाल के अकाल का उनका यह विश्लेषण निजी अनुभवों पर आधारित है।

अमर्त्य सेन ऐसे पहले अर्थशास्त्री हैं जिन्होंने अर्थशास्त्र को मानव के कल्याणकारी पक्ष से जोड़ा है। अर्थशास्त्र के सम्बन्ध में अब तक जितने भी विद्वान् व्यक्तियों को नोबेल पुरस्कार से सम्मानित किया गया, उन सभी का यही मत रहा है कि अर्थशास्त्र का प्रमुख ध्येय सम्पदा की वृद्धि करना है। अबतक जितने भी अध्ययन किये गये उनका ध्येय यही रहा कि उपलब्ध पूँजी का किस प्रकार प्रयोग किया जाये जिससे उसकी और अधिक वृद्धि हो। यह स्पष्ट मत है कि निर्धनता का बड़ा कारण अशिक्षा है। अशिक्षा के अनेक परिणामों में से एक परिणाम यह होता है कि अशिक्षित निर्धन व्यक्ति लम्बे समय तक निर्धनता भोगते रहने और अपने आपको हीन समझने के कारण इस स्थिति को अपना भाग्य ही मानने लगता है। ऐसी स्थिति में वह समाज की सभी असमानताएं तथा कष्ट झेलता रहता है और कभी उस स्थिति से बाहर निकलने का प्रयास ही नहीं करता। उसमें किसी प्रकार उन्नति करने या अच्छा जीवन बिताने की आशा ही समाप्त हो जाती है। अमर्त्य सेन शिक्षा को मनुष्य के व्यवसाय और उसकी उन्नति से जोड़ते हैं।

प्रो. सेन सामाजिक असमानताओं को भी निर्धनता का कारण मानते हैं। उन्होंने इस बात का कई जगह जिक्र किया है कि भारत के अनेक प्रदेशों में स्त्रियाँ जीवन-भर परिश्रम करती रहती हैं, इसके बावजूद उनका जीवन असुविधाओं और असमानताओं में गुजरता है। भोजन, स्वास्थ्य, शिक्षा यहाँ तक कि वस्त्रों आदि के सम्बन्ध में भी स्त्रियों को पुरुषों के समान नहीं माना जाता। एशिया के कुछ अन्य देशों में भी बहुत कुछ ऐसी ही परिस्थितियाँ हैं।

शिक्षा के विषय में उनका यह भी कहना है कि भारत में शिक्षा का प्रारम्भिक क्षेत्र आज भी बहुत पिछड़ा हुआ है। देहाती क्षेत्रों के साथ-साथ नगरों में भी बहुत से ऐसे क्षेत्र हैं जहाँ बच्चों की प्रारम्भिक शिक्षा का कोई प्रबंध नहीं हैं। वे इस बात पर बल देते हैं कि

किसी भी देश की उन्नति के लिए प्रारम्भिक शिक्षा बहुत जरूरी है। भारत के अतिरिक्त अन्य एशियाई विकासशील देशों में भी यही स्थिति है।

अकाल के सम्बन्ध में विश्लेषण करते हुए उनका कहना है कि इसके कुछ अन्य कारण भी हो सकते हैं, जिनका व्यापक प्रभाव पड़ता है। इनमें एक कारण बाढ़ आना भी है। बाढ़ आने से जहाँ किसान की फसलों को हानि होती है, उसके कारण उनकी क्रय-शक्ति भी प्रभावित होती है। ऐसी स्थिति में प्रत्येक सरकार का कर्तव्य हो जाता है कि खाद्यान्न के वितरण की व्यवस्था को ठीक रखे, जिससे प्रभावित किसान अथवा निर्धन लोग भुखमरी के कगार तक न पहुँचे पायें।

अमेरिका आदि समृद्ध देशों के अर्थशास्त्रियों ने उनके कल्याणकारी पक्ष की यह कहकर आलोचना भी की है कि इससे कोई विशेष लाभ नहीं होगा, परन्तु सेन कहते हैं कि असमानता समृद्ध और विकसित देशों में भी हैं जिसे दूर करना जरूरी है।

भारत सरकार ने इस प्रसिद्ध अर्थशास्त्री की अपने सर्वोच्च सम्मान 'भारत-रत्न' से सम्मानित किया है।

32

जे.आर.डी. टाटा

इनका जन्म सन् 1904 में पेरिस में हुआ था इन्होंने अपनी पढ़ाई-लिखाई पेरिस में सम्पन की। शिक्षा प्राप्त करने के उपरान्त जब वे भारत आये और उन्होंने अपना कैरियर एक सहायक के रूप में आरम्भ किया। 1926 में वे टाटा समूह से सम्बद्ध हो गये।

जे.आर.डी. टाटा को इस शताब्दी का महान् पुरुष और उद्योगपति माना जाता है। उनमें जो सूझ-बूझ और दूरदृष्टि थी और जिसके कारण टाटा उद्योग का इतना अधिक विस्तार हुआ उसके सम्बन्ध में व्यापक विचार करने की आवश्यकता है। जे.आर.डी. जब टाटा समूह के अध्यक्ष बने, उस समय टाटा समूह में केवल 15 कम्पनियाँ थीं। इनकी दूरदृष्टि और योजना का परिणाम यह हुआ कि इनके अध्यक्षता काल में उनकी गिनती सौ का आंकड़ा पार कर गयी।

भारत के औद्योगिक घरानों में टाटा समूह का जो भी स्थान हो उसमें जिस प्रकार के विभिन्न क्षेत्रों में उद्योगों का आरम्भ किया और मुक्तहस्त होकर जनता की सेवा के लिए अस्पतालों तथा अन्य सेवाकार्यों का विस्तार किया, उसका मुकाबला कोई भी औद्योगिक घराना नहीं कर पायेगा।

व्यक्तिगत रूप से विमान उड़ाने की अनुमति और लाइसेंस प्राप्त करने वाले प्रथम भारतीय थे। उन्होंने सर्वप्रथम 1929 में कराची से बम्बई तक उड़ान भरी। तब भारत में हवाई अड्डों का कोई विशेष प्रबंध नहीं था। कराची से जब उड़ान भरते तो उस स्थान के आस-पास कीचड़ भरा होता। 1930 में उन्होंने बम्बई से इंग्लैण्ड तक अकेले एक सीट वाले विमान की उड़ान भरी। इस प्रकार उन्होंने 1932 में टाटा एयरलाइंस की शुरुआत की। 1953 के राष्ट्रीयकरण के दौर में टाटा एयरलाइंस को भी राष्ट्रीय सम्पत्ति बना दिया गया और इसका नया नाम 'एयर इंडिया' रखा गया।

लम्बे समय तक टाटा संस्थान की सेवा के उपरांत उन्हें 1938 में टाटा उद्योगों का अध्यक्ष बनाया गया। उनके नेतृत्व में टाटा समूह ने बड़ी तेजी से उन्नति की। इसका मूल कारण यह था कि जे.आर.डी. जिस व्यक्ति को अपनाते वे उनकी पूरी तरह से सहायता करते और उसे इस प्रकार प्रशिक्षित करते थे कि वह व्यक्तिगत रूप से भरोसे के साथ कार्य सम्भाल सके। इसके साथ-साथ उन्होंने जिन लोगों को चुना, उन पर पूरा विश्वास किया। इनमें कुछ प्रसिद्ध व्यक्ति है एस. मुलगांवकर दरबारी सेठ अजीत केरकर, रूसी मोदी आदि। उन्होंने एस. मुलगांवकर के कंधों पर टेलको का कार्यभार डाला। दरबारी सेठ

की देख-रेख में टाटा केमिकल्स रखा गया। टाटा समूह ने जिन ताज होटलों का निर्माण किया था उनकी देख-भाल का काम अजीत केरकर को सौंपा गया। टिस्को के कार्यभार के लिए रूसी मोदी को चुना गया।

जे.आर.डी. टाटा और जवाहरलाल अच्छे मित्र थे। निकट सम्बन्ध होने के बावजूद वे जवाहरलाल जी की आर्थिक योजनाओं और उनसे सम्बद्ध दर्शन से सहमत नहीं थे और जब कभी बात होती तो वह अपनी बात स्पष्ट रूप से उनसे कहने से न हिचकते थे। उनका सपना था कि निजी और सरकारी उपक्रम भारत को आगे ले जाने वाले दो पहिये बनें। लेकिन विचारधारा के अन्तर के कारण नेहरू ने अर्थव्यवस्था और उद्योगीकरण के बारे में कभी उनसे सलाह नहीं किया।

वे होमी भाभा को बेहद प्यार करते थे उनके हवाई दुर्घटना में देहान्त पर जे.आर.डी. टाटा ने कहा था—मैं जिससे प्रेम करने लगता हूं अकसर वह मुझसे जल्दी बिछुड़ जाता है। वे इस बात को भली प्रकार समझते थे कि जिस व्यक्ति ने जन्म लिया है उसे इस संसार में अवश्य विदा होना है, परन्तु वे अत्यन्त लगाव के कारण ही ऐसा अनुभव करते थे। ऐसा बहुत कम लोगों को पता है कि होमी भाभा जब द्वितीय विश्व युद्ध के कारण भारत में ही फँस गये तो जे.आर.डी. टाटा ने उनके लिए इंडियन इंस्टीट्यूट ऑफ साइंस (बंगलूर) में कॉस्मिक एनर्जी का अलग से एक विभाग खुलवा दिया। इस कार्य का मुख्य उद्देश्य था भाभा के कैम्ब्रिज कार्य को जारी रखना। उसके बाद उन्होंने भाभा को इंस्टीट्यूट ऑफ फंडामेंटल रिसर्च खोलने में मदद भी की। यही संस्थान आगे चलकर भारतीय परमाणु ऊर्जा कार्यक्रम की जन्मभूमि बनी। इस घटना से स्पष्ट है कि प्रतिभा की कितनी पहचान जे. आर. डी. टाटा में थी।

जे.आर.डी. किसी भी कार्य को पूर्ण दक्षता से करते थे। इसलिए उन्हें भारत सरकार द्वारा बनायी गयी अनेक समितियों में सलाहकार बनाया गया। अपने विचारों के कारण वे सरकार अथवा सरकारी समितियों के निर्णय से सहमत न होते तो अपना पक्ष बहुत युक्ति संगत तरीके से उपस्थित करके शेष सदस्यों को अपने पक्ष का समर्थन करने को बाध्य कर देते थे।

उन्होंने केवल उद्योग जगत् के लिए ही कार्य नहीं किया बल्कि उन्होंने अनेक श्रेष्ठ अस्पतालों की स्थापना की। उनकी रुचि, कला, विज्ञान, थियेटर, शिक्षा और परिवार नियोजन आदि में भी थी। इन सभी योजनाओं के लिए उन्होंने संरक्षक की महत्त्वपूर्ण भूमिका अदा की। भारत सरकार ने 1992 में उन्हें सर्वोच्च सम्मान 'भारत-रत्न' से सम्मानित किया था। सन् 1993 में इस महान आत्मा का देहान्त हो गया, लेकिन आज भी टाटा समूह उनके बतलाये रास्ते पर चल रहा है।

जे.आर.डी. टाटा के पुरखे ईरान से जब वहाँ जबरदस्ती इस्लाम कबूल करवाया जा रहा था, भारत आये थे भारत में आकर इन लोगों ने देश के विकास के लिए जो उत्कृष्ट कार्य किया उसे सदैव याद रखा जायेगा। जमशेदजी नोशेवानजी देश में ऐसे भविष्यद्रष्टा थे जिन्होंने जमशेदपुर में इस्पात कारखाने की स्थापना करके देश में औद्योगिक क्रान्ति का सूत्रपात किया। आज भी टाटा उद्योग समूह देश का एक महत्त्वपूर्ण उद्योग समूह है।

33

वर्गीज़ कुरियन

वर्गीज़ कुरियन जिन्हें श्वेत-क्रांति का जनक कहा जाता है, का जन्म सन् 1921 ई. में हुआ था। इन्होंने अमेरिका के मिशीगन विश्वविद्यालय से इन्जीनियरिंग की शिक्षा प्राप्त की थी। उस समय इनकी आयु मात्र 27 वर्ष की थी। अमेरिका से डिग्री प्राप्त कर वर्गीज़ कुरियन अनमने रूप से मई 1949 में गुजरात के आनन्द नामक एक छोटे से स्थान पर एक छोटी-सी डेयरी संस्था का कार्यभार सम्भाला। तब किसी ने यह नहीं सोचा था कि एक प्रतिभाशाली नौकरशाह भारत वर्ष में किसानों में सम्पन्नता का एक नया स्वप्न जगाएगा। उन्होंने इसी बात को कोऑपरेटिव द्वारा सच करके दिखा दिया। कुरियन 1973 में गुजरात में सहकारी दूध संघों द्वारा उत्पादित उत्पादों को अमूल और ब्रांड नामों के तहत बेचने के लिए एनडीडीवी ने गुजरात सहकारी दूध विपणन फेडरेशन की स्थापना में मदद की। आज हर कोई आनन्द कोऑपरेटिव के उत्पादों से परिचित है।

इस नेक कार्य के लिए वर्गीज़ कुरियन को त्रिभुवन दास पटेल से प्रेरणा मिली थी। सरदार पटेल ने किसानों की स्थिति में सुधार के लिए पहले अपने क्षेत्र में कार्य प्रारम्भ किया था। उन्होंने त्रिभुवन दास पटेल को यह कार्य सौंपा था कि वे कैरा नामक स्थान पर और उसके आस-पास रहने वाले किसानों की स्थिति में सुधार कार्य करें। कुरियन इस बात को बड़े गर्व से स्वीकार करते थे कि त्रिभुवन दास की प्रेरणा के बिना कुरियन का नाम भी आपको ज्ञात नहीं होता, अर्थात् वह मानते थे कि उनकी सफलता का श्रेय त्रिभुवन दास पटेल को जाताहै।

वर्गीज़ की सबसे बड़ी विशेषता थी कि वे सदैव अपने कार्य को सर्वोपरि समझते थे। नेशनल डेयरी डेवलपमेंट बोर्ड के अध्यक्ष भी थे जिसके सम्बन्ध में कोई भी यह अनुमान लगा सकता है कि इस प्रकार के ऊँचे पद पर बैठे हुए नौकरशाह की जीवनशैली किस प्रकार की रही होगी। लेकिन इस संस्था से जुड़े किसान 'दूधवाला' कहते थे।

कुरियन ऐसे व्यक्ति थे जिन्होंने एक पिछड़े हुए क्षेत्र के किसानों में एक नवीन जीवन का संचार करके इस कोऑपरेटिव संस्था को आर्थिक लोकतन्त्र का एक आदर्श नमूना बना दिया। हालाँकि 1978 में छोटे किसान तक प्रौद्योगिकी पहुँचाने के वर्गीज़ कुरियन के विचार को खारिज कर दिया था। इसके बाद भी राष्ट्रीय डेयरी विकास बोर्ड

ने भारत के दूध उत्पादन में सलाना बढ़ोतरी 0.5% से 5% तक पहुँचा दी। उनके प्रयास से भारत 1998 तक दुनिया का सबसे बड़ा दुग्ध उत्पादक देश बन गया। वर्गीज़ की सबसे बड़ी विशेषता यह है कि स्वयं एक बड़े नौकरशाह के रूप में रहते हुए भी जहाँ नौकरशाही की आलोचना की है वहाँ अपने सम्पर्क के गुणों के कारण उनसे प्रत्येक प्रकार की सहायता भी प्राप्त की है। उन्हीं के प्रयत्नों का परिणाम है कि आज आनन्द कोऑपरेटिव एक आदर्श संस्था मानी जाती है। कुरियन ने भारत की नई आर्थिक नीतियों की कमियों की तरफ हमेशा ध्यान आकर्षित किया था। उनके कार्यों से प्रकट होता था कि वह किस प्रकार दूरदृष्टि से काम लेते रहे थे। उनसे पहले केवल गाय के दूध के सम्बन्ध में ही परीक्षा आदि की योजना थी। कुरियन ने अनुभव किया कि भैंस के दूध को भी इस परिधि में लाना चाहिए। उन्होंने भैंस के दूध से पाउडर, बेबी फूड और कन्डेन्स्ड मिल्क आदि का निर्माण शुरू किया। इस प्रकार उन्होंने जहाँ भारत में दूध उत्पादनों के सम्बन्ध में एक नई दिशा दी है वहाँ विश्व के अन्य देशों ने भी उनसे प्रेरणा ली। उनकी वैश्विक दृष्टि ने उत्तर व दक्षिण के बीच सहभागिता और अफ्रीका एशिया व लैटिन अमेरिका में कृषि-उद्योगों के निर्माण में मदद दी थी। इसलिए कुरियन को जहाँ किसानों के सपनों को साकार करने का श्रेय प्राप्त है, वहाँ उन्होंने एक ऐसी श्वेत क्रान्ति को जन्म दिया है जिसके कारण छोटे-छोटे किसानों ने एक संगठन द्वारा अपनी निर्धनता और गरीबी दूर करने का प्रयत्न किया है। उनके प्रयास ने उन्हें देश के सच्चे सपूतों की श्रेणी में ला दिया है। आज भारत वर्ष ही नहीं, बल्कि सम्पूर्ण विश्व इस महान् व्यक्तित्व का कायल है।

34

नक्सलवाद और उसका निपटारा

नक्सलवाद का अभ्युदय वास्तव में सामाजिक, आर्थिक राजनीतिक तथा प्रशानिक शोषण से जुड़ा है। 18 मई 1967 को सीपीएम के कानू सान्याल, जंगल संथाल तपाचारन मजूमदार तीनों ने मिलकर भूमिहीन किसानों के पक्ष में एक विद्रोह की शुरुआत की इनका उद्‌देश्य था– एक ऐसा वर्गहीन समाज की स्थापना करना जिसमें मजदूरों, कृषकों और अन्य दबे कुचले वर्ग का प्रमुख स्थानीय जमींदारों से जमीन छीनकर भूमिहीन मजदूरों के बीच जमीन बाँटना चाहते थे। इसी बात पर उनकी मजींदार के लोगों से भिड़त हो गयी। 24 मई को पुलिस जनजातीय किसानों को गिरफ्तार करने वहाँ पहुँची तो जनजातीय लोगों ने उन पर हमला कर दिया जिसमें तीर के लगने से एक पुलिस इंस्पेक्टर की मौत हो गयी। इस घटना ने वहाँ के स्थानीय जनजातीय लोगों को एक जुट कर स्थानीय जमींदार के ऊपर हमला करने की जमीन तैयार की दी। नक्सलवाद के आर्थिक कारण के अलावा कुछ सामाजिक कारण भी थे। स्थानीय जमींदार जनजातीय लोगों को बात-बात पर नीचा दिखाकर उनके प्राकृतिक संसाधनों पर कब्जा भी कर रहे थे। इसके अलावा कुछ जाति व्यवस्था भी इसके लिए जिम्मेवार थी।

नक्सल शब्द मुख्यतौर पर बंगाल के नक्सलवादी गाँव से जुड़ा है जहाँ इस विद्रोह की शुरुआत हुई थी। ये नक्सली काम्युनिस्ट माओवादी राजनीतिक दल से जुड़े थे। पहले इस संस्था की गतिविधियों का मुख्य केन्द्र बंगाल में ही था लेकिन धीर-धीरे माओवादी नक्सलाउट झारखंडए बिहारए उड़ीसाण छतीसगढ़ तथा आन्ध्रप्रदेश के कम विकसित ग्रामीण इलाकों में फैल गये। पिछले कई सालों से नक्सलवादियों की लड़ाई भ्रष्ट जमींदारों तथा वहाँ के स्थानीय प्रशासन से है।

सन् 2006 में भारत की प्रमुख खुफिया एजेंसी रिसर्च एंड एनालाइसिस विंग ने नक्सलवाद के बारे में सरकार को जानकारी इकट्ठी की कि इसमें 20,000 सशस्त्र नक्सलाइट कैडर सक्रिय है इसके अलावा 50,000 अन्य कैडर इनके सहयोग में सक्रिय है। रिसर्च एंव एनालाइसिस विंग ने प्रधानमंत्री को सूचना दी कि नक्सलवाद भारत की अंतरिम सूरक्षा के लिए एक गंभीर खतरा है।

सभी नक्सलाइट ग्रुप सीपीआई (ML) से जुड़े हैं जो कि माओविस्ट कम्युनिस्ट सेन्टर (एमसीपी) से विकसित हुआ है। एमसीसी बाद में चलकर पीपुल वार ग्रुप में बदल गया। सत्तर के दशक में कलकत्ता सहित कई जगहों के स्कूल नक्सलवाद से प्रभावित होकर बंद रहने लगे। उनका हेडक्वार्टर कॉलेज कलकत्ता में था। धीर-धीरे नक्सलाइट का प्रभाव बढ़ता गया और नक्सली पूरी तरह से हिंसक क्रिया में लिप्त हो गये।

वर्तमान में ये नक्सली संगठन आर्थिक सामाजिक असमानता के प्रति विरोध जुटाने के लिए हिंसक क्रिया कलाप में लिप्त हैं। अब तक 2,200 से ज्यादा निर्दोष नागरिक तथा 800 से ज्यादा सुरक्षकर्मी नक्सलाइट की हिंसा में 2004-2008 के बीच मारे जा चुके हैं। 22 अप्रैल 2009 में तो माओवादियों ने झारखंड में दिन-दहाड़े एक ट्रेन का अपहरण कर लिया था। अच्छा हुआ कि नक्सलवादियों ने धरना के छः घंटे बाद बंधक मुसाफिरों को बिना कोई नुकसान पहुँचाये छोड़ दिया। झारखंड तथा झारखंड से सटे बिहार के रेलवे स्टेशन पर नक्सली हमला आम बात हो गयी है। नक्सली सरकार की असमान व्यवस्था का विरोध करने के लिए सरकारी सम्पत्तियों को अकसर निशाना बनाते हैं।

नक्सलाइट भारतीय चुनावी व्यवस्था को भी निशाना बनाते रहे हैं। उन्होंने छत्तीसगढ़ के दन्तेवाड़ा में एक बीजेपी नेता की हत्या कर दी भारत के महालेखा परीक्षक ने नक्सल प्रभावित राज्यों के बारे में उसकी कार्यकुशलता की क्षमता पर टिप्पणी की है कि वे अपने राज्य की पुलिस को आधुनिक बनाने की दिशा में काम नहीं करते। उन 16 पुलिस राज्यों के बारे में जहाँ नक्सली गतिविधियाँ काफी सक्रिय है पुलिस के बारमें में समीक्षा करने के बाद घोषणा की है कि इन राज्यों की पुलिस माओवादी उग्रवाद के सामने पंगु है। ऐसा फंड की कमी, जवानों को अत्याधुनिक हथियारों की कमी तथा उन्हें बेहतर तरीके से प्रशिक्षित करने की कमी के कारण हुआ है। महालेखा परीक्षक ने आगे यह भी कहा कि माओवादियों को पनपने में केवल केन्द्र ने ही छुट नहीं दी बल्कि इसमें उन राज्यों का भी हाथ है जिन्होंने इस समस्या को ज्यादा कारगर तरीके से निपटाया।

नक्सलवाद की बढ़ती समस्याओं को देखते हुए केन्द्र तथा प्रभावित राज्यों को इनसे सख्तीपूर्वक निपटने के बारे में पुनः विचार करें। हलाँकि नक्सलवाद का मुख्य कारण सामाजिक-आर्थिक विषमता है। राज्य तथा केन्द्र की सरकारों को इसे दूर कर नक्सलवाद की समस्या से पूरी तरह निजात पाने और नक्सली संगठन में शामिल लोगों का मुख्य धारा से जोड़ने का प्रयास करना चाहिए।

35

वैश्विक मंदी

सितम्बर 2008 में बड़े वित्तीय संगठनों जैसे लेहमन बदर्स की विफलता ने विश्व में छायी मंदी की संकेत दे दी। इसके फलस्वरूप अमेरिका से यूरोप बाद में एशिया से अफ्रीका विकसित और विकासशील देशों को इससे बड़ा झटका लगा। इस आर्थिक मंदी से अर्थ की प्रत्येक क्षेत्र में बड़ा झटका लगा। कुछ कम्पनी गंभीर वित्तीय स्थिति के कारण बंद हो गयी तो कुछ को अपने स्टॉफ कम करने पड़े। फैक्टरी की लागत कम करने के लिए इन जॉब में कटौती की जिससे बेरोजगार काफी संख्या में बढ़े। विश्व मार्केट में खरीदारों के नहीं होने के कारण वस्तुओं के मूल्य नीचे गिर गये। संकुचन के कारण मुद्रास्फति सहित कई देशों में फैल गयी। समझा गया कि 2008-2009 वित्तीय वर्ष में 1930 के बाद सबसे ज्यादा मंदी छायी है। चीन और रूस जैसे बन्द आर्थिक नीतियों वाले देश ने इस पर पूँजीवाद को जिम्मेदार ठहराया।

हम लोग आजकल भूमंडलीय दुनिया में जी रहे हैं जहाँ रुपयों की उछाल और मंदी एक अमेरिका, ब्रिटेन, फ्रांस आदि देशों में पूँजीवादी देशों में वित्तीय नियमन की कमी आर्थिक सीट के मुख्य कारण माना गया। बहुत से विशेषताएँ पूँजीवाद के खात्मे की भविष्यवाणी की जबकि पश्चिमी देशों ने पूँजीवाद के पक्ष में बातें की।

बहुत से आर्थिक समीक्षकों ने सरकार की नीतियों पर सवाल उठाये। प्रत्येक देश की सरकारों ने आर्थिक ढाँचे को पटरी पर लाने के लिए प्रोत्साहन की घोषणा की है शायद अमेरिका पहला देश है जहाँ सरकार ने वहाँ की बड़ी कम्पनी को जो कि खात्मे के कगार पर थी अनुदान की घोषणा की पहले जार्ज बुश ने घोषणा की, बाद में राष्ट्रपति चुने जाने पर बराक ओबामा ने की। वैसे क्षेत्रों को पुनर्जीवित करने के रूप में जिन्हें मंदी का अधिक सामना करना पड़ा है। ओबामा ने हाउसिंग पैकेज बैंक लोन टैक्स पे करने वालों के अलावा जेनरल मोटर्स क्रेसलर, अमेरिका इंटरनेशनल ग्रुप तथा कुछ कार्पोरेट के बड़े दिग्गजों को दिया है।

बहुत से अर्थशास्त्री ने सरकार के द्वारा कम्पनियों के घाटा को पूरा करने के औचित्य पर सवाल खड़े किया है। उनके अनुसार यह पूँजीवाद के नियमों के खिलाफ है। सभी देश के सरकारों ने अपने यहाँ आर्थिक सुधारों को पुनः पटरी पर लाने के लिए बहुत सारे पैकेज

216 निबन्ध-संग्रह

बाँटे गये। इतिहास में पहली बार सार्क एक संगठन के रूप में बदल गया। अन्तर्राष्ट्रीय आर्थिक मंदी के कारण अमेरिका में भी बहुत-सी नौकरियाँ गयी

बहुत से अर्थशास्त्री सरकार के प्राइवेट कम्पनी के घाटे को हस्तक्षेप करने की नीति पर सवाल खड़े किये है। उनके अनुसार ये कार्यवाही पूँजीवाद के नियमों के खिलाफ है जो कि उत्पादन के निजी स्वामित्व के श्रोतों जमीन, मजदूर, पूँजी और उद्यमशीलता पास के तत्व हानि तथा आर्थिक गतिविधि राज्य सरकार के बिना हस्तक्षेप के सरकारी नियंत्रण बल्कि समाजवादी अर्थव्यवस्था की विशेषता है। पूँजीवादी देशों के प्रोत्साहन सम्बन्धी कदम अभूतपूर्व थे। कुछ ने तो कहा यह पूँजीवाद का खात्मा है। उनकी कम्पनियों को दी गयी बड़ी अनुदान की आलोचना की गयी जो अच्छा प्रदर्शन नहीं कर रही हैं। यह कहा गया कि गाढ़ी कमाई से टैक्स के तौर पर जमा किये गये पैसो को उन अयोग्य कंपनी को दिया गया जो अपने मामले को अच्छी तरह नहीं निपटा सकते। मुख्य कार्यकारी पदाधिकारी ऊँचे वेतन के अलावा मोटे भत्ते उठाते हैं लेकिन मुश्किल वक्त में गरीबों की कम सहनशक्ति के लिए उसे ज्यादा परेशानी उठानी पड़ती है। यह पूँजीवाद को अप्रर्याप्तता है। उछाल के समय में कम्पनी मोटा मुनाफा कमाती है जबकि सामान्य आदमी मुनाफे का इंतजार करता है लेकिन मंदी के समय यह काफी लोगों के टैक्स के पैसे, योगदान और बचत को बाहर कर देती है। यह कहा गया है कि यह पूँजीवाद नीजी लाभ है लेकिन समाजवाद को हानि उठानी पड़ती है।

इतने लक्षणों के बाद भी पूँजीवाद का भी बचाव किया गया है। बहुत से अर्थशास्त्री सोचा करते हैं कि अगर ऐसा होता तो चीन और रूस की बंद आर्थिक नीति में भी हुआ था। मंदी पूँजीवाद का ही एक प्रकार से प्रत्येक सफस आर्थिक मंदी के बाद कार्ल मार्क्स ने पूँजीवाद के खात्म का इंतजार किया। 1980 में एक हत्या मंदी छायी थी जब फ्रांस के प्रधानमंत्री मिस्र ने इस सिच्युशेन के खिलाफ चाहा तो उसके देश की आर्थिक स्थिति और ज्यादा खराब हो गयी। इसके पश्चात् उन्होंने नीतियों को दूर हटा लिया और पूँजीवाद को स्वीकार कर लिया। ऊपर लगाये गये आक्षेपों से हटकर पूँजीवाद के बारे में भी कुछ टिप्पणी है। ऐसे में सरकार खाली हाथ नहीं बैठ सकती। जब बाजार से लचीलापन एक दम समाप्त हो जाता है। बैंक इस हालत में नहीं रहते कि वे लोन दे सके। कार्पोरेट सेक्टर पूँजी के आभाव के कारण ऐसे में वस्तुओं की माँग और सेवा समाप्त हो जाती है। ऐसे में सरकार मार्केट में रुपये भरती है ताकि माँग में बढ़ोत्तरी हो सके अगर अमेरिकन सरकार कुछ कंपनियों की आर्थिक मदद की। यह सरकार का जारी हस्तक्षेप था ताकि यह कंपनी पहले की तरह काम करने लगे। कम्पनियों के दौरान रोजगार लाभ, विस्तार अगर कंपनी को बदतर हालत में डूबने के लिए छोड़ दिया जाये तो वे बढ़ती बेरोजगारी के और श्रोतों के बिना उपयोग के नाश हो जायेगा।

36

लोकपाल बिल

भारत के जागरूक नागरिकों के द्वारा लोकपाल की माँग नई नहीं है। लोकपाल बिल पहली बार चौथी लोकसभा में सन् 1969 में पारित हुआ था लेकिन इच्छाशक्ति के अभाव में यह राज्यसभा में पारित नहीं हो सका। इसके पश्चात् लोकपाल बिल सन् 1971, 1977, 1985, 1989, 1996, 1998, 2001, 2005, 2008 में लाया गया मगर हर बार यह बिल ठंडे बस्ते में चला गया।

सन् 2012 में कुछ जागरूक नागरिकों ने एक सिविल सोसाइटी बनायी। इन नागरिकों के द्वारा भ्रष्टाचार के खिलाफ एक मजबूत और प्रभावी बिल का नाम है जन लोकपाल बिल। जनलोकपाल बिल के अन्तर्गत केन्द्र में लोकपाल और राज्यों में जन शिकायतों की सुनवाई के लिए लोकायुक्त का गठन होगा। यह संस्था निर्वाचन आयोग और सुप्रीम कोर्ट की तरह सरकार के नियंत्रण में नहीं होगी। देश का कोई भी नेता या अधिकारी जाँच की प्रक्रिया को प्रभावित नहीं कर पायेगा। इस बिल की माँग है कि किसी भी शिकायत की जाँच एक साल के अन्दर पूरी कर ली जाये और दो साल पूरे होने के पहले भ्रष्ट नेता या सरकारी अधिकारी को सजा सुनाने तथा आरोप के सिद्ध होते ही सरकार को हुए नुकसान को भी वसूल करने की बात इस कानून में निहित है।

यदि किसी नागरिक का काम तय समय पर पूरा नहीं होगा तो लोकपाल बिल इसकी जाँच करके दोषी ऑफिसर पर जुर्माना लगायेगा और वह जुर्माना शिकायतकर्ता व्यक्ति को मुआवजे के रूप से दे दिया जायेगा। यदि किसी का राशन कार्ड, पहचान-पत्र, आधार कार्ड तय समय पर नहीं आता तो इसकी शिकायत आप लोकपाल या लोकायुक्त से कर सकते हैं। सरकारी राशन का दुरुपयोग जैसे किसी भ्रष्टाचारके खिलाफ लोकपाल से शिकायत की जा सकती है लोकपाल के सदस्यों का चयन जज, नागरिकों और सेवानिवृत अधिकारियों द्वारा किया जायेगा। किसी भी नेता की इसमें कोई भागीदारी नहीं होगी। वर्तमान में जो सरकारी विभाग भ्रष्टाचार पर कार्रवाई करते हैं उनका विलय लोकपाल में कर दिया जायेगा। लोकपाल किसी भी जज, नेता या अफसर के खिलाफ आम नागरिकों द्वारा लगाये शिकायत की जाँच करने और मुकदमा चलाने के लिए स्वतन्त्र होगा।

अगर जनलोकपाल बिल सरकार की सहमति से पारित हो जाता है तो इससे आम

जनता को बहुत फायदा होगा, क्योंकि इससे भ्रष्ट अधिकारियों और नेता पर शिकंजा कसा जा सकेगा। लेकिन समस्या इस बात की है कि लोकपाल विधेयक पर कोई दल गंभीर नहीं है। सभी राजनीतिक दल के प्रतिनिधि खुद को किसी निगरानी में लाये जाने के विरुद्ध हैं। लेकिन पिछले साल दिल्ली के रामलीला मैदान में अन्ना हजारे द्वारा भ्रष्टाचार के विरोध में हुए एतिहासिक आंदोलन ने देश के आम लोगों के बीच जागृति ला दी है। देर सबेर किसी सरकार को जनलोकपाल विधेयक पारित करना ही पड़ेगा। इस प्रकार सरकार में आम नागरिकों की जिम्मेदारी बढ़ जायेगी। इस बिल की सबसे महत्त्वपूर्ण बात यह है कि कोई भी नेता या अधिकारी यह कहकर नहीं बच सकते कि मैं कुछ नहीं जानता। भ्रष्टाचारियों पर तय समय में जनलोकपाल बिल के तहत कार्यवाही होगी तथा उन्होंने जो देश को जो आर्थिक हानि पहुँचाई है वह भी उनसे वसूली जायेगी। दूसरी ओर देश के जो सक्रिय नागरिक किसी वरिष्ठ नेता या नौकरशाह के खिलाफ आवाज बठाने से हिचकतें थे, कानून के तहत सुरक्षा मिलने से वे आगे आयेंगे और भ्रष्टाचार का नाश होगा।

जनलोकपाल बिल का दूसरा पक्ष यह है कि कई जनप्रतिनिधियों ने इस बिल को सिरे से नकार दिया है। कहा जा रहा है कि यह बिल जनता की कठिनाइयों को कम करने के बदले और बढ़ा देगा। कुछ काम जो आज भ्रष्टाचार के कारण हो भी जाते है वही काम अब नहीं होगा।

लोकपाल बिल के आने से समस्या

यदि कोई व्यक्ति भ्रष्टाचार के खिलाफ आवाज बुलंद करता है तो ऐसी काई संस्था नहीं है तो उसे विश्वसनीय और प्रभावशाली संरक्षण दे सकें। वह पुलिस के पास जा सकता है। ऐसे में पुलिस उन्हीं लोगों का साथ देती है।

दरअसल में कोई भी राजनेता कभी नहीं चाहता कि उन पर नकेल कसने वाला कानून बनाया जाये। फिलहाल सरकार की तरफ से जो लोकपाल बिल संसद में पास हुआ है उसमें केवल नेताओं को ही शामिल किया गया है। कोई राजनीतिक दल एक मजबूत लोकपाल बिल के पक्ष में नहीं है। दूसरी बात ये है कि सरकार के द्वारा पास इस बिल में लोकपाल किसी के खिलाफ मुकदमा चलाने की सलाह सरकार को दे सकता है, लेकिन खुद किसी भ्रष्ट नेता के खिलाफ केस नहीं चला सकता, जबकि जनता की ओर से बनाये गये लोकपाल बिल में लोकपाल को पूर्ण रूप से सरकारी नियंत्रण से बाहर रहने की बात कही गयी है। इस बिल के अनुसार अगर लोकपाल किसी मामले में चाहे तो खुद केस चला सकता है साथ ही सरकारी धन की नुकसान या लूट को वसूलने का अधिकार लोकपाल लोकमत को दिया गया है।

अभी हाल के मामलों में किसी नेता या अधिकारी को जेल नहीं होता। किसी मामले की जाँच पूरा करने के पहले इन्हें सरकार में बैठे उन्हीं लोगों से इजाजत लेनी पड़ती है जिनके खिलाफ जाँच होनी है। सरकारी लोकपाल के अनुसार इसके पास शिकायतें आयेंगी मगर इसे किसी शिकायत की जाँच करने का अधिकार नहीं होगा। इस तरह यह केवल

शिकायत देने वाली संस्था बनकर रह जायेगी। जनलोकपाल के अनुसार केन्द्र में लोकपाल और राज्य में लोकायुक्त के सरकार के अधीन नहीं रहेंगे। सीबीआई का इसमें विलय किया जायेगा। इसकी जाँच अधिकतम एक साल में तथा मुकदमें की सुनवाई अधिकतम एक साल में पूरी कर दी जायेगी। यानि भ्रष्ट को जेल की सजा मिलने में ज्यादा से ज्यादा दो साल लगेंगे। यदि भ्रष्टाचार के खिलाफ आवज उठाने वाले किसी व्यक्ति के खिलाफ कोई झूठा मुकदमा दर्ज हुआ तो लोकपाल इसके बारे में सच्चाई पता लगाकर ऐसे मामले को निरस्त करने की भी कोशिश करेगी।

जनलोकपाल के पारित होने पर इसके दुरुपयोग की भी संभावना की आशंका से इनकार नहीं किया जा सकता। अगर कोई व्यक्ति बिना किसी कारण किसी को परेशान करने की मंशा से जनलोकपाल में शिकायत करता है तो उसकी सच्चाई का पता लगाकर शिकायतकर्ता पर जनलोकपाल की ओर से आर्थिकदंड लगाया जा सकता है।

जनलोकपाल की अच्छाइयों की चर्चा के बाद लोकपाल बिल के दूसरे पहलू की भी चर्चा करना आवश्यक है। कई सांसदो ने जनलोकपाल को मजाक बताया है उनका कहना है कि अधिक अधिकार मिलने से जनलोकपाल बेलगाम हो जायेगा। यह जनलोपाल किसी भी नेता, अधिकारी संस्था से पूछताछ कर सकती है। इसके खिलाफ कहीं भी कोई अपील नहीं कर सकेगा। इस संस्था पर जिन लोगों का नियंत्रण होगा वे है – 1. दोनों असेम्बली के अध्यक्ष 2. सर्वोच्च न्यायालय के न्यायाधीश 3. उच्च न्यायालय के दो मुख्य न्यायाधीश 4. दो भारतीय नोबेल पुरस्कार विजेता 5. राष्ट्रीय मानवाधिकार आयोग अध्यक्ष 6. दो मेगसेसे पुरस्कार विजेता 7. भारत का नियंत्रक लेख परीक्षक। लेकिन ये लोग ... नहीं संकेत इसकी गारंटी कौन लेगा?

अन्त में जनलोकपाल बिल का क्रियान्वयन सही हो तभी भ्रष्टाचार को सही तरीके से निपटा जा सकता है।

37

प्रत्यक्ष विदेशी निवेश और भारतीय फुटकर बाजार

एक देश का दूसरे देश में किया गया निवेश प्रत्यक्ष निवेश कहलाता है। जिसे एफडीआई भी कहते है। एफडीआई दो तरह के हो सकते हैं - इनवार्ड तथा आउट वार्ड। इनवार्ड एफडीआई में विदेशी निवेशक भारत में कंपनी शुरू कर यहाँ के बाजार में अपना निवेश कर सकता है। इसके लिए वह किसी भारतीय कंपनी के साथ संयुक्त गठबंधन शुरू कर सकता है या पूर्ण स्वामित्व वाली सहायक कंपनी शुरू कर सकता है। यदि वह ऐसा नहीं चाहता तो विदेशी कंपनी का दर्जा बरकरार रखते हुए भारत में सम्पर्क परियोजना या शाखा कार्यालय खोल सकते हैं। पिछले एक दशक से विश्व की जितनी कंपनी यहाँ निवेश के लिए आ रही हैं वे यहाँ के विशाल मार्केट में शोषण के लिए आ रही है अन्यथा यहाँ वीपीओ कंपनी के लिए आ रही है ताकि यहाँ कम कीमत में उत्कृष्ट प्रतिभाओं की सेवा ले सकें। अमेरिका ने 2006 में विश्व इन्वेस्टमेंट रिपोर्ट जारी की जिसमें भारत को अपने निवेश के लिए विश्व का पाँचवाँ पसंदीदा जगह बताया था। इसी संभावना को विश्व के दूसरे देशों ने भी पहचाना और सरकार के द्वारा उदारवादी नीतियों की घोषणा आने के बाद भारत के बाजार में पैसा लगाना शुरू कर दिया।

प्रत्यक्ष विदेशी निवेश को समझने के लिए भारत में फुटकर कारोबार को मुख्यतः दो भागों में बाँट सकते हैं – 1. सुनियोजित 2. गैरनियोजित। सुनियोजित रिटेल के अन्तर्गत पहले से स्थापित मानकों तथा नियमों का पालन करना होता है। जैसे उचित खातों का विवरण रखना विदेशी निवेश मानदंडों का पालन करना। गैरनियोजित रिटेल में यह सब नहीं होता। वर्तमान में गैर नियोजित रिटेल भारत में बहुत वर्षों से विद्यमान है जो वर्तमान में कुल फुटकर उद्योग का 94% है।

संगठित फुटकर उद्योग – सुनियोजित रिटेल का आगमन यहाँ 20वीं सदी के अन्तिम दशक में हुआ है। आज भारत का सुनियोजित फुटकर उद्योग 1,70,000 करोड़ से भी ज्यादा है जो 11.4.1 की विकास दर से बढ़ रहा है। आने वाले वर्षों में 4000 रिटेल आउटलेट खुलने का अनुमान है। राज्यों में ऐसे फुटकर उद्योग खुलेंगे की नहीं इससे फैसला लेने का अधिकार राज्यों पर छोड़ दिया गया है। सरकार ने मल्टीब्रांड, फुटकर कारोबार में 51 प्रतिशत प्रत्यक्ष विदेशी निवेश को मंजूरी दे दी है लेकिन कुछ साथ में कुछ शर्तें

भी लगाई है जिसमें सबसे खास यह है कि विदेशाी कंपनी की भागीदारी 51 प्रतिशत से ज्यादा नहीं होगी।

संगठित रिटेल के प्रमुख रूप –

मॉल–मॉल संगठित रिटेल का सबसे बड़ा रूप है जिसका आकार लगभग 60000 वर्ग फुट से 70000 वर्ग फुट तक होता है। मॉल में एक छत के नीचे विभिन्न ब्रांड के उत्पादन होटल तथा सिनेमा का मजा ले सकते हैं।

समाचार मार्केट–यह मॉल से छोटा लगभग 40000 वर्ग फुट तक होते हैं।

सुपर मार्केट–

डिस्काउंट स्टोर–डिस्काउंट स्टोर का सबसे अच्छा उदाहरण दुनिया की सबसे बड़ी रिटेल कंपनी 'बाल यार्ट' है। डिस्काउंट स्टोर में वस्तुओं डिस्काउंट स्टोर में वस्तुएँ बाजार भाव से सस्ते में मिलते है। आज रिटेल उद्योग में केवल कपड़े अन्य घरेलू वस्तुओं मिलती है। बल्कि आनाज, फल, सब्जियाँ और दूध भी बिकता है। रिटेल में संलग्न ये बड़ी कंपनियाँ किसान द्वारा उत्पन्न अनाजों के अच्छे दामों पर खरीदती हैं तथा किसानों को उचित दाम भी देती हैं

प्रत्यक्ष विदेशी निवेश से फुटकर व्यापार में क्या-क्या फायदे होंगे। ये जानने वाली बात है –

भारत की युवा पीढ़ी को रोजगार मिलेगा– इस बात से इनकार नहीं है कि छोटे किराना उद्योगों को परेशानी होगी तो दूसरी तरफ इसेसे देश के लाखों बेरोजगारों को रोजगार के अवसर भी प्राप्त होंगे। उनके लिए संभावनाओं के द्वारा खुलने से अगले दस साल में लगभग एक करोड़ लोगों के लिए रोजगार के अवसर पैदा होंगे। जिससे यह संगठित क्षेत्र वाला सबसे बड़ा क्षेत्र बन जायेगा।

किसानों को फायदा – प्रत्यक्ष विदेशी निवेश के यहाँ आने से विदेशी कंपनियों को कम से कम 30 प्रतिशत कच्चा माल भारतीय किसानों से ही खरीदना पड़ेगा। जिससे किसानों की स्थिति सुधरेगी। ठेके पर खेती की शुरुआत होने से किसान कीमत को लेकर पहले से ही आश्वस्त रहेंगे वही कीमतों की नई प्रक्रिया शुरू होगी। आज किसानों के पास अच्छज्ञ भंडारण होने से 30-40 फीसदी और सब्जियाँ खराब हो जाती है। बड़ी कंपनियों के आने से शील गोदामों की संख्यश बढ़ जायेगी और ये फल-सब्जी बर्बाद होने से बच जायेंगे।

बिचौलियों का खात्मा हो जायेगा – आज भारतीय किसानों के पैदावार के मुनाफे का बड़ा हिस्सा बिचौलिया ले लेते हैं। एफडीआई के आ जाने से बिचौलियों की जरूरत खत्म हो जायेगी। बिचौलियों के कमीशन से बचने वाले रुपयों को सुपर मार्केट किसान और उपभोक्ताओं को बाँट सकते हैं। मतलब साफ है, किसानों को बढ़ी हुई कीमत मिलेगी तथा उपभोक्ता को अपने उत्पाद के लिए कम कीमत चुकानी पड़ेगी।

चूँकि कच्चा माल सीधा कंपनी के पास पहुँचेगा इससे कंपनी को भी फायदा होगा।

भारत में प्रत्यक्ष विदेशी निवेश की बात चलते ही हर जगह यह चर्चा तेज हो गयी है कि सरकार के द्वारा एफडीआई लाने का फैसला भारतीय जनमानस के लिए फायदे का सौदा होगा या नुकसान का। एफडीआई में विदेशी निवेशक तथा निवेश हासिल करने वाला देश दोनों को फायदा होता है। निवेशक को नये बाजार में प्रवेश करने तथा मुनाफा कमाने का फायदा मिलता है। विदेशी निवेशक यहाँ इस लालच में आते हैं ताकि यहाँ की सरकार आसान नियम, टैक्स में छूट आदि बातों से अपने यहाँ आने की लालच देना चाहती है। एफडीआई के आने से देश की अर्थव्यवस्था में नई पूँजी नई प्रोद्यौगिकी आती है और रोजगार के मौके भी बढ़ते हैं।

जो लोग प्रत्यक्ष विदेशी निवेश का समर्थन करते है उनके अनुसार एफडीआई के आने से किसानों को फायदा होगा लेकिन कृषि विशेषज्ञों के मुताबिक यह सच नहीं है। आने वाले समय में विदेशी कंपनियों के दबदबे से किसानों को पूरी कीमत मिलने की राह में दुविधा होगी। गुणवत्ता की जाँच और प्रमाणपत्र के नाम पर उनका जमकर शोषण किया जा सकता है। जिस सप्लाई चेन के बनाने की बात खुद सरकार कर रही है अगर वह खुद इसे सही कर दे तो किसानों को बिना एफडीआई के ही इसका फायदा मिलने लगेगा।

हलाँकि भारत ने विदेशी निवेश के लिए उपयुक्त गंतव्य के रूप में इत्तला दे दी गयी है, लेकिन देश को दूसरे एशियाई देशों के निकट जाने के लिए अभी एक लंबा रास्ता तय करना बाकी है। निम्नलिखित आँकड़ों से भारत में एफडीआई निवेश के स्थिति के बारे में पता चलता है।

1. 2006-7 में भारत के 5.5 अरब एफडीआई की जगह चीन ने 72 अरब, हांग कांग ने 55 अरब तथा सिंगापुर ने 20% अरब एफडीआई डालर का निवेश किया गया है।

2. भारत के पास विश्व का केवल 0.8% एफडीआई का निवेश हुआ है।

3. यहाँ तक कि विकासशील देशों में भारत का कुद प्रत्यक्ष विदेशी निवेश 3% से भी कम है।

38

एक सभ्य समाज में मृत्युदंड के लिए कोई स्थान नहीं होना चाहिए

अभी हाल में ही देश में आतंकवादी गतिविधियों में लिप्त दो अपराधियों को मृत्युदंड दिया गया। इस कार्रवाई के साथ ही इस बहस को हवा मिली है कि 21वीं सदी में मृत्युदंड जैसा बर्बर कानून कहाँ तक जायज है? यह बहस सिर्फ भारत में ही नहीं, बल्कि दुनिया के कई देशों में जारे-शोर से जारी है।

मृत्युदंड के बारे में ज्यादातर विद्वानों का मानना है कि इस बर्बर और आदिम कानून को हमेशा के लिए खत्म कर देना चाहिए। मृत्युदंड या फाँसी की सजा का सबसे काला पक्ष यह है कि अगर किसी को भूलवश या भ्रष्टाचार के कारण फाँसी हो गयी तो उस व्यक्ति की फाँसी हो जाने के पश्चात् इस सजा पर भूल-सुधार की गुंजाइश लगभग समाप्त हो जाती है। आज यह सर्वविदित है कि पैसे और ताकत के बल पर सब कुछ संभव है। दौलत के बल पर कानून खरीदा जा सकता है तो इस बात की क्या गारंटी है कि जिस व्यक्ति को मृत्युदंड दिया गया है वह मुजरिम ही हो।

आज के आधुनिक समाज में दंड की अवधारणा धीरे-धीरे बदलने लगी है। वस्तुतः दंड का स्वरूप ऐसा होना चाहिए जैसे अपराध की पुनरावृति नहीं हो। अपराधी को ऐसा दंड मिलना चाहिए जिससे वह लोगों के लिए एक सबक बन सके। भारत में गठित विभिन्न विधि आयोगों ने मृत्युदंड को समाप्त करने का समर्थन किया। लेकिन विधि आयोग ने अपनी 35वीं रिपोर्ट में घोषणा की कि भारत की परिस्थितियों ... यहाँ के लोगों के सामाजिक जीवन को देखते हुए, शिक्षा की नैकिकता, देश के विशाल क्षेत्रफल और इन सबसे ऊपर देश के कानून और व्यवस्था की आवश्यकता को महसूस कर यह देश वर्तमान परिस्थितियों में मृत्युदंड को समाप्त करने का जोखिम नहीं उठा सकता।

इस विधि आयोग की इस घोषणा के बावजूद मृत्युदंड के खिलाफ लड़ाई अभी समाप्त नहीं हुई है। 1980 में बच्चन सिंह बनाम पंजाब राज्य के मामले में उच्चतम न्यायालय की संविधान पीठ के सामने मृत्युदंड की वैधानिकता को इस आधार पर चुनौती दी गयी कि मृत्युदंड संविधान के अनुच्छेद 21 का उल्लंघन करती है क्योंकि इस अनुच्छेद के

द्वारा किसी व्यक्ति का जीवन लेने पर पूर्ण प्रतिबंध है। दरअसल में मृत्युदंड देकर किसी सामाजिक लक्ष्य की पूर्ति नहीं की जा सकती। दूसरे फाँसी पर लटका देने का फैसला बर्बर तथा मध्ययुगीन क्रूर राजतन्त्र के फैसलों के समान है। इसमें सबसे बड़ा दोष तो किसी निर्दोष व्यक्ति को गलती से फाँसी पर लटका देने का है, हो सकता है फैसले की कार्यवाही के दौरान जज ने काफी एहतियात रखा हो परन्तु फैसले फिर भी चूक हो सकती है।

बहरहाल मानवाधिकार संगठन तथा मृत्युदंड की सजा का प्रबुद्ध नागरिकों के द्वारा चलाये जा रहे आन्दोलनों का प्रभाव यह हुआ कि सरकार ने संसद द्वारा दंड प्रक्रिया संहिता में 1978 में संशोधन कर यह तय किया कि मृत्युदंड अत्यन्त दुर्लभ तथा अतिगंभीर मामलों में ही दिया जायेगा।

39

आई पी एल - 20-20

छः साल पहले भारतीय क्रिकेट के इतिहास में वह पल आया जिसने भारत ही नहीं बल्कि क्रिकेट की दुनिया में भारत की तस्वीर बदल दी। क्रिकेट का यह संस्करण 20 ओवरों का था। शुरुआत में बीसीसीआई के अधिकारियों द्वारा भारत के द्वारा टी-20 विश्वकप की जीत के उपरान्त उसके खुमार को भुनाने की योजना थी। भारत के द्वारा विश्वकप जीते जाने के पश्चात् यहाँ के दर्शक खुशी से पागल हो गये थे। 25 सितंबर 2007 की रात भारत के दो चुनी गयी टीमों के साथ आईपीएल का पहला मैच हुआ। क्रिकेट की इस नये रूप की कशिश का ऐसा समां बँधा कि टी-20 क्रिकेट भारतीय क्रिकेट प्रेमियों का स्वप्नलोक बन गया।

क्रिकेट को यहाँ एक नया बाजार मिला। क्रिकेट के कारोबारी इस नये बाजार में कूद पड़े। इंडियन प्रीमियर लीग का जन्म हुआ आईपीएल की कुछ चुनिंदा टीमें विश्वभर के खिलाड़ियों को अपनी टीम में शामिल कर प्रतिस्पर्धा के मैदान में कूद पड़े। एक ही देश के खिलाड़ियों को दो अलग-अलग टीमों में शामिल होकर एक दूसरे के ऐसे जूझ रहे थे मानो वे एक-दूसरे के कट्टर दुश्मन हो। यह क्रिकेट के साढ़े तीन घंटे का छोटा स्वरूप था जिसमें हर पल रोमांच भरा था। आईपीएल के शुरू होने से दो दोस्त अपने पसंदीदा खिलाड़ियों के खेल को लेकर प्रतिस्पर्धी हो गये। पति-पत्नी आपस के बीच आपस में इस बात को लेकर ठन गयी कि कौन-सी टीम ज्यादा अच्छी है। आईपीएल के पहले ही साल में इस कदर सफलता मिली कि उसने क्रिकेट का नक्शा ही बदल दिया।

आईपीएल ने क्रिकेट की लोकप्रियता को नया आयाम दिया है। यह आईपीएल का ही जलवा है कि विश्वभर के क्रिकेट खिलाड़ी इसमें खेलने के लिए बेताब रहते है। अभी ज्यादा दिन पहले की बात नहीं है। कि विदेशी खिलाड़ी कभी गर्म मौसम कभी खान-पान और कभी यहाँ की भीड़ के कारण बताकर भारत में नहीं खेलने का बहाना बनाते रहते थे। मगर आज वही विदेशी खिलाड़ी भारत के मैदानों पर 45 डिग्री तापमान में अपनी शोहरत का जलवा बिखेरने के लिए हर साल आईपीएल के शुरू होने का इंतजार करते हैं। इन खिलाड़ियों को यहाँ की किसी भी बात से परेशानी नहीं है। आईपीएल ने पाकिस्तान को छोड़कर सभी विदेशी खिलाड़ियों को इस कदर जोड़ दिया जैसे भारत ही इनका दूसरा घर हो।

226 निबन्ध-संग्रह

आईपीएल के फटाफट क्रिकेट का जितना फायदा खिलाड़ियों को हुआ उससे कहीं ज्यादा बीसीसीआई को हुआ है। बल्कि यों कहें कि सर्वाधिक फायदा क्रिकेट के उभरते सितारों को हुआ जिन्हें आईपीएल में खेलने के दौरान अन्तर्राष्ट्रीय माहौल मिल गया। कई गुमनाम खिलाड़ी आईपीएल में चमकदार खेल दिखाकर रातोंरात स्टार बन गये।

आईपीएल के पहले कुछ विदेशी खिलाड़ियों के ये जलवे थे कि वे भारत दौरे पर आने से पहले अपना खाना-पानी साथ लेकर आते थे। इनमें से दक्षिण अफ्रीका के गैरी कर्स्टन और आस्ट्रेलिया के शेनवार्न की चर्चा प्रासंगिक है। दोनों ही भारतीय दौरे के नाम पर नाक मुँह सिकोड़ते थे परन्तु आज स्थिति एकदम विपरीत है। गैरी कर्स्टन भारत को क्रिकेट की उभरती महाशक्ति मान रहे हैं और जहाँ तक आस्ट्रेलियाई शेन वार्न की बात है वह आईपीएल में अपनी टीम राजस्थान रॉयल के साथ जमकर राजस्थानी थाली का स्वाद लेते हैं। आईपीएल के कारण इन विदेशी खिलाड़ियों को अपनी राय बदलनी पड़ी। अब वे न तो भारतीय खाने की शिकायत करते है न ही यहाँ के गर्म उमस भर वातावरण की चर्चा करते हैं। ये खिलाड़ी 45 डिग्री तापमान में खेलकर भी बार-बार भारत आने को उत्सुक रहते हैं।

भारत के कई नये खिलाड़ी आईपीएल में खेल कर भारतीय क्रिकेट टीम के दरवाजे पर दस्तक दे रहे हैं। आईपीएल के पाँच संस्करण पूरे होने के पश्चात् इस वर्ष इसका छठा संस्करण शुरू हुआ तो किसी को भी अंदाजा नहीं था कि इस बार आईपीएल क्रिकेट में ऐसा कुछ घटित होगा जिसमें आईपीएल की चमक फीकी पड़ जायेगी।

अब तक विश्व के लगभग सभी टीम ज्यादा क्रिकेट खेलकर मानसिक और शारीरिक रूप से इस तरह थक चुकी थी कि इसमें उनका वास्तविक खेल प्रभावित होने लगा था। आईपीएल में ज्यादा क्रिकेट खेलने का असर यह हुआ कि खिलाड़ी पिच पर ज्यादा देर टिककर खेलने में चुकने लगे। यह सब तो चल ही रहा था 18 मई की सुबह क्रिकेट प्रेमियों को यह सुनकर सदमा लगा कि भारत तेज गेंदबाज श्रीसंत दो नवोदित खिलाड़ियों अजीत चंदेला तथा अंकित चौहान स्पाट-फिक्सिंग में शामिल थे। दिल्ली पुलिस ने राजस्थान रॉयल्स के तीनों खिलाड़ियों को गिरफ्तार कर इनके कब्जे से 20 लाख रुपये तथा ब्लैकबेरी का मोबाइल फोन जब्त किया है।

40

मुम्बई में आतंकवादी हमला

26 और 27 नवंबर का दिन मुम्बई के लिए काली रात के समान था जब भारत की वित्तीय राजधानी के आठ जगहों पर आतंकवादियों ने भीषण हमला किया। ताज होटल, गेटवे ऑफ इंडिया, ओबराय होटल, छत्रपति शिवाजी टर्मिनस (सीएसटी), सांताक्रूज हवाई अड्डा, कोलावा और यहाँ के दो बड़े अस्पताल आतंकवादियों के निशाने पर थे। सभी आतंकी लश्कर-ए-तैय्यबा समर्थित जमात-उद-दावा से सम्बन्ध रखते थे। इस गंभीर कायरतापूर्ण कार्यवाही में 183 बेकसूर लोगों ने अपनी बहुमूल्य जानें गवाईं और 300 से ज्यादा लोग बुरी तरह घायल हुए। भारतीय सेना, एनएसजी कमांडो तथा मुम्बई पुलिस की ज्वाइंट कार्यवाही में अन्ततः नौ आतंकी मारे गये तथा एक आतंकी मोहम्मद अजमल आमिर कसाब जीवित पकड़ा गया।

यह हमला पूरी तरह पुर्वनियोजित था। आतंकवादियों का यह गैंग कराची से मध्यम आकार के नाव से भारत के लिए रवाना हुआ था। आधे रास्ते से वे दो राफ्टों द्वारा मुम्बई पहुँचे और दो लोकल ट्रेन पर सवार होकर कॉफी परेड पहुँचे। पाँच घंटे तक वहाँ छिपने के पश्चात् वे तीन हिस्सों में बँट गये। दो फिदायीन सीएसटी पहुँचे ताकि कुछ लोगों को बन्धक बना सके मगर इस प्रयास में वे सफल नहीं हुए। इसके बदले उन्होंने गोलियों की बौछार शुरू कर दी। कई लोगों की हत्या करने के बाद वे नजदीक के कामा अस्पताल पहुँचे। जब यह योजना भी असफल हो गयी तो वे लोगों पर गोलियाँ बरसाने लगे। अति पुलिस कमिश्नर अशोक कामते की हत्या मेट्रो अस्पताल के बाहर कर दी गयी। एटीएस चीफ हेमन्त करकरे कामा अस्पताल पहुँचे। उन्होंने सोचा आतंकी भाग गये यह सोचकर उन्होंने छाती से बुलेट प्रुफ जैकेट हटा लिया अचानक एक आतंकवादी की कुछ गोलियों ने उनका सीना छलनी कर दिया। दूसरी दो टोलियों में बँटे आतंकवादियों ने होटल ताज और नारीमन हाउस के अंदर घुसने में सफलता प्राप्त कर ली। कुछ लोगों की हत्या करने के बाद कुछ विदेशी नागरिकों जिनमें कुछ अमेरिकी और इजरायली पर्यटक शामिल थे, उन्हें बन्धक बना लिया।

इस घटना से पूरा देश शोक और गुस्से में डूबा हुआ था, बहादुर पुलिस वाले, एनएसजी कमांडो के नेतृत्व में आतंकवादियों का सामना करने वहाँ जा पहुँचे। आतंकवादियों के पास काफी मात्रा में गोले बारूद थे। सभी आतंकियों का सफाया करने में दो दिन लग गये।

यह हमला कई अन्तर्राष्ट्रीय देशों का ध्यान अपनी ओर खींचने में महत्त्वपूर्ण साबित हुआ। यह समझा गया कि यह हमला भारत की वित्तीय समृद्धि तथा विभिन्न व्यवसाय को नुकसान पहुँचाने तथा विदेशी पर्यटकों के मन में खौफ पैदा करने के लिए किया गया था। इसे यूरोपियन पर्यटकों की संख्या को कम करने तथा भारत के पर्यटन उद्योग को नुकसान पहुँचाने के लक्ष्य से किया गया था। होटल ताज भारत की संरक्षित निधि है वे इसे नष्ट करने के उद्देश्य से यहाँ आये थे। चूँकि मुम्बई भारत की वित्तीय राजधानी है। अतः इस महानगर को जानबूझ कर देश की अर्थव्यवस्था को पंगु बनाने के लिए निशाना बनाया गया। पकड़े गये एकमात्र आतंकी मोहम्मद अजमल आमिर कसाब ने अपने बयान में ताज को उड़ाने की कुत्सित लक्ष्य का भी खुलासा किया।

26 नवंबर की काली रात में जिस वक्त मुम्बई पुलिस आतंकवादियों पर काबू पाने के लिए संघर्ष कर रही थी उस समय अमेरिका में दिन का वक्त था। ताज और ओबेराय दोनों में अमेरिकी और ब्रिटिश उच्च वर्गीय नागरिक ठहरते थे। इस घटना से पाकिस्तान का आतंकवादियों के साथ सम्बन्ध साफ जगजाहिर हो गया।

कसाब का जुर्म स्वीकारोक्ति बयान तथा मृत आतंकवादियों के शरीर से प्राप्त उनके समान, एक आतंकवादी का मोबाइल फोन होटल के खिड़की से नीचे गिर गया था। जब वह एक हेंड ग्रेनेट फेंक रहा था। संदेहो से परे सभी दस आतंकी पाकिस्तान के नागरिक थे।

भारत के सभी नागरिक जाति, समुदाय से ऊपर उठकर बेहद गुस्से में थे। पूरे देश में जगह-जगह पर पाकिस्तान के खिलाफ विरोध और मार्च पास्ट निकाले गये। मगर पाकिस्तान पुराने ठर्रे पर कायम था। वह आतंकी गतिविधियों में शामिल होने की बात से इनकार कर रहा था। तथाति वह आतंकियों के पाकिस्तानी होने पर भी सवाल खड़े कर रहा था। भारत से आतंकियों के पाकिस्तानी होने के बारे में ठोस सबूत पेश करने को कहा गया। भारत सरकार ने पाकिस्तान को सख्त चेतावनी दी और पाकिस्तान से कहा गया कि पूर्ववर्ती आतंकी हमलों में शामिल सभी आतंकियों को भारत को सौपें जाये। पाकिस्तान कुछ घड़ियाली आँसू दिखाने के बाद कहा कि वह भी आतंक के शिकारों में से एक है। लेकिन यह जानने के बावजूद कि वहाँ कई आतंकी संगठन परवेज मुसर्रफ के समय से आसिफ अली जरदारी के समय में भी मौजूद है। इन दोनों ने इन आतंकी संगठनों के खिलाफ कोई कार्रवाई नहीं की।

26/11 मुम्बई आतंकी हमला ने भरत के सामने कई सवाल खड़े किये है कि भारत को पाक संरक्षित आतंकवाद के खात्मे के लिए क्या करना चहिए। क्या इसे पाकिस्तान के विरुद्ध युद्ध करना चाहिए। पाक के अन्दर चल रहे आतंकी संगठनों को नष्ट करने के लिए कोई आपरेशन शुरू करना चाहिए। इन सभी सवालों के जवाब आसान नहीं है। भारत एक महान राष्ट्र है। आतंकी कार्रवाई उसे तोड़ने की जगह एक करती है। 21 दिसंबर को जब ताज और ट्रीडेंट को दोबारा खोला गया तो पूरे संसार को यह संदेश गया कि कोई हमारा मनोबल नहीं तोड़ सकता।

41

जनसंख्या वृद्धि को रोकने में गैरसरकारी संगठनों की भूमिका

इन दिनों हमारे देश के सामने एक बड़ी समस्या यहाँ की बढ़ती जनसंख्या के नियंत्रण की है। इस समय भारत की आबादी करीब 1 अरब 27 करोड़ के लगभग है। अगर यहाँ की आबादी इसी वृद्धि दर से बढ़ती रही तो यह देश में बहुत बड़ी समस्याओं से घिर जायेगा। जनसंख्या वृद्धि कई प्रकार के समस्याओं को जन्म देती है जिनमें आवास, भोजन, पर्यावरण और बेरोजगारी प्रमुख है। ज्यादातर हिस्सा देश के गाँवों में और शहरों की मलिन बस्तियों में निवास करता है। इनमें से ज्यादतर वैसे गरीब मजदूर है, जो दिन-रात की जी तोड़ मेहनत के पश्चात् किसी प्रकार अपना और परिवार का गुजर-बसर कर रहे हैं। कई स्वैच्छिक और धर्मार्थ संगठन ऐसे लोगों के जनकल्याण के लिए काम कर रही है। बहुत से गैरसरकारी संगठन भी ऐस लोगों की भलाई के लिए तथा जोशखरोश के साथ उनकी बेहतरी के काम में लगी है।

सरकार को चाहिए कि वह इन गैर सरकारी संगठन की सहायता से भारत की बढ़ती आबादी के नियत्रंण में बढ़-चढ़कर हिस्सा लें। कई गैरसरकारी संगठन के कार्यकर्ता गरीब लोगों की बस्तियों में अपनी उत्कृष्ट सेवा के कारण बेहद लोकप्रिय हो जाते हैं। ये संगठन अलग-अलग प्रकार की सेवाएँ जैसे— विकलांग, अंधों की सहायता तथा जच्चा-बच्चा की सहायता के क्षेत्र में सराहनीय कार्य करती है।

भारत के पर्यावरणविदों को दो भागों में बाँटा जा सकता है, जिसमें एक तबका पश्चिमी विचारधारा से तो दूसरा गांधीवादी मानदंड से प्रभावित है। जहाँ तक पश्चिमी तबके का प्रश्न है यह तबका बढ़ती जनसंख्या को लेकर उतना गंभीर नहीं है। क्योंकि पश्चिमी देशों में जनसंख्या अधिक नहीं है।

कई गैरसरकारी संगठन निचले लोगों के बीच बेहद लोकप्रिय है। इनकी लोकप्रियता के पीछे गैरसरकारी संगठनों के द्वारा इनके बीच गहरी पैठ तथा अच्छी साख के कारण होती है। केन्द्र तथा राज्य की सरकारों को चाहिए कि वे इन गैरसरकारी संगठनों की मदद से हिन्दुस्तान की गरीब जनता के बीच जायें और उन्हें परिवार नियोजन की आवश्कता से अवगत कराकर इसे अपनाने के लिए राजी करें।

भारत के पर्यावरणविदों को दो भागों में विभाजित किया जा सकता है जिसमें एक पश्चिमी तथा दूसरे गांधीवादी मानदंड से प्रभावित है। पश्चिमी माडल जनसंख्या को लेकर परेशान नहीं है क्योंकि वहां की जनसंख्या अधिक नहीं है। गांधीवादी उक्ति कि पृथ्वी पर किसी के लिए प्रयास है। पहली तरह की सोच रखने वाले पारिस्थितिक समस्याओं को सोचते हैं। यदि उपभोक्तावाद तथा औद्योगिकीकरण के परिणामों के बारे में लोग जीवन-शैली और उपभोग के स्तर पर ध्यान दिये बिना तकनीकी उपायों से हल किया जा सकता है जबकि दूसरे समूह का मानना है कि पर्यावरण का क्षय गांधीवादी माडल के काटेज उद्योगों के सादा जीवन नहीं जीने का नतीजा है।

पश्चिमी विचारधारा के लोग बढ़ती आबादी को लेकर चिन्हित नहीं है और वही गांधीवादी विचारधारा के लोगों का मानना है कि पृथ्वीपर हर किसी की जरूरत के लिए प्रर्याप्त जगह है। जनसंख्या नियंत्रित करने के लिए गर्भनिरोधक का प्रयोग करने की जरूरत नहीं है इसलिए कोई भी पर्यावरणविद बढ़ती जनसंख्या को जोर-शोर से नहीं उठा रहा है। यह महज एक संयोग है कि पर्यावरण की चिंता बढ़ती आबादी की चिंता के पहले सामने आ गयी है और क्योंकि हम अपने कर्तव्यों का उत्तरदायित्व बढ़ती आबादी को नियंत्रण में नहीं करके पर्यावरण को खत्म करने में बढ़ावा दे रहे हैं।

यह जानना बेहद महत्त्वपूर्ण है कि बढ़ती जनसंख्या का पर्यावरण के प्रति बढ़ता प्रभाव कुछ लोगों का एक कार्य है जो इसे प्रत्येक स्तर पर समर्थन करते हैं दूसरे शब्दों में। भारत में ज्यादा जनसंख्या की जरूरत नहीं है जैसा कि विकसित देशों में किया जाता है। हलाँकि भारत में जनसंख्या के बढ़ने की दर काफी तेज है। हमें भारत के गाँवों में परिवार नियोजन के लिए गैर सरकारी संगठनों की मदद लेना चाहिए।

भारत के ज्यादातर भागों में बेटों के जन्म को ज्यादा तरजीह दी जाती है वे समझते है कि बेटे बड़े होकर उनकी वंश परंपरा को आगे बढ़ायेंगे और बुढ़ापे में उनका सहारा बनेंगे। सरकार को ऐसी नीति बनानी चाहिए जो दम्पत्तियों के अनचाहे गर्भ में कमी ला सके, इसके लिए गैरसरकारी संगठनों की सेवा लेकर उनके माध्यम से घर-घर में परिवार नियोजन को लागू कराने का बेहतर उपाय हो सकता है।

बढ़ती जनसंख्या के कारण देश के संसाधनों में कई दूरगामी प्रभाव पड़ता है। बहुत से नौजवान लड़के-लड़कियों को उनके योग्यता के अनुसार नौकरी नहीं मिलती। इसमें से कुछ बेरोजगारी से परेशान होकर अपराधिक गतिविधियों में लिप्त हो जाते हैं।

42

सूचना का अधिकार

लोकतन्त्र में नागरिकों को सूचना का अधिकार मिलना बहुत जरूरी है। भारतीय संसद ने 2005 में सूचना पाने का विधेयक पारित करके किसी भी विभाग में सूचना का अधिकार देने की पर्याप्त व्यवस्था की है।

मानवाधिकार के संरक्षकों का यह स्पष्ट विचार है कि सच्चे अर्थ में लोकतान्त्रिक मूल्यों की संस्थापना उस समय तक नहीं की जा सकती जब तक कि सरकार को चुनने वाली जनता को उसकी समस्त कारगुजारी का पता नहीं हो। सूचना का अधिकार 2005 के पारित होने से देश के नागरिकों को खुश होना जरूरी है। यह भारतीय लोकतंत्र के इतिहास में मील का एक पत्थर है जो नागरिकों को सरकार के नियंत्रण वाली सूचना प्राप्त करने का मार्ग प्रसस्त करती है। इसके पारित होने से सभी स्तर के लोक अधिकारी प्रत्येक काम को पारदर्शिता तथा ज्यादा जिम्मेदारी के साथ कार्य करेंगे।

सच्चे अर्थ में लोकतान्त्रिक मूल्यों की संस्थापना उस समय तक नहीं हो सकती जब तक सरकार चुनने वालों को अपनी ही सरकार की कारगुजारियों का पता न हो। वास्तव में जनता द्वारा चुने गये प्रतिनिधियों एवं उसके अधीन कार्य करने वाले नौकरशाहों में इस बात का एहसास रहना चाहिए कि वे सत्ता के जिस पद पर बैठे हैं, वह उनका जन्म सिद्ध अधिकार नहीं है बल्कि जनता के द्वारा निर्धारित एक दायित्व है जिसका निर्वाह वह संविधान के दायरे के भीतर उस अवधि के लिए कर सकते हैं।

सूचना के स्रोतों तक नागरिकों की पहुँच को एक अधिकार के रूप में प्राप्त करने के लिए एक केन्द्रीय कानून बनाने के प्रयास में पहले से विचार विर्मश हो रहे थे। जनसमर्थन ऐसे कानून के पक्ष में था। सरकार तथा विपक्ष में बैठे लोग सूचना का अधिकार को कानूनी जामा पहनाने की बात करते रहे लेकिन अपने विशेषाधिकार को छिन जाने के भय से नौकरशाही अपने राजनीतिक आकाओं को ऐसे कानून को तथाकथित हानि का मुद्दा बनाकर इस प्रकार का कानून बनाने की राह में निरंतर बाधाएँ खड़ी करती रहीं।

सन् 2004 में केन्द्र में सत्तारूढ़ हुई प्रगतिशील गठबंधन (यूपीए) ने भारत के नागरिकों के बीच यह घोषणा की कि यह सरकार देश को भ्रष्टाचारमुक्त, पारदर्शी तथा जवाबदेही पूर्ण शासन प्रदान करेगा। यूपीए सरकार के द्वारा इस कानून के लिए बैठकें की जिसमें

232 निबन्ध-संग्रह

सूचना पाने के अधिकारों से सम्बन्धित महाराष्ट्र तथा कर्नाटक के राज्यों के अधिकारों पर विचार किया गया। इससे अधिनियमों के प्रारूप को केन्द्रीय कानून की सिफारिस राष्ट्रीय परामर्शदात्री परिषद ने की। इसमें चार महत्त्वपूर्ण संशोधन थे।

1. स्वतंत्र अपीली व्यवस्था तंत्र

2. कानून के मुताबिक सूचना प्रदान करने या असफल रहने पर दंड का प्रावधान

3. सूचना तक पहुँचने के लिए

4. अधिकारियों के द्वारा सूचना प्रकट करना

अधिनियम के प्रमुख प्रावधान —

सूचना पाने का अधिकार अधिनियम 2005, सूचना की स्वतंत्र, 2000 के स्थल पर लाया गया है। सूचना की स्वतंत्रता अधिनियम 2002 एक कमजोर तथा निष्प्रभावी कानून सिद्ध हुआ है। इस अधिनियम के प्रमुख प्रावधान इस प्रकार है —

1. सभी नागरिकों को सूचना तक पहुँच का अधिकार सुस्पष्ट प्रदान करना
2. सभी लोक अधिकारियों के लिए इस प्रकार की सूचना के प्रसार को एक बाध्यता बताना

आरटीआई एक्ट ने प्रत्येक लोक प्रशासक के लिए यह निर्देश जारी कर दिया है कि वे प्रत्येक कार्य को पूरा रेकार्ड रखें ताकि जरूरत पड़ने पर आरटीआई एक्ट के तहत सूचना को तय सीमा के अन्तर्गत सार्वजनिक तौर पर प्रकाशित कर सकें।

आरटीआई के अन्तर्गत सेक्शन (2) के अन्तर्गत वे सभी सूचनाएँ आती हैं जिसका सम्बन्ध जनता से हो इस कानून के तहत देश का किसी भी व्यक्ति को यह अधिकार प्राप्त है कि वह अधिकारी से सूचना प्राप्त कर सकता है। व्यक्ति के इस अधिकार को किसी भी प्रकार चुनौती नहीं दी जा सकती है।

सूचना के अधिकार का निम्नलिखित उद्देश्यों मे व्यापक अर्थ में प्रयोग किया जा सकता है —

1. व्यक्ति आधार पर जानने के लिए कि उसके विचारधीन केस की स्थिति क्या है। इसके नियम कायदे क्या हैं? इस तरह को केस का स्तर क्या है? तथा इसके सुनवाई के बारे में आगे क्या अपेक्षा की जा सकती है?
2. भ्रष्टाचार से सम्बन्धित मामलों से जुड़ी महत्त्वपूर्ण जानकारी जिसका उपयोग सम्बन्धित उच्चाधिकारियों या विजिलेंस में भेजने के लिए किया जा सके ताकि दोषियों के ऊपर कार्यवाही की जा सके।
3. उच्च शिक्षित व्यक्ति, एनजीओ, सामाजिक संगठन किसी महत्त्वपूर्ण जानकारी से जुड़ी डाटा, स्कीम, बजट तथा अन्य लाभदायक की जानकारी जिससे जनता को इसके लाभ के बारे में बताया जा सके।

इस प्रकार कोई भी व्यक्ति प्रशासन की नीति निर्धारण के प्रभावी काम में अपना योगदान दे सकता है साथ ही सरकार को भी यह सुझाव दे सकता है कि ये स्कीम किस प्रकार ज्यादा कारगर और प्रभावी हो सकती है। इस प्रकार सूचना प्राप्त कर कोई भी व्यक्ति प्रशासन के नियम बनाने में शामिल हो सकता है।

4. अगर कोई व्यक्ति लोक सेवक के किसी निर्णय या आदेश से पीड़ित हो तो वह सम्बन्धित रिकार्ड या सूचना प्राप्त कर अपनी परेशानी को सम्बन्धित फोरम में अच्छी तरह पेश कर सकता है।

अभी हाल में इस बात पर बहुत हंगामा हुआ कि फाइल से साझा करने के लिए कुछ नहीं है। सभी सामान्य व्यक्ति जानते है कि सरकारी फाइल में महत्त्वपूर्ण कागजों का संग्रह होता है। क्लर्क ही इस कागज की हकीकत जानते हैं कि यह फाइल कुछ लोगों की किस्मत बदल सकती है। सरकार को आरटीआई देश में लागू करने में कोई कठिनाई हो तो उसे जनता के साथ संवाद स्थापित करना चाहिए। पूरे देश में लोगों को आरटीआई के बारे में जागरूक करने के लिए जनता को शिक्षित रास्ता दिखाने की जरूरत है जिससे देश का प्रशासन पारदर्शी प्रतिस्पर्धा मुक्त तथा जवाबदेह बन सके।

www.ingramcontent.com/pod-product-compliance
Lightning Source LLC
Chambersburg PA
CBHW061012280326
41935CB00009B/934